看護学テキスト NiCE

看護管理学

自律し協働する専門職の看護マネジメントスキル

┃改訂第3版┃

編集　手島

JN051381

南江堂

執筆者一覧

◉編　集

| 手島　恵 | てしま　めぐみ | 千葉大学大学院看護学研究院 |
| 藤本　幸三 | ふじもと　こうぞう | 京都橘大学大学院看護学研究科 |

◉執　筆 （執筆順）

藤本　幸三	ふじもと　こうぞう	京都橘大学大学院看護学研究科
手島　恵	てしま　めぐみ	千葉大学大学院看護学研究院
住吉　蝶子	すみよし　ちょうこ	元 東京慈恵会総合医学教育研究センター
渡辺八重子	わたなべ　やえこ	医療法人 鉄蕉会 亀田総合病院看護部
小寺　栄子	こでら　えいこ	西武文理大学看護学部
坂本　すが	さかもと　すが	東京医療保健大学大学院医療保健学研究科
洪　愛子	こう　あいこ	神戸女子大学看護学部
上杉　睦美	うえすぎ　むつみ	元 公益社団法人 日本看護協会
勝山貴美子	かつやま　きみこ	横浜市立大学医学部看護学科
撫養真紀子	むや　まきこ	兵庫県立大学看護学部
黒田美喜子	くろだ　みきこ	セントケア・ホールディング セントケア市川大和田ショートスティ
美代　賢吾	みよ　けんご	国立国際医療研究センター医療情報基盤センター
栗原　美穂	くりはら　みほ	国立がん研究センター東病院看護部
北島　謙吾	きたじま　けんご	元 京都府立医科大学大学院保健看護学研究科
井上ルミ子	いのうえ　るみこ	Care styles consulting
山田　雅子	やまだ　まさこ	聖路加国際大学大学院看護学研究科
酒井　郁子	さかい　いくこ	千葉大学大学院看護学研究院
操　華子	みさお　はなこ	静岡県立大学大学院看護学研究科
志田　京子	しだ　きょうこ	大阪公立大学大学院看護学研究科
酒井美絵子	さかい　みえこ	武蔵野大学看護学部
田中　幸子	たなか　さちこ	東京慈恵会医科大学医学部看護学科
吉田　千文	よしだ　ちふみ	常磐大学看護学部
川本利恵子	かわもと　りえこ	湘南医療大学保健医療学部看護学科
Carol Keehan	キャロル　キーハン	Catholic Health Association of the United States

はじめに

　2020年の年頭からはじまったCOVID-19の感染拡大により，看護職が感染予防，回復支援等の保健医療提供における重要な役割を担っていることが明らかになる一方で，世界中で深刻な看護職の不足が生じています．パンデミックの影響を受け，労働力不足，リソース不足，低賃金，不適切な労働条件に直面しており，世界的な政治的，社会経済的な危機と相まって，多くの看護師がこの職業から離れることを考えるようになり，この状況が続くと2030年には，全世界で1300万人の看護職が不足すると言われています．

　これからの看護職には，このような状況に対して創造的な解決策を見出す必要があり，看護基礎教育で看護管理を学ぶ意義がより大きくなったと考えます．特に第Ⅱ章の「5.自己管理」に記されている内容は，職場でのストレスに対しての自己コントロールについて，あるいは時間管理の方法についてヒントになる内容が記されています．

　2018年の改訂第2版では，新たな執筆者が加わり，2013年版の内容をもとに改訂を行いました．電子化された患者情報の活用や，働き方改革など，時代の要請に対応して「看護管理における情報管理」と「働きやすい職場環境づくり」の項目を設けました．また，第Ⅱ章の管理行動の節では，コミュニケーション法としてアサーションを加えるとともに，指示や交渉，葛藤の解決について，初心者にもわかりやすく理解できるよう工夫しました．第Ⅲ章の看護管理と倫理の中には，ガバナンス，コンプライアンスについての説明を加え，基礎教育課程の学生においても，組織の一員としての責務，あるいは管理の視点を理解できるように解説しています．今回の改訂第3版では，それに加え，法・制度の改正・改定についての情報を刷新し，データを一部更新しました．

　高齢社会の進展とともに人口が減少して，人的資源の確保がむずかしくなる一方で，AI（人工知能）やIT（情報技術）の開発が進み，それらをどのように看護実践に活用するかが課題となっています．この本を手にして学ぶ皆様にとって，2025年，75歳以上の人口が急増することで起こると予想されているケアの担い手の不足，医療や介護費用の増大に対応しながら最善の方策を考える手掛かりになれば編集者一同，望外の喜びです．

2023年2月

手島　　恵
藤本　幸三

初版の序

　「なぜ看護管理者をめざすわけでもないのに，看護管理を学ぶのですか」という質問をよく受ける．そう，将来，師長や部長，あるいは施設長をめざしているわけではなくても，看護管理を学ぶことが大切な理由は，この本を読んでいただくと理解できるだろう．

　看護は，1人がケアを提供するだけの限定された実践ではない．とくに，近年では看護職相互はもとより，医師，薬剤師，医療ソーシャルワーカーをはじめとする医療チームメンバーとの協働や，地域の医療施設との連携など，組織を越えた実践により，患者の回復や住民の健康を守ることが期待されている．すなわち，医療チームのメンバーの一員として，質の高い看護を，効果的に提供していくためには，マネジメントに関するスキルを学び，身につけ，実践できるようになることが重要である．

　日本は，少子化の進展と高齢化により，人的資源は希少となり，いかに人を大切にして効果的な実践を行うかがマネジメントの重要課題になりつつある．人を動かしたり，組織を動かしたりすることだけでなく，マネジメントスキルの中には，時間を管理し，自分自身のストレスを管理することで，看護学生が専門職としてより効果的な看護を提供できるようになるという自分自身に対しての課題に取り組むことも含まれている．

　2010年のタイム誌で世界に影響を与える100名のリーダーに選ばれたSr. Carol Keehanに，「これからの看護管理に求められるリーダーシップ」というタイトルで，特別に寄稿をいただいた．これからの時代の担い手となる読者の皆さんへの，大先輩からの素晴らしいメッセージになると確信している．

　本書の内容は，医療経費の分析，人的資源管理など基礎教育課程の学習者には難解と思えるような内容も一部含まれている．このテキストをキャリア発展の過程で活用し続けていただければ，執筆者一同，これほどうれしいことはない．

2013年5月

手島　　恵

藤本　幸三

目 次

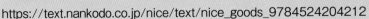

●ご案内●

本書の掲載内容に関する最新の情報は，南江堂ホームページの「サポート情報」で
ご確認いただけます．
https://text.nankodo.co.jp/nice/text/nice_goods_9784524204212

第 **I** 章

看護管理の基礎

学習目標

1. 専門職が提供するサービスの特徴を理解する
2. リーダーシップとマネジメントが管理に重要な基礎であることを理解する
3. 組織について基礎的な知識を理解する

看護管理を学ぶとは

1 ● 看護の提供と看護管理

看護管理について「私たちは，看護において管理をずっと以前から行ってきている．しかし，それは管理としてはあまり認識されていなかったし，それを看護との関連においても，また他の分野の管理との関連においても詳細に考察するということもほとんどなかった」（ドノバン：Donovan HM, 1975）[1] と，1970 年代からいわれていた．これまで看護師が患者看護をすることと，看護を対象とした管理をすることを明確に区別して認識され学ばれてきたかというと，十分とはいえない．

看護することを学ぶことにより，対象とする患者に看護を提供することができるようになる．しかし，実際の看護の提供は，ひとりの看護職者が提供する患者看護で完結することはできない．看護を提供するためには，病室やベッドにはじまる環境や物品・材料，さまざまな医療機器，24 時間看護を提供するための複数の看護職者による協力体制などが必要である．さらに，協力体制に応じた組織的な活動が求められる．たとえば病棟では，手順や基準に沿って看護計画が効果的・効率的に実施されることが求められている．また，看護職者らが組織の一員として機能している病院は，ひとつの経済活動をする経営体として社会に所属しており，医療経済や法制度，文化的な要因に影響を受けながらひとつひとつの看護の提供が行われている．

このように，看護を提供するために看護職が修得しなければならない知識と技術は，看護管理の対象となる内容である．今日の高度医療のなかでの看護の提供や，医療施設から地域へシームレスな看護の提供を行ううえでは欠かすことができない知識と技術であり，看護管理は，複数の看護師からなるチームや組織を束ねる者，いわゆる看護管理者だけが学ぶものではなく，看護職誰もが身につけるべき知識と技術である．

2 ● 看護基礎教育における看護管理

現在の看護基礎教育は，国家試験の受験資格を得るための「保健師助産師看護師学校養成所指定規則（昭和 26（1951）年文部省・厚生省令第 1 号，以下：指定規則）」に定められた科目構成と授業・実習時間を中心としたカリキュラムで実施されており，看護管理に関する教育内容は平成 20（2008）年度の指定規則の改正により，「統合分野」として分野が新たに加えられ，授業科目として「看護の統合と実践」4 単位，臨地実習科目として「看護の統合と実践」2 単位が設定された．この教育内容について付記された留意点には「チーム医療及び他職種との協働の中で看護師としてのメンバーシップ及びリーダーシップを理解すること」「看護をマネジメントできる基礎的能力を身につけること」「医療安全の基礎的知識を習得すること」とされ，はじめて看護管理についての教育内容が看護

基礎教育において明示された．また，野嶋ら（2011）の看護系大学におけるモデル・コア・カリキュラムでは，「IV群　ケア環境とチーム体制整備に関する基本能力」「V群　専門職者として研鑽し続ける基本能力」として，基礎教育として学ぶべき看護管理の項目内容が明確化されている[2]．これらにより，それまで教育機関では，それぞれに教育内容や科目名が独自に展開されていたが，科目や教育内容に統一された看護管理についての教育が，基礎教育の中で実施されるようになった．

　以上のように，看護をすることを学ぶことと，よりよい看護を提供するための看護管理を学ぶことで，ひとりの看護職者として成長することができる．

B. 看護管理学とは

　看護管理に関する知識や技術は**看護管理学**として固有の理論や研究方法で成り立っているというより，むしろ，看護と，看護を管理するためのさまざまな学問からの知見を応用して成り立っている．たとえば，看護を提供して得る報酬としての医療費は医療経済のもとに成り立っており，看護を行ううえでの資格，看護行為の範疇や行為は法制度のもとに規定されたものである．看護職同士が協力して看護を提供しようとする体制については，組織心理学に基づくリーダーシップや情報伝達，看護職としての発達についてはキャリア発達理論等によっている．

C. 看護管理学の内容

1 ● 看護管理学の目的とする内容

　看護管理学は，さまざまな看護に関連する学問領域からの知見と，その時代時代の状況から得られる情報，それらを看護の提供に応用するための学問体系と考えられる．そして最終的な目的は，対象者に提供される看護をよりよいものにすることである．看護自体の内容については，成人看護学や小児看護学等の各看護学による看護の開発によるところとなるが，それらを看護実践に適用させ，よりよい看護の提供へと進歩させてゆくのも看護管理学の目的である．また，看護の成果として市民とともに看護についての認識を新たにし，広く国民全体の健康の保持・増進に対して寄与することも目的としている．

2 ● 看護管理学が教育・研究の対象とする内容

a. 組織的な看護活動の効率性

　まず，組織的な看護活動の効率性の追求が上げられる．医療施設は，社会の中で健康を守るために経済活動を行っている経営体である．しかし，経済的な利益を第一義的に追求する一般企業の経営学ではなく，市民の健康を守り増進させることを目的としている経営学が必要とされる．これらのためには，医療経済や経営学の知識，法制度や行政，立法の過程についての知識が必要であり，それらを臨床看護へ適用させる手法について学ぶことが必要である．同時に，よりよい看護の提供のために組織やルールを変えていく考え方や手法も創り出していかなければならない．医療安全や患者満足等についての学習も重要な内容である．

b. 看護管理能力の獲得，他職種と連携しチーム医療を進める能力

　次に，現在看護組織としている看護部，病棟，看護チーム等についての看護管理能力の獲得，他職種と連携しチーム医療を進める能力も必要である．24時間，複数の看護師が協働し看護を提供したり，他の専門職と連携したりするためにはどんなシステムを作ればよいか，そのためには組織の中の役割や情報伝達の仕方，権限についての基本的な知識や分析する能力，さらに構築していく力も求められる．組織を効率よく機能させるためには人間関係をよくし，互いに協力できる関係づくり，必要な人員確保や，能力確保のための教育的な手法と能力も必要であり，メンバーシップやリーダーシップの役割を発揮する能力や，看護基礎教育や卒後の教育制度の中で生涯にわたって成長したり，専門分野をより高めていこうとするキャリアマネジメントについても看護管理者としての能力が求められる．

c. 働きやすい環境づくり

　組織の中で働く人，つまり看護職ひとりひとりがやりがいをもって効率的に業務を行い，健康で，労働者としての生活を守りながら働くことを続けられる環境づくりも必要である．緊張感の高い高度な医療環境で働くためのストレス・マネジメントや，女性の労働環境として「ワーク・ライフ・バランス（WLB）」等は，社会的にも注目されていることでもある．ひとりひとりが自分の仕事を効率よく，また効果的に実施することにより，組織全体の成果を向上することができる．

3 ● 看護をよりよく変えていく能力

　経済性や効率性を追求するためには，これまでの看護の提供がどのような成果を上げているか分析し，成果を把握しなくてはならない．そのためには，データを収集し分析する能力や目標を決めて活動していく能力，実施された看護を評価するための手法を学び実施する能力が必要になる．そのため，看護管理学では看護管理プロセスや分析の手法，目標による管理，PDCA等についての知識も必要となる．さらに，経営的に経済性を考慮して看護を提供できているかどうかを評価する手法や，より効率的な看護を提供するためには，どのように改善することが必要なのかを検討する能力も必要とされる．看護の提供方法を変えるためには組織全体を変えなければならないこともあり，変革理論や業務改善などの変化を起こしたり，対応したりする能力も求められる．

　看護管理学は，さまざまな学問の知識や応用をもとにして成り立っている学問であることはすでに述べたが，看護管理についての独自な課題については解決のための手法や技術を開発していかなければならない．つまり，看護や看護組織の課題について研究的な視点で取り組み解決を探求していくことが必要である．そのため，看護管理の研究を行ううえでは，看護について熟知していることが求められる．

4 ● 専門職としての倫理

a. 看護を専門職としてとらえる視点

　看護職として，自分が提供している看護が正しいのか，よりよい看護はどのような看護か，専門職者として，常に新しい看護を開発し追求する姿勢が大切である．「昨日行って

いた看護より，新しい効果的な看護が今日は開発されているかもしれない」との考えを常にもち，対象者に常によりよい看護を提供しようとする態度が専門職として必要である．

また，「倫理的に正しい看護が提供されているのだろうか」と自己の倫理観を吟味し，そのときの基準や標準，法に照らして適正な看護の提供がなされているか自覚して判断することが求められる．看護職は医療者として，医療法などの知識とともに，個人の権利や個人情報の扱いなどについて，法に基づいた適切な行動を率先して実施することが求められている．

b. 社会・将来に目を向けた専門職

さらに，社会的な責務を自覚し社会で認められた医療職者としての自立した意見をもち，発言することも必要である．日本看護協会では看護管理を専門とする能力を獲得した者を認定看護管理者として認定する制度を 1998 年から開始し，2023 年 1 月現在の認定者は 4,679 人となっている．これは，看護部門のトップを担う能力を認定された看護管理者であるが，第一段階のファーストレベルの研修では，全国で毎年約 5,000 人の看護職者が学んでいる．

看護を学ぶ緒についた看護学生には，看護について十分学修し，看護職として熟達するとともに，看護管理についても基礎教育から卒後の教育においても継続して学修を積み，医療経済や制度の激しい変化の中にあっても，看護を拓く専門職として活躍することが期待されている．

●引用文献

1) Donovan HM：Nursing service administration：managing the enterprise, 1975（尾田葉子ほか訳：看護サービス管理，日本看護協会出版会，1981）
2) 野嶋佐由美：看護系大学におけるモデル・コア・カリキュラム導入に関する調査研究報告書（平成 22 年度先導的大学改革推進事業），p.32-41, 2011,〔http://www.mext.go.jp/component/a_menu/education/detail/__icsFiles/afieldfile/2011/06/16/1307329_1.pdf〕（最終確認：2017 年 11 月 26 日）

② 看護サービス管理

2-1 看護サービスの管理

この項で学ぶこと

1. プロフェッションとサービスの特徴について理解する
2. 看護サービスの特徴と課題について理解する

A. 看護サービスとプロフェッション

看護サービスは，看護専門職が中心になって提供し管理するプロフェッショナルサービスである．ここでは，プロフェッショナルサービスについて説明するとともに，サービスの特徴から看護サービス管理について述べる．

プロフェッション（profession）は，専門職と訳されることが多く，法律家，聖職者，医師の3つの仕事に起源をもち，高度な知識や技術によってサービスを提供し，大きな社会的責任を伴う仕事である．看護職が専門職であるかどうかについては，古くから議論が続けられてきた．しかし，職業的な自立や実質的な自律性の確保において，看護師は専門職としての要件を満たしたと考えられる[1]．

プロフェッションは，仕事の責任の大きさや公共性によって社会からの信頼を得る必要がある．そのため，法律のみならず，社会への責任を明らかにし実践のよりどころとして用いられる倫理綱領や，実践の範囲や責任を述べた業務基準をもつ．したがって，看護サービスを管理するにあたっては，保健師助産師看護師法をはじめとする実践にかかわる法律，ならびに日本看護協会が作成している倫理綱領[2]，看護業務基準[3] に精通する必要がある．ここでは，看護サービス管理を理解するために，まずプロフェッションの特徴について説明する[4,5]．

①**専門的な知識や技術**：高等教育によって，体系的な知識に基づき高度な知識や技術を修得し，それを実践できる．
②**自律性**：自ら規範をつくって律していくことである．他からの制約を受けず，自らが行った仕事に対し，責任と責務をもつ．また，他の職業に比べ，金銭的な報酬や人間関係によってではなく，仕事自身のために誇りと自信をもって働く[6]．
③**独占的権限**：保健師には名称の独占が，助産師，看護師，准看護師には名称と業務の独占が保健師助産師看護師法で定められ，免許制度により無資格者を排除している．
④**倫理性**：提供されるサービスが公共の福祉に貢献するため，倫理性が重視され独自の倫理綱領をもっている．

⑤専門職能団体の存在：専門職能団体が存在し，倫理綱領や業務基準などの規範を作成して実践を律している．

　看護サービスはプロフェッションにより提供される公共の福祉に貢献するサービスであり，知識体系に基づいた高等教育によって修得された高度な知識や技術に基づいて実践される．他から独立し自らの実践に責任と責務をもつため，倫理綱領と業務基準が看護専門職によるサービスの受け手ならびに社会に対して明示され，看護サービスの規範となっている．このように専門職自らが規範を定めることがプロフェッションであるうえで重要である[7]．

B. サービスと特徴

　次にサービスとは何かについて，定義，特徴を述べる．サービスとは，人や組織に役立つ活動そのもので，市場の取引の対象となる活動である[8]．サービス産業は広義には第三次産業と同義であり，医療，福祉に関する分野は介護福祉にかかわる新産業の出現や多様化等に伴って産業規模が拡大したため，2002（平成14）年に改訂された日本標準産業分類で，サービス業から分離して「医療，福祉」の大分類が新設された[9]．人が人に対して対人的に提供するサービス，具体的には医療や保健，福祉，さらに教育などのサービスを包括的にとらえてヒューマンサービスともいわれる[10]．

　サービスの特徴を，①無形性，②変動性，③生産と消費の同時性，④結果と過程の等価的重要性，⑤顧客との共同生産の視点[11, 12]から述べ，プロフェッショナルサービスの課題について説明をする．

a. 無形性

　サービスを受けるまで，効果をみたり判断したりすることができない．そのため，サービスの受け手（クライエント）は，サービスを初めて利用する場合は不安を感じることが多い．また，形がないため，目に見えるもの，すなわち，設備，そこで働いている人の姿，パンフレットなどからどのようなサービスが受けられるのかをクライエントは推測する．

b. 変動性

　サービスと人とは切り離せないため，提供者によってサービスの質に差が出ないようにする必要がある．熟練して優れた看護師でも，体調のわるい日があったり，それによって間違いを起こしたりする可能性はありうる．そのため，間違いが起こる可能性を最小限にする方策を取る必要がある．

c. 生産と消費の同時性

　人を対象とするサービスの場合のみ生じる[13]．サービスは活動なので，サービスを生産・提供するとき，その場にサービスを受ける対象が存在し消費も同時に行われる．たとえば，患者の食事介助をする際，看護師は食事介助というサービスを提供すると同時に患者はそのサービスを消費している．クライエントがその場に存在するという特徴から考えると，サービス提供の最中に間違いや欠点があった場合，それをクライエントの目からそらすことはできない．

d. 結果と過程の等価的重要性

サービスは活動であるので，サービスの受け手は結果が出るまでの過程においてサービスを体験する．そのため，結果のみならず，その過程における経験の両方が同じように重要である．術後合併症の予防として術前に早期離床について説明しても，すぐにその結果が出るわけではない．術後，早期から患者を支援して離床を促し歩行させることで合併症を起こさないという結果にいたる．この間，適切に創部痛をコントロールしたり，患者を励ましたりして，患者が離床する気になるような，その過程における支援が重要である．

e. 顧客との共同生産

サービスは，一方的に提供されるものではなく，よい効果を得るためには受け手の参加が必要である．とくに医療では，クリニカルパスなどを用いて病状と治療の取り組みに関する情報を患者にわかりやすく提示して，患者が積極的に治療に参画できるようにすることが大切である．

看護サービスは，形がなく，目に見えるものではないため，サービスを受ける前にはそれが満足いくものかどうかわからず，クライエント（患者）の不安は強くなる．また，変動性によるサービス品質管理のむずかしさがある．看護サービスの場合，患者にとっては体験となる．患者にとっては，病気が治ること，健康になることも重要であるが，入院や外来通院期間中の体験も同じように重要である．患者から高い評価を得て満足度を上げるためには，患者を中心としたサービスを提供していくことが必要となる．

このようなサービスの特徴から，プロフェッションの提供するヒューマンサービスには次の4つが課題として挙げられている[14]．

①**評価の二面性**：専門性の高いプロフェッションによって提供されたサービスの質はプロフェッションにしか判断できない．そのため，サービスの受け手の評価も重要であるが，プロフェッションによるサービスの評価という，2つの評価基準が生じる．

②**利用者の変容性**：サービスを受ける期間に患者自身の状態が変化することが特徴である．そのため，患者のニーズが変わり提供するサービスの内容も変化する．

③**期待の不明確性**：具体的にどのようなサービスが提供されることを望んでいるのかが，サービスを開始するまで明確になりにくい．

④**連続性**：一般的なサービスの多くは，1つのサービスだけで完結するが，医療の場合は，急性期から長期療養施設，さらに在宅へというように，その場に合ったサービスを連続的に提供する必要がある．

C. 看護サービスの管理

サービスの品質の評価には，信頼性，対応のよさ，安心感，共感，有形物の5つがとくに重要な指標であることが明らかになっている．次に5つの指標の説明を行う[15]．

a. 信頼性

良質なサービスの決定要素として信頼性はもっとも重要である．組織が提供するサービスに一貫性があるか，信頼できる組織か，約束を必ず守るかという視点から測られる．

b. 対応のよさ

クライアントの関心やニーズ，質問に速やかに応えること，状況の変化に柔軟に対応することなどが含まれる．

c. 安心感

プロフェッショナルサービスの評価では信用が大きな意味をもつ．豊富な知識，正確な技術，誠実な態度により患者の信用を得て安心感を高めることが重要である．

d. 共　感

クライアントや患者が，サービス提供者が自分に関心を抱いてくれたと感じるかかわり，人として大切に扱われたと感じる配慮がある．

e. 有形物

サービスには形がないので，目に見える建物，椅子，掃除の行き届いた廊下，生き生きと働く人の姿など，顧客は目に入ったもので品質を示す手がかりを探し，第一印象を抱く．そのため，確実に望ましい印象を伝えることができるよう，患者をはじめ，家族，地域住民の目に入るものを管理することが重要である[16]．

D. 看護サービスは協働して提供する時代

看護実践の場が広がり，病院や施設，居宅で提供される看護サービスは，必ずしも看護専門職だけではなく，クラーク，看護助手，ヘルパーの人たちと協働して提供する時代に入ってきた．協働する人々は，プロフェッションとしての特徴を必ずしも共有するとは限らない．そのため，何を重要な価値観として仕事をするかを明示した組織の理念や行動規範が，提供するサービスを管理するためにこれまで以上に重要になっていくだろう．

プロフェッションのみならず多様な職種によって提供されたサービスの質を管理するためには，このような指標を定期的に測定して評価することで可視化し，サービス提供者を動機づけ，サービスの質を向上させる取り組みが必要である[17]．

学習課題

1. プロフェッションとサービスの定義と特徴について説明してみよう
2. 看護サービスの特徴と課題について説明してみよう

●引用文献
1) 田尾雅夫：看護マネジメントの理論と実際，p.7，医療文化社，2005
2) 日本看護協会：看護職の倫理綱領，2021，〔https://www.nurse.or.jp/home/publication/pdf/rinri/code_of_ethics.pdf〕（最終確認：2023年1月25日）
3) 日本看護協会：2021年改訂版 看護業務基準，2021，〔https://www.nurse.or.jp/home/publication/pdf/gyomu/kijun.pdf〕（最終確認：2023年1月25日）
4) 田尾雅夫：ヒューマンサービスの経営—超高齢化社会を生き抜くために，p.86-90，白桃書房，2001
5) 上泉和子：看護専門職の機能と活動．看護管理概説，井部俊子，中西睦子(監)，井部俊子(編)，p.81-84，日本看護協会出版会，2004
6) 前掲1)，p.82
7) Chitty KK, Black BP：Professional Nursing Concepts and Challenges, 5th ed, Saunders Elsevier, Phila-

delphia, p.79, 2007

8）近藤隆夫：サービス・マネジメントとは．日本看護管理学会誌 **3**（2）：15, 1999

9）総務省統計局：日本標準産業分類の変遷と第11回改訂の概要，〔https://www.soumu.go.jp/toukei_toukatsu/index/seido/sangyo/1.htm〕，（最終確認：2023年1月25日）

10）前掲4），p.6

11）近藤隆夫：新版サービスマネジメント入門，p.26，生産性出版，2004

12）コトラー F，ヘイズ T，ポール H：コトラーのプロフェッショナル・サービス・マーケティング，平林　祥(訳)，白井義男(監)，p.9-11，ピアソン・エデュケーション，2003

13）前掲11），p.11

14）島津　望：医療の質と患者満足―サービス・マーケティング・アプローチ，p.20-23，千倉書房，2005

15）前掲12），p.38-42

16）ベリー L，ベンダブディ N：エビデンス・マネジメントとは何か―組織は顧客のためにある，マクドナルド京子（訳），p.72-81，ダイヤモンドハーバードビジネスレビュー，2003

17）高橋眞弓，田添京子，原川明美ほか：N大学医学部附属病院の患者サービスの現状　サービス品質管理の視点から．日本看護研究学会雑誌 **25**（3）：242, 2002

2-2　マネジメント

A. マネジメントの定義

マネジメントは組織の目的を達成するために，資源（人，物，金，時間，情報）の調整や配分を行うための一過程である．マネジメント過程はいくつかの行動の統合体であり，マネジメントの過程を展開することにより人々の行動の方向づけと資源の配分が行われる．マネジメント過程を展開するためにはその役割を担う人が必要である．組織に雇われマネジメントの役割を担う人がマネジャー（管理者）とよばれる．マネジャーは自分の働きと同時にほかの人々の働き，自分のもつグループの働き，組織に対する責任をほかの部門のマネジャーたちとともに担っていく人である．マネジャーが独自で個人的な働きをして組織に貢献するのではなく，自分のスタッフやほかの人々（他職種職員，カスタマー，外部からの委託職員）との間で調和を取りながら組織の目的達成のために，グループや人々を介して効果的な活動を展開していく．

B. マネジメント過程の必要性

昨日までスタッフ看護師であったあなたが，今日からマネジメントの役割を担うとしたら，「私は今日からマネジメントをする者として，何をしなくてはならないのか？」と思い，戸惑いや不安感をもつのではないだろうか．

多くの場合，「マネジメントの役割に誰を？」というときに，現在の仕事で優秀な働きぶりを示している人が，新しいマネジメントのポジションに抜擢されることが多い．現場では優秀な働き手であるからといって，その人がマネジメントの役割に最適であるとはいえないが，多くの職場では過去の優秀な実践者は未来に向けての成功者であるということを１つの大きな指針としている．この場合，マネジメントの役割を担うための適切なトレーニングがないままマネジメントの役割に昇進することが多いことも事実である．いかに臨床に強いスタッフ看護師であっても，マネジャーとしての役割をただちに行っていくことはむずかしいであろう．残念ながら，いまだに多くの組織では，新しくマネジャーに就いた者に対して，"これからは自力で泳ぎ，川を渡りなさい"とでもいうように，特別のトレーニングもなくマネジメント役を渡してしまう．マネジメントの役割に新しく就いた者がマネジメントを実践するためには，まず"マネジメントとは何なのか？"ということをよく理解することが必要である．

看護師は患者の命や患者の家族が抱える問題に日夜向き合い，解決していくため，多岐にわたる仕事に取り組んでいる．このような複雑な医療現場でケア提供の成果を向上させるために，看護師は看護過程の展開により，さまざまな業務を機能的に組み合わせてケア

の実践にあたる．

　看護過程は看護実践のための科学的な方法である．ケアを受ける人々と医療提供者，そして組織のニーズに視点を合わせ，業務の優先性や重要性を明確にし，組織の規則に沿ってケアの実践を行うための集団を担当する看護管理者がマネジメントを行うためには，グループをチームに変え，チームスキルを高め，チームを構築しなければならない．同時に必要な知識や道具，時間を調達し，チームの結束を図り，チームに士気を与え，チームを育てていかなくてはならない．チームに必要なものを準備したり，提供したりすることがマネジメント過程である．

　マネジメントはしばしば単に人や物を管理すること，と受けとられることがあるが，マネジメントとは組織体や第一線の現場における長期，短期の目標に視点を合わせ，もちろん人の監督からほかのすべての資源（コスト，生産，効果や効率性，情報，施設）の活用を適宜に調整しながら，目標に到達するための重要な機能のことをさす．

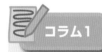

コラム1　未来の看護マネジメントに視点を当てて

　看護の役割と責任の移行は今日の社会の中で，加速しながら変化してきている．看護師は人々と地域社会の健康の向上のために貢献するという従来からの役割を，新しく設定された経済環境，すなわち，コスト─効率モデルのうえでも効果的な展開方法を見出していかなくてはならない．今日，看護マネジメント/リーダーの役割にある看護師は，看護の専門性と医療ケア提供システム双方にリンクする方法について，未来に向けてビジョンを表明していかなくてはならない．

　このために看護リーダーは3つの大局的観点から将来を展望していかなくてはならない．
• 看護の中核的価値を，現在から未来への医療ケア環境の透視図上で再思考する
• 変化の機会を受け入れるにあたり，古い思考やしきたりを手放し，新しい思考と行動への切り替えを行うために個人，組織が行動する
• 大きな視野をもって，看護の中核的価値を，将来のビジョンに向けて見つめ直し，ほかの専門性（医療以外も含む）との連携機能を構築する

　看護の第一線で働く看護師は臨床看護については深い知識と高い技術をもつ．臨床で働く経験の中でマネジメントやリーダーに必要な事柄（文化背景の認識，地域へのフォーカス，チームワーク技術，意見衝突時の調整技術，など）を学習していくことができる．しかし看護のトップ・マネジメント/リーダーの役割にある者は，臨床経験を通して獲得した学習だけでは十分とはいえない．さらなるリーダーシップ能力の向上や開発のために，組織的で系統的学習が必要である．とくに医療組織に変化をもたらすためには，将来的な青写真の作成，将来的戦略，リスクへの対応，革新的な物事・考え方の導入，変化マネジメントについての技術を習得しなくてはならない．

C. 近年におけるマネジメント過程とその変遷

　マネジメントそのものは長い歴史的流れの中で発展してきた．紀元前3000年の古代エジプトやサマリア時代の統治にまで遡る．しかし下に説明する近代〜今日におけるマネジメントの形は，1800年代，ヨーロッパでの産業革命時代の古典的マネジメントから影響を受けている．この時代のマネジメント理論は3つの分野に大別できる．それは科学的マネジメント理論，官僚的マネジメント理論，そして管理的マネジメント理論である．マネジメント理論の流れを表Ⅰ-2-1に示した．

1 ● マネジャー（マネジメントを実践する者）の4つの役割の変遷

　1900年代初頭，マネジメントは科学であり，科学の一分野であると社会から認められ，この時点よりマネジメントの重要性が一般社会から認められた．1916年，ファヨール（Fayol JH）はマネジメントとマネジャーについて述べ，その中でマネジャーの4つの役割について説明している．

　この研究業績は，現在においても古典的マネジメントの基本過程として定義づけされている．

マネジャーの4つの役割（ファヨール）
①計画．
②組織編成．
③調整．
④監督．

　1924年，フォレット（Follet MP）がマネジメントとは"人々を介して物事を完成していくための技術である"という説を唱えた．

2 ● マネジメント機能のもつ役割

　マネジメント機能の役割に関するきわめて新しい分類法はミンツバーグ（Mintzberg H）による．ミンツバーグは人の行動に焦点を当て，統合的にマネジメント機能のもつ役割の分類を観察・研究した（1973）．ミンツバーグによるマネジメントの役割分類は大きく3つに分けられている．

マネジメント機能の3つの役割分類（ミンツバーグ）
①情報過程の役割．
②人間関係についての役割．
③物事の決定に関する役割．

　これらの3分類法における役割行動はいかなる組織の中でもマネジメントに必要とされる共通の役割であり，マネジメントする人はこれらの役割を次に示す状況において行っていく．

表I-2-1 マネジメント理論の流れ

マネジメント理論	主な理論家	主要素
科学的マネジメント理論	フレデリック・テイラー（Frederick Taylor）（1856-1915） フランク・ギルブレス（Frank Gilbreth）（1868-1924） リリアン・ギルブレス（Lillian Gilbreth）（1878-1972）	・機会に焦点を当てる ・実践業務の分析要素 ・労働者のトレーニング ・適切な器具・道具の使用 ・報奨の活用 ・業務改革に向けた時間と行動の関係性研究
官僚的マネジメント理論	マックス・ウェーバー（Max Weber）（1864-1920）：ドイツの社会学者	・労働の分割，権力と階級制度 ・命令の順序 ・合理性と非人間的管理 ・優れた技術と生産物に対する昇進や報奨 ・正しい業務過程のために ・規則や定義にフォーカス ・キャリア・サービス，給与管理
管理的マネジメント理論	メアリー・パーカー・フォレット（Mary Parker Follet）（1868-1933）：哲学・政治科学を指導	・科学的マネジメント ・組織構築原理
	ヘンリー・ファヨール（Henri Fayol）（1841-1925）：炭鉱技術者，炭鉱会社社長	・ファヨールの原理：指揮の統一，部門業務，方向性の統一，等級的連鎖，マネジメント機能（計画，組織編成，調整，監督）
	チェスター・バーナード（Chester Barnard）（1886-1961）：経済学者，ニュージャージー州ベル電話会社社長	・管理者のための効率的管理手法
	ルーサー・グリック（Luther Gulick）（1892-1993），リンドール・アーウィック（Lyndall Urwick）（1891-1983）：科学的管理研究報告（1937-）	・計画，組織編成，監視，方向づけ，制御，統合，評価，予算
	ジェームス・ムーニー（James Mooney）（1884-1957）：組織編成の原理（1939-）	・4原則：調整，階級制度構築，機能別労働部門，第一線スタッフ管理原理
人間関係論（後に組織行動に変名）	エルトン・メイヨー（Elton Mayo），フリッツ・レスリスバーガー（Fritz Roethlisberger）（1898-1974）	・ホーソン（Hawthorne）研究による人間関係論における効率性：労働者とマネジャーの関係と労働者どうしの人間関係 ・ホーソン効果は人が注目されることによる行動の変化
動機づけ理論	アブラハム・マスロー（Abraham Maslow）（1908-1970）	・身体的満足，安全，帰属，自我，未達成感のニーズに関係
	フレデリック・ハーツバーグ（Frederick Herzberg）（1968-） 2要素理論	・衛生-整備要素＝仕事の不満を予防：適切な給与，適切な監視，安全で受け入れられる程度の仕事場環境 ・動機づけ＝仕事に満足：有意義な仕事に満足，成長の機会，責任，認められる
	ダグラス・グレゴール（Douglas Gregor）（1906-1964）	・理論X：リーダーが先導し，承認や罰で動機づけをする ・理論Y：リーダーは障害を取り除き，従業者が自己調整，自己統制できるようにする．承認は仕事への参画を動機づける
	ウィリアム・オオウチ（William Ouchi）（1943-）	・理論Z：共同決定，長期雇用，メンタリング，総合的な関心，質のよいサービスのための質向上サークルの活用，日本の組織に学ぶ人間関係を基盤とした動機づけ
マネジメントの再発見	ピーター・ドラッカー（Peter Drucker）（1909-2005）	・ビジネス事業，目標によるマネジメントのマネジメント，働く者と仕事のためのマネジメント

［Heidenthal PK：Management Theories. Nursing Leadership & Management, Thompson Delmer Leaning, Kentucky, 2002 より筆者が翻訳して引用］

マネジャーの役割

①**情報過程の役割**：情報の正確さと，情報の真意と流れの追跡監視，情報の提供，マネジャーとしての発言，他の人達の情報に対する特殊な意見を聞く．

②**人間関係についての役割**：リーダー，組織・部門間の連絡・連携，マネジャーとして人々の関係性を構築するための行動．

③**物事の決定に関する役割**：運営に関すること，問題への対応や解決，資源の調達と配分，交渉と決定．

3 ● マネジメント過程

　2人の社会学研究家（グリック［Gulick YL］とアーウィック［Urwick YL］，米国のフランクリン・ルーズベルト（Roosevelt FD）大統領の非公式的なアドバイザー）はファヨール（Fayol）が示した経営者の7つの職務の頭文字を使ってマネジメント過程について提示した．その7つの頭文字はPOSDCoRBで，その意味はP＝Plan；計画，O＝Organization；組織編成，S＝Staffing；職員配置，D＝Directing；方向づけ，Co＝Coordinating；調整，R＝Reporting；報告，B＝Budgeting；予算作成である．

　この7つの頭文字をもって表現されるマネジメント過程は1937年に公表されたものだが，今日においても使われている．

D. 13のマネジメント機能

　組織におけるもっとも新しいマネジメントのスキルに関する研究として，1998年ユークル（Yukl G），ウォール（Wall J），レスピンガー（Lespinger R）は13のマネジメント機能について明らかにした（**表 I -2-2**）．

表 I -2-2　13のマネジメントの機能

a. マネジメントの基本的要素 ：必ず必要とする要素とスキル	b. マネジメントに関係するその他のスキル ：効果的な結果を出すためのスキル
1. 計画立案と組織編成 2. 問題解決 3. 役割の明示・明文化 4. 業務目的 5. 情報 6. モニタリング 7. コンサルテーション 8. エンパワーメント	1. ネットワーキング 2. 支援 3. 職員の育成，メンタリング 4. 意見衝突の調停 5. チーム構築，動機づけ，奮起させる，承認

1 ● マネジメントの基本的要素

a. 計画立案（planning）と組織編成（organization）

　組織を運営することは大海を航海する船の舵を取るのと同じように困難なことである．組織はどの港に向かって行くのか，そのために必要な計画と海図を持たなくてはならない．計画立案はもっとも重要なマネジメント機能であり，組織や施設の状況を注意深く評価し，

目標を設定しその優先順位を明確にし，実践に必要な資源を明確に提示する必要がある．目標の達成のために長期，短期において何をするのか，なぜ，どこで，いつ，いかに，誰が行うのかを決定するものである．この計画立案段階においては通常下記の4つの事柄が検討される．

①目標の作成．
②現況の評価と将来的予測．
③計画を明文化し公表し正式なものとする．
④平面的に書かれた計画を立体的活動計画に転化する．

　マネジャーが組織の計画を立てた後，その計画を現実的に誰が実践して行うか，計画展開が必要になる．これが組織編成である．マネジャーは1つ1つの業務のもつ特性を吟味し，組織や部門の構成と，他部門間とのシステムや人的資源とほかの資源を組み合わせ，組織編成のためのチャートを構築する．組織を部門に分け，さらに小さいユニットにし，その中で働く人たちを考え，組織編成をデザインしていく．
　考慮される事柄として以下のものが挙げられる．

①組織，環境，社会的しくみ，人々の技術と知識，行動．
②目的を効果的に達成できる人たちやグループへの業務委任．
③業務調整，目標達成に関する問題が起こったときに障害となる業務や人の修正，調整を図る．
④業務の完成のために権限の執行を行い，組織の部長，マネジャー，またはマネジメントの職位にある人が組織を導く．保守的で厳格な組織体では権力をもつ者が組織を指揮する（警察署，消防署）．

b. 問題解決 (problem solving)

　マネジャーにもっとも必要とされるリーダーシップ技術は問題解決である．人々は現実に起こっていることが期待することと異なっている場合，問題解決の方法を使おうとする．科学的問題解決の方法は問題の全貌を明確にし，いくつかの解決方法を引き出し，それらの解決方法を注意深く点検し最良の方法を選んで使う．理想的には，使った問題解決方法がすぐに効果をもたらし，継続的な問題解決であることが望ましいわけである．看護師が看護で使う看護過程はまさに問題解決のための方法そのものである．マネジメントの経験が少ない人々は，手あたり次第にいくつかの解決方法を試み，その効果を試していこうとするが，看護過程展開によりなされる問題解決の手法は科学的で効果的問題の解決へと導くものである．

①問題を認知する．
②情報の収集．
③情報の分析．
④解決方法の組み立て．
⑤期待する結果に焦点を当て実践のための計画を立てる．

⑥計画の実践.
⑦結果の評価.

　この過程はとくに十分な時間をもたない看護師が使うのには適した問題解決方法であるといえる.

c. 役割の明示（role clarifications）・明文化（stipulation）

　新しい職員を採用する前に，採用者側は業務の内容とその業務に必要な知識や技術，態度，そしてどのように業務を行っていくかを明確にし，業務内容として役割の明示を行う必要がある．それぞれの業務に関する役割の内容の分析を行い，その役割の責任を明文化することも必要である.

①役割の基本的業務と責任.
②役割の特性.
③その役割を担う人の資格（知識，技術，態度）を役割業務基準に提示.

d. 業務目的（business objectives）

　業務目的を明らかにすることは，組織の理念，使命，ビジョン，目標を実際面で展開していくために必要なことである．すなわちなぜその組織は存在するのか？という組織の存在理由と組織の存続にかかわることである．組織の成功は経済面の結果だけではなく，その組織の理念，使命，ビジョン，そして目標に焦点を当てた統合的な戦略計画の実践結果を見ていかなくてはならない．また，現在の組織の状態を考えるだけではなく，組織の将来的発展や向上を目的とした戦略計画も不可欠とされる．組織の目的を遂行し成功させるためには，全員が組織に対する価値観と責任を共有し，1つのチームとなってどこに向かってどのように進んでいくのかをよく理解し行動することが必要である.

e. 情 報（information）

　今日の社会では情報は力である．情報のスピードと力はわれわれの想像を超えてその役割を広げる．正しい情報をもつ，あるいは情報にアクセスできることは，知識をもつ，力を獲得することにつながる.

　スタッフの人たちは自分の上司，マネジャーのもつ情報を知りたいと思うものだ．単に興味だけではなく，自分たちも知識であり力となる情報がほしいためである．適切に情報をキャッチしその情報を適切に活用できればよい成果につながる.

　マネジメントにかかわる人は情報のもつ力を正しく理解し，目的達成のために効果的に情報を活用する必要がある．組織から与えられる役割上の力だけではなく，自分のもつ情報を他者やグループと共有することによって，人々やグループからの信頼や協力の度合いを高めていくこともできる.

　また，適切な情報をもつことも大切なことである．マネジャーは非公式な情報をキャッチするために，内部的ネットワークや観察を通して情報を集めることもしなくてはならない．たとえば，ゴシップや表面に浮上してこない苦情などについてである．同時に正式な委員会や会議で提供される情報，とくに人々のニーズや要求に関係する情報に対して真摯に向き合うようにし，要求に適切に対応していかなくてはならない.

　情報は判断を下すときの重要な背景や根拠となる．また，正しい情報をもつことは当然重要なことである．マネジメントの役割にある人にとって，雑然とした正確性に欠ける過剰な情報は適切な判断を下すための障害となることがある．すなわち整理されていない過剰情報は情報をもたないことと同じような問題をつくることもある．

f. モニタリング（monitoring）

　規則や基準に沿って業務が進められているか，職員が自分たちの役割や担当業務を適切に行っているか，職員の成長度合いはどうか，設定されている過程を通して目標が達成されているか否か，誰が・いつ・どんな援助を必要としているかということを確認していくことがモニタリングである．モニターするためにはマネジャーは自分なりのモニター視点や項目をもつことが必要である．

　医療ケアにおけるモニタリングとしてマネジャーが留意しなくてはならない重要な点がある．それは医療機器と人との関係である．今日の医療ケア場面では高度技術を有する医療機械・器具が患者に装着されている状況が多く，ケア提供者はともするとハイテクノロジーの機械が示す波形や数値をモニターしていくことに意識を奪われ，患者・人に対する関心がなおざりにされがちである．看護におけるマネジャーは機械のモニターだけではなく，患者・人に関心をよせるケアリングが重要である．

g. コンサルテーション（consultation）

　コンサルテーションは専門家間での組織的なコミュニケーションであり，指導や指導内

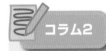

コラム2　マネジメント（management）とアドミニストレーション（administration）の違い

　マネジメント：他の人々を動かし，ものごとを完了するための技術と科学的方法を用い，特定の仕事をするために組織づくりをし，活動のための方向性を示す．マネジメントを行うマネジャーは他者に仕事の意味を明確に提示し，計画を立て，人々に方向性を示し，支援を与え，人々の仕事をアセスメントする．マネジャーは組織内での活動に責任をもつ．
　・マネジメントの主な技術：**計画，ゴール設定，方向づけ，委譲，支援の提供，コミュニケーション，計画の調整**．
　アドミニストレーション：複雑な組織経営のための組織構築と活動の方向性を決定する（例：医療組織には医療ケアのアドミニストレーション，ビジネスにはビジネス・アドミニストレーション，大学には大学教育アドミニストレーション，行政には行政アドミニストレーションがある）．医療ケア，ビジネス，教育，行政などの経営を総合的にマネジメントする．組織内での活動に責任をもつだけではなく，社会に対する組織の責任をもつ．アドミニストレーションの役割を実践する人をアドミニストレーターとよぶ，米国では一般的にはビジネス・アドミニストレーションの資格を必要とする．この資格は経営学コースをもつ大学の修士課程で取得できる，MBA（Master of Business Administration）である．
　・資格内容：ビジネス組織運営の目的と知識と技術．
　・アドミニストレーションの主な知識と技術：**カスタマーの価値，組織と組織行動，競合力，調整，収益性，ビジネス倫理とその実践方法**．

容の適用そして分析に関する事柄が対象とされる．コンサルテーションの過程では問題を
もつ側（コンサルティー）が特殊の専門性をもつ人（コンサルタント）に問題を提示し，
その問題の解決をしてもらう，または問題解決のアドバイスを受ける．看護における問題
の多くは患者に直接関係する事柄であり，患者のケア計画や治療計画である．一般的なコ
ンサルテーション過程は4つのステップがあり，そのステップに沿って進められていく．

①コンサルテーション問題のアセスメント．
②コンサルテーション報告．
③勧められた提案の実践．
④フォローアップ．

h. エンパワーメント（empowerment）

エンパワーメントとは，マネジメントのポジションにある人たちの力や権力を，現場の
スタッフに渡すことである．しかしマネジメントする人がマネジメントすることをやめる
ということではない．力や権力を渡された現場の職員は，決定や運営の権限がチームに委
ねられ，チームは自律的に日常業務を進めていくようになる．この機能は組織の上下のポ
ジションにある両者が，強い決意をもってエンパワーメントにかかわり合い責任をともに
担うことが必要とされる．変化の優先順位のつけ方，変化への対応，ニーズに対する柔軟
性ある行動を委譲の過程を通して現実化していくために，従来のトップダウン方式とは異
なる思考過程，コミュニケーション，問題解決の方法を使っていく．すなわち新しい組織
文化を受け入れ，競うことよりも協力的歩みよりの形を，また勝者と敗者に二分するので
はなく，双方が勝者となれるような状況を見出していく方法を考える．エンパワーをした
マネジャーは，チームに委譲した決定や運営が組織のもつ軌道を逸脱しないように見守っ
ていくことが必要である．

2 ● マネジメントに関係するその他のスキル

a. ネットワーキング（networking）

ネットワーキングはほかの人たちや資源との有用な関係性を構築するための方法であ
る．業務を進めていく場合において非常に大切なことであり，活用度の高い情報を得る手
段であり，業務遂行のための潤滑油ともなる．ネットワーキングに必要とされる人々を特
定し，それらの人々に接触する道筋をつくり，つくられた関係性を継続していくための方
法である．ネットワーキングの方法として公式または非公式の2つの形がある．単に挨
拶の機会をつくったり名刺を交換したりするのは非公式な形であるが，正式な会議や業務
上での正式な協議時にネットワーキングを公式に確立していく形がある．マネジメント役
の人にとってネットワーキングは重要なことである．組織内の人々をよく知り，傾聴の技
術や自己表示のための技術を使ってよいコミュニケーションを保ち，仕事の成功のために
常にネットワーキングの重要性を理解し活用する必要がある．

b. 支 援（support）

マネジャーは周りの人や状況に対して視野を広げ，好意的で積極的な態度で反応を示し，
支援していくことが必要である．単に職員を監視するだけではなく，職員をコーチし，カ

ウンセリングを行う機会をもつことが大切である．職員も自分の思案や気になることを上司に伝えたいと思っているものである．すなわちこのようなことを職員が不安なくできるように，双方にとってオープンなコミュニケーションの環境をつくることが必要である．職員とよりよいコミュニケーションの機会をつくろうと努めるマネジャーは，引っ込み思案で反応が遅れてしまうマネジャーに比べ，常に周囲の必要としている人たちにタイムリーに手を広げ，人々と真っすぐ向き合うことができる人である．またこのような特性をもつマネジャーは，他者からのフィードバックや意見を脅迫的観念や不安感をもつことなく素直に受け入れられる人でもある．

c．職員の育成（staff development）・メンターリング（mentoring）

①職員の育成

　通常の職員の育成プログラムは，オリエンテーション，現場教育，継続教育，職員個々人のキャリア形成である．職場における職員育成活動については，それぞれの組織がおかれている状況をよく見て行っていかなくてはならない．組織の理念の中に，職員の育成について提示されているかどうか，経済的可能性，人員的に可能な状態であるかどうか，行政面による指導や規則，専門職種団体による基準の存在などである．人は，毎日の業務の中でさらに向上の可能性をもち学習していくことが必要である．職員の育成を行うことは職員個人のみならず組織にとっても非常に重要なことである．

　職員の教育項目としては大きく次の3項目が挙げられる．知識，技術そして人間関係（態度）である．医療ケアの場合，マネジャーは，学習者に適した育成内容であること，患者，医療環境に適した教育であることを確認していく必要がある．個人の生産性を上げると同時に，チームの生産性の向上にもつながる教育の方法が必要である．

　指導内容は組織の理念，ビジョン，使命，目的の理解，また常に質の向上や安全性に視点を当てた教育プログラムが必要とされる．さらに何が職員のやる気を高めるのか，という視点も，プログラムの鍵となる．

②メンターリング

　単に日常業務に必要な事柄についての教育だけが職員の育成ではないことを理解しなくてはならない．より経験をもつ人がよきロールモデルとなり，ほかの職員を適切な方向に導いたり，コーチや支援をすることがメンターリングである．すなわちメンターとしての役割を行う人が組織には必要なのである．メンターは専門的示唆を提供し，仲間が失敗する前に支援や効果的ネットワークを提供していく．メンターはキャリアや専門性を向上させるための支援，能力の可能性を見つけ出し，人間形成向上への支援などを行う．個人へのコーチングとよきフィードバックはチームの成功にもつながる．すなわちメンターはチームメンバーのやる気を高め，気持ちよく働ける環境づくりをしていく．マネジャーはこのメンターやコーチ役を行う最適な立場であることを認識すべきである．

d．意見衝突の調停（conflict management）

　マネジメント役にあるものは常に変化に向き合わなくてはならない．変化は現在のマネジメントにおいては通常的な事柄であり，変化の過程における意見の衝突は常に出てくる問題である．個人やグループ間における価値観，目的，行動，考え方，慣習の違いが衝突の原因をもたらす．マネジャーはこのような衝突を通して組織や職員が成長していけるよ

うにマネジメントをしていかなくてはならない．問題を避けようと変化を無視したり，拒否したりしても決してよい結果にはつながらない．その時点では避けられたと思っても，問題はいつまでも存在している．

　意見の相違による衝突は必ずしもわるいことだけではない．創造性や新しい創作を高めてくれるよい機会でもある．また，異なる意見をぶつけ合い，さらに生産的に協議を深めていくことも可能である．

　　変化過程
　　①否定．
　　②抵抗．
　　③変化への接近．
　　④変化の受け入れ．

　マネジャーはこのことを十分理解し，早期の時点でそれぞれの違いに視点を当て，大きな衝突に発展しないよう調整が必要である．マネジャーはオープンで正直な話し合いができる機会をつくり，組織のもつ共通の目標まで推進していけるような状況や環境調整の役割を遂行しなくてはならない．

e.　チーム構築・動機づけ（team development, motivation）
①チーム構築
　チームは単なるグループとは異なる．チームはその中で人々が特別の目的を達成するために行動をともにし，目的を完遂し達成感を得るところである．チームは継続的に目的を遂行していく場合と，短期間で特別な目的を遂行する場合がある．チームというものは短時間ではできないものである．よい働きをする協力的なメンバーのチームがあれば，そうではない非協力的なメンバーをもつチームもある．チームとしての形を整え，チームが成熟していくために必要な時間と過程を経ることが必要なのである．チームは個人に比べ，人的資源や考え，能力に富んでいて，複雑な事柄に対応することが可能である．しかし業務完了に関しては非効率的な場合もあり，それに対しては特別なトレーニングが必要とされる．チームも人の成長と同じように，チームとなるための成長過程をもつ．チーム構築には，成長過程に沿ったトレーニングが必要である．
②動機づけ，奮起させる，承認する
　職場でのさまざまな作用から影響を受けているために，動機づけには複雑な要素が入り混じってくる．動機づけは精神的行動過程での行動目的と方向づけにより，何かが行動のスイッチを入れると考えられている．動機づけは個人的な内的現象によるものであるが，ともに働く人々やマネジャー，環境からの影響を多分に受ける．

　動機づけは，他者より強制されることなく，一人ひとりが進んですべきことを完了する，ということである．よいマネジャーは常に職員が自発的に仕事を進めていけるようにいろいろと試行していく．アンケート調査もよい方法ではあるが，まず，職員の自発的行動を促すために時間をかけて観察し，職員に"何が自発的行動につながるのか"を聞いてみたり，話し合ったり，職員の言うことに耳を傾けたりすることが必要である．マネジメントにあたる人は，チームメンバーが"しなくてはならない"という感じ方を自発的に"しよ

う，したい”と思うように変えることが大切である．

　また，職員は自分の上司に理解されたい，自分を知ってもらいたい，大切に思ってもらいたいという気持ちをもっている．そのためにも職員に温かい眼差しや言葉をかけ，理解していることを相手に知らせ，感謝の言葉を伝えていくことはマネジャーの日常での重要な仕事である．同時に，決して実践の質を低下させないような指導や教育をしていかなくてはならない．

　動機づけのテクニックとしては，個人的に承認する，権限の委譲，勤務時間の柔軟性，学習，育成，上司と過ごす有意義な時間などが挙げられる．

E. マネジメントのレベルと職位

　組織によって異なるが，一般的にマネジメントのレベルは，①第一線レベル（現場）マネジメント，その上に，②中間レベルマネジメント，さらにその上には，③上位レベルマネジメントの段階がある．また特定の役割のためにどのくらいの時間を使うかということは，マネジメントの職位により差が出てくる．

a. 第一線レベル（現場）マネジメント

　主任のレベルにあたる（ある施設においては看護師長でもありうる）．主任看護師は日常業務時間のほとんどをほかのスタッフとともに働き，スタッフたちの仕事の監督や育成にかかわり，同時にケアの質と安全性にはことに留意してマネジメントをしていく．

b. 中間レベルマネジメント

　看護師長のレベルにあたり，責任をもつ分野や範囲に関する計画，調整，評価，交渉，スタッフの育成，他職種間との連携・折衝，ケアの質と安全性をマネジメントし，とくに計画，調整，評価，交渉，間接的カスタマーサービスに多くの時間を使う．

c. 上位レベルマネジメント

　看護部長のレベルにあたり，看護部門の最上位レベルのマネジャーである．看護師長に比べ，患者ケアに使う時間は非常に少ないものの，組織体の運営参画，看護部の企画，計画，調整，経済面でのマネジメントのために大幅な時間を使い，看護部全領域に関するマネジメントの責任を担っている．

　また，看護の最上位レベルのマネジメントをする者を，副院長としている病院もある．組織によって異なるが，看護部長が同時に副院長の役職をもつ，看護部長・副院長の形，または完全に副院長の役職のみをもつ者もいる．副院長は看護部の事柄だけに時間を使うのではなく，組織全体の経営や運営に参加し，他部門のトップ管理者とともに，主に長期的な視野で組織の将来構想と活動計画を立案することに大幅な時間を使う．

F. マネジャーとリーダー

1 ● マネジャーとは

　組織の一職員で，その組織のゴール（長期，短期のゴール）を効率的に達成する責任をもっている．このマネジャーが視点を当てる事柄は資源（人，物，金，情報）を一定の時間枠の中で適切に組み合わせて統合し，調整（時間，コスト，給与，超過勤務，病欠，使用資材など）しながらゴール達成をめざしていく．マネジャーは優れた対人関係技術をも

つことが不可欠とされる．マネジャーは組織から与えられた権限，責任，責務，権力を適切に活用し，組織の理念と使命を実現するために，一定の組織構成の中で自分の役割を進めていく人である．ゴール達成のために必要とする事柄を選択し，職員の配置を行い，活動調整を図り，職員の士気を高め，アウトカムを評価し，フィードバックをしていくことがマネジャーの役割である．

2 ● リーダーとは

　リーダーは人間関係技術を効果的に使い，ほかの人（人々）に影響を与えながら，特定のゴールを達成していく人である．リーダーシップ技術として重要なものは，未来を見ることができる先見の明，コミュニケーション能力，動機づけ，自己率先，まとめ役，統合などである．**リーダーシップ**は組織内の人々の関係や部門間に強いリンクをつくり，常に人々の同意を得ながら達成すべき目標を掲げ，達成時には質の高い成果を出していく．

　卓越したマネジャーであるためには，よきリーダーシップ技術をもつことが必要とされる．マネジメントとリーダーシップは互いに手を取り合って目標達成のために進んでいかなくてはならない．しかし，マネジャーによっては，よきマネジメント技能をもっているが，対人関係におけるリーダーシップに欠ける者，その反対に非常によいリーダーではあるが，マネジメント能力に欠けている者もいることは事実である．

　従来の医療サービスの世界では卓越したリーダーシップよりも強いマネジメント・管理能力のほうが重要視されてきた．しかしこの 20 年間の医療界の大きな変遷を通し，医療

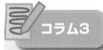 **コラム3**　　**未来のリーダーにとってもっとも重要な能力とされる事柄**

1. 自己認識―自分を知り自己を理解する能力．この能力は組織へのチャレンジ，対人関係における相手への要求，自己の動機づけなどに必要とされる
2. 戦略的ビジョン―組織が戦略の方向性を社会的，経済的，政治的理由のために変更しなくてはならない状況にあるとき，視野を広げて，戦略的ビジョンを見直す必要があるため
3. リスクへの柔軟な対応力と創造性―自分自身や組織から，古い従来的なやり方や単なる形式的な事柄を取り除き，新規な方法を取り入れるために必要とされる
4. 対人関係技術と効果的コミュニケーション―戦略的ビジョンを，ほかの人たちの心を揺さぶるように訴えかけ，説明し，多くの人たちにやる気を起こさせるようにする関係性を構築するために必要とされる
5. 変化マネジメント能力―組織に変化をもたらすために，継続的で創造的枠組みを作成し，効果的に変化を現実のものとして展開していくために求められる能力

　医療界は常に変化にさらされている．多様な変化と速度は，全国的に，いかなる地域においても同じように起こってくる．とくに看護のトップ・マネジメント/リーダーの役割にある者は，医療コストの引き下げにより生ずる問題の解決だけを追っていくのではなく，患者ケアのよりよいアウトカムを達成するために，医療コストの価値とケア提供の効率性の向上にも焦点を当てていくためのマネジメントを展開していかなくてはならない．

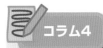

コラム4　フィードフォワード（feedforward）

　皆さんは，フィードバックという言葉を聞いたことはあるだろうか？　マネジメントを行う者は，フィードバック（feedback）よりも，フィードフォワード（feedforward）の言葉を使うように言われている.

　フィードバックは過去の出来事に焦点を当てる傾向がある. 上司に「どうだった？」と聞かれると，否定的な返答になるのが普通である. フィードバックは批判的になりがちであり，フィードバックされた者は防御的になる，相手の言葉にチャレンジする，反対のことを言う，行為ではなく人にフォーカスが向く，対応するのは面倒くさい・時間がない，などとなり，これはフィードバックの落とし穴になる.

　フィードフォワードは，前向きな視点から生まれた言葉である. 未来に向かって「こうしていこう」と発信されるもので，皆で相互に助け合おうという人間関係の動的な変化をもたらすものである.

フィードバック	フィードフォワード
過去	未来
過去にどうやったかを教える	未来に向けよくなるようアイデアを出す
誤りや欠点を話す	問題ではなく，解決策に焦点を
上司が批判する	仲間で互いに助け合う
その実践者は問題としてみなされる	その実践者は問題とみなされない
口惜しさ，苦痛，恨まれる，仕返し	上司からの許可，まもられる

分野でのマネジメントにはリーダーシップ能力の重要性が認識され，マネジャーとなる者へのリーダーシップが強力に求められるようになってきた.

学習課題

1. マネジメントの定義と必要なスキルについて説明してみよう
2. マネジメント理論の歴史的変遷を説明してみよう

看護組織と管理

3-1　組織論

　看護管理の対象の中で，組織は大きな要素を占めている．看護を担う看護師達が一人ひとりのもつ能力を発揮し，またそれらを総合してよりよい看護の提供ができるかどうかは，小さくは看護チームから，大きくは看護部や病院という組織の運営が効果を上げられるかどうかによる．したがって，組織についての知識を理解し，組織の効果的な運営の方法や，さらに組織をどのように効果があげられるように変化させることができるかについて学ぶことは重要である．

A. 看護管理の対象としての組織

　組織とは，「2人以上の人々の意識的に調整された活動や諸力の体系」[1]（バーナード，Barnard C）と定義され，組織が成立する条件としては，①共通の目的（参加者が受容する組織目的），②協働への意欲（協働システムに諸力を貢献しようとする個人の意思），③コミュニケーションシステム（情報伝達の仕組み），が不可欠であるといわれている．この3点について，管理の対象としてのポイントを以下に示す．

1● 組織には達成すべき目的があること

　経済活動をする一般企業のような組織であれば，経営的な利益を上げることが目的であり，医療提供をする組織であれば患者に適切で安全に医療を提供することが目的となる．社会福祉活動を目的とする組織もあり，組織にはそれぞれの目的がある．また，病棟の看護チームのように小規模の組織もあり，小さい組織を複合した大組織もある．どのような組織でも，それらの組織には目的があり，その組織の目的とするところをいかに効果的・効率的に達成することができるかということが，管理することの重要な内容になる．

2 ● さまざまな機能を分担しながら，構成員各人が能力を発揮し，組織の目的達成に貢献しようとすること

　複数の人間が互いに連携し合いながら機能するためには，それぞれの組織構成員の役割が必要になる．組織の目的を効果的・効率的に達成するためには，互いの役割が重複していたり，不足していたりすることがあってはいけない．そのため，組織の目的達成には効率的な人員の配置が必要となる．組織の役割を牽引するリーダー（管理者，上司ともいう）やさまざまな機能を果たすメンバー（フォロワー，部下ともいう）である．それらの役割をもつ人たちが協力して十分にそれぞれのもつ能力を発揮するような仕組みを作ることも，目的を達成するためには大切な要素となる．十分な協力体制を作り上げるためには，各構成員のもっている個人的な価値観や，「こうあるべき」というような規範的な意識，「こうしたい」というような欲求的な意識が鍵となる（組織文化・組織風土）．構成員が互いに協力し合いながら能力を発揮するときに，大きな成果を生産することができる．

3 ● 構成員同士が組織の機能を発揮するための効果的なコミュニケーションを行っていること

　組織の中のコミュニケーションは，構成員が互いに役割を明確にし，機能を発揮するための十分な情報伝達として必要である．単なる親睦を目的にした「集団」ではなく，達成すべき目的をもった組織には，リーダーやメンバーの役割を明確とした役割設定があるため，それらの役割に基づいたコミュニケーションが必要となる．リーダーは，メンバーに対して仕事についての指示・命令を行い，メンバーは与えられた仕事に対して実施を報告することで終了する．このため，管理者は，互いに曖昧さや誤解のないような明確な意思伝達のコミュニケーションシステムを組織内で作り，運用することが必要となる．

　看護師は，看護チームや病棟，看護部などの組織の一員となり，組織を牽引するリーダーやメンバーとして機能している．組織を作る一人ひとりが十分機能することで，組織としての成果を上げることができる．

B. 組織の成り立ちを決める要素

　組織は，組織を構成する各構成員と，構成員同士のつながり方で構成される．構成員とは，組織を全体的に牽引するリーダーの役割と，リーダーの指示に従い各自の仕事をするメンバー（フォロワー）であり，つながり方とは，各構成員間で指示・命令を出すことが

コラム1　**組織と集団の違い**

　組織と同様な形態である，複数の人たちが集まって機能を果たそうとする「集団」と「組織」の違いは，コミュニケーションの内容にある．集団では，成立の目的が構成員同士の友好であったりすることもあるため，互いの情報交換がコミュニケーションの目的となる．一方，組織のコミュニュケーションは，指示・命令であったり報告であったりと，組織としての機能を発揮するために必要となる．

できるマネジャー（管理者，監督者）の権限が誰に対して機能するかによって構成される．

1 ● 組織を牽引する役割：リーダー

リーダー（管理者，上司など）は，一般的にメンバーや部下に対して指示・命令を出す権限を持っている．仕事の内容や方法を指示することによって各メンバー間の役割を調整し，効率的に各メンバーが仕事をすることができ，また，互いに協力できるように配置する．さらに，仕事の内容や方法を指示するだけでなく，仕事の進行について把握し，各メンバーの仕事が達成できるように，その進行についても責任をもっている．これらの組織についての統括的な機能を果たす責任をもっている．

各メンバーが十分成熟しており，仕事内容に十分熟知しているような組織や，定型的な仕事内容の組織では，リーダー機能が必ずしも必要でないこともある．

2 ● 指示を全うする役割：メンバー（フォロワー）

メンバーは，指示された仕事を達成するように努力し，メンバー同士協力して，または独立して与えられた仕事を実施し，仕事が終了したときにはリーダーに報告をする．

また，仕事をしている途中でなんらかの問題が発生し，目的が達成されないような状況になったときや，問題が発生してなくても決められた定時期などに，リーダーに仕事の進行状況について報告し，メンバー自身が解決策を考え実施する場合もあるが，それ以降の仕事に対しての指示を受けたり，引き続き仕事を継続したりする．

以上のように，メンバーの仕事は，指示を受けることに始まり，報告で終了する．つまり，組織の中のメンバーの位置は誰から指示を受け，誰に報告するかによって明確となる．

3 ● 職 務

リーダーや管理職，メンバーの位置づけや役割，各役割における権限や責任などを「職務」といい，文章化したものを「職務記述書（job description）」，職務についての組織内の構造化された制度は「職制」といわれる．

組織の中でのリーダーの役割やメンバーの役割については，曖昧に理解されないようにあらかじめ「職務記述書」などによって明確に定められていることが求められる．

4 ● 権 限

権限とは，他者に命令したり服従させる力をいい，「他者の行為を導く意思決定をする権力（power）」[3]（サイモン，HA）と定義されている．組織にとっては，組織の資源の運用を指す「人事権」や「予算権」もまた最大の権限と考えられる．権限は看護部長の権限や病棟看護師長の権限など，職制上の役割として付与されることが一般的であるが，仕事に付与されている権限もある（職務執行権限）．プライマリーナース（p.40 参照）が，自己の受け持ち患者に対して看護計画を立案し，ケアを自己で実施することができ，看護計画によって他者へケアの指示を出すこともできるケアのリーダーであるといえる．つまり，権限は自己の力と，他者への強制的な力，また組織資源に対して影響する力をいう．

5 ● マネジメントの階層と権限

　組織を機能的に働かせるためには，権限を階層的に組み立て組織全体が協働して働けるようにシステム化することが必要である．権限は組織内の階層により影響を与えることができる範囲が異なり，階層の**管理者・マネジャー**がそれらの権限をもつことになる（**図Ⅰ-3-1, 2**）．トップ層は組織全体に権限があり，下位になるほど権限は小さな範囲となる．トップマネジメント層，ミドルマネジメント層，ロワーマネジメント層，一般従業員・スタッフのように階層的なマネジメント組織の場合には，トップマネジメント層が主に組織目標の設定や方向性を決定し，以下の階層によりそれぞれの階層が達成すべき目標についてのマネジメントを行うことでそれぞれが連携し合い，組織全体の目標が達成される．

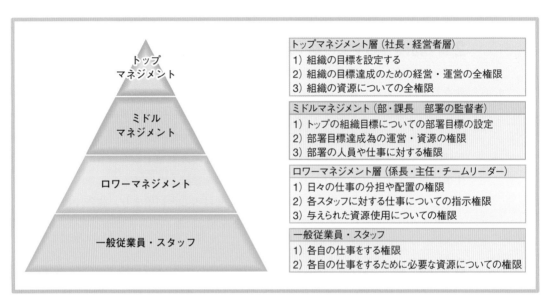

図Ⅰ-3-1　マネジメント階層と権限

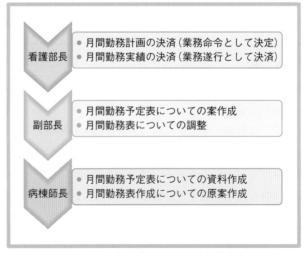

図Ⅰ-3-2　権限と業務の階層化——例：勤務命令

C. 組織行動に影響を及ぼす要因と看護管理

1 ● 組織文化・組織風土

　組織の構成員の行動は，基本的に職務記述書などにより職務の内容があらかじめ決められており，権限をもつ管理者による指示・命令で業務としての仕事が行われる．さらに，業務を行っている一般従業員やスタッフは，各自の業務の範疇では権限をもっており各自が必要な判断のもとに業務を行っている．一方，組織の各構成員の行動を促す要因として所属する組織のもっている価値観や信条・文化があり，それらは**組織文化**や**組織風土**といわれている．組織文化とは「組織の構成員によって共有された価値・規範・信念の集合体」といわれており，明示的・暗黙裡に組織構成員の行動判断に影響を与える．組織に所属している構成員は，知らず知らずのうちに判断の根拠としていることがある．

　広く組織文化には，所属する国や地域の文化，宗教，習慣，家族観，教育の程度や内容，伝承が含まれ，さらにミクロ的な視点も加わり，①権威主義，②あたたかさと支持，③リスクテイキングへの志向，④対立に対する寛容さ，⑤責任感，⑥人々の間の協力，⑦構造，⑧信賞必罰への志向，があると考えられている[4]．

　これらの組織文化や組織風土は，組織構成員の行動判断に影響を及ぼすが，メリットとデメリットの側面がある．

メリット	・価値観や職業観が似ていることによって組織構成員のコミュニケーションが容易になる．
	・情報が正確に，早く伝達することができる．
	・組織内での学習効果を上げることができる．
	・組織の管理構造やシステムを簡素化することができる．
	・組織構成員が組織に対する所属意識や一体感をもちやすい．
	・組織内で許される範囲では，行動の判断の柔軟性や融通性が高い．
デメリット	・思考様式が固定化し，変化に対応する適応力の低下や新しい考え方に対する排除が起こりやすい．
	・組織内で当たり前となっていることを疑うことができずに，周囲（組織や所属する業界の外）の変化にずれが生じていても気づくのが遅れたり，適応への変化が遅れたりする危険がある．

　以上をふまえると，看護組織が周囲の状況や目的達成のために適切な組織文化や風土をもっている場合は，効率的で効果的な看護の提供が実施できることが考えられるが，変化の激しい状況や環境の中では組織の理念や目的に対する考え方が適切な変化ができずに固定化してしまうことにより，目標の達成が適切に行われなくなる危険性が考えられる．さらに，組織構成員自身が，周囲の状況の変化に気づくのが遅れることや，構成員の非効率的な行動の発見に気づくことができないなどの危険性も生じることがある．したがって，看護管理者は周囲の価値観やそれらの変化を敏感に察知することや，吟味する態度が必要であり，常に目標達成への効率的で効果的な組織運営のための組織改革を続けていかなければならない．

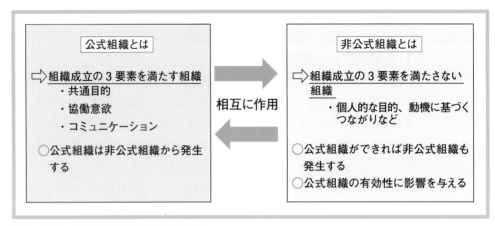

図 I-3-3　公式な組織と非公式な組織
［小野伸一：組織経営の古典的著作を読む（I）〜チェスター・I・バーナード『経営者の役割』〜．経済のプリズム
113：23, 2013[1]より引用］

2 ● 公式な組織と非公式な組織

　バーナードは公式な組織があるところに必ず非公式な組織が生まれるとしており，この非公式な組織は慣習やしきたりを生むものであり組織の構成員がこの非公式な組織からの影響を少なからず受けることが知られている（**図 I-3-3**）．この非公式な組織とは，公式な組織の要素が十分な組織ではなく，個人的な目的や動機に基づくつながり，慣習やしきたりに基づくものである場合が多い．公式な組織と非公式な組織は，同一組織内に生ずるばかりではなく，組織を超えて生ずる場合もあり，組織の構成員や役割，価値観なども明確にされていることはなく，管理の対象としては不明確なものである．

　公式な組織においても構成員の地域的，血縁的な関係や，趣味や宗教の関係，よく食事や旅行に行くグループなど，さまざまな人間関係からなんらかのグループができることは当然であり，それらのグループの影響を少なからず受ける．組織構成員が，正式な職務より非公式な組織からの依頼された行動を優先させたりすることも考えられ，これらの影響が組織にとっては，有効に働くこともあるが，非効果的に働くこともあり，また目に見えない影響力となっているようなこともあり，対象として把握することや，管理することができるか，看護管理活動の効果が現れるかについては，不確かなものとならざるをえない．したがって，看護管理者は公式な組織ばかりではなく非公式な組織に対しても看護管理活動の対象と考えることが必要であるが，はじめから強力な管理活動を実施せず，広範囲を対象とすることよりも，小範囲から効果を確かめながら慎重に進めるなどの配慮が必要である．同時に，公式な組織への影響も十分に把握し，調整的に進めることも必要である．

D. 医療組織の基本的な機能と形態

　小規模な組織の構成員は個人となるが，大規模な組織では，小規模な組織をさらに構成員としている．一般的に小規模な組織を構成単位とする場合は，ひとつの機能をもっている小規模な組織か，多機能を含んだ組織となっているかによって区分され，さらにそれらが，どのような関係になっているかによって組織構造の成り立ちとなる．

　病院組織においては，医療の診断部門や治療部門，検査部門，事務部門，食事を提供する栄養部門，看護部門などのさまざまな機能を形作っている専門職の小規模組織で成り立っている．一方，大企業などでは，ある電気製品については，ひとつの工場で仕入れから生産，販売までの一連の過程をひとつの組織（事業部）が担当している例もあり，病院組織においても，救急センター，子どもセンターなど検査や治療・看護をひとつの組織として専門職を横断的に配置する組織もある．

　組織形態は，それぞれにメリットとデメリットがあるため，よく理解したうえで目的に応じて効率的・効果的に選択し，組織することが必要である．

1 ● 機能部制（職能別）の組織

　機能部制の組織は，病院ではそれぞれの専門職をひとつの機能として小組織を形成する．医師は，診断と治療部門，リハビリの専門職はリハビリ部門，看護部門，検査部門などの専門職能組織を小組織とし，病院としての最終的な組織を形成する．現在の病院は，ほとんどがこの機能別（職能別）組織形態をとっている．

　メリット　・専門職能集団として専門性が発揮しやすい．
　　　　　　　・技術の向上や改善がしやすい．
　　　　　　　・労働者集団として勤務調整がしやすい．
　デメリット　・他部門間での機能調整や協働がしにくい．

　例えば，看護部門内では看護職として研究会や研修会技術向上や開発のしやすさはあるが，看護部門と薬剤部門が協働しようとすると，互いの業務を調整したりするための意思決定や，細かな業務をどちらが実施すればより効率的となるかなど，困難となってしまうこともあるので工夫が必要である．

2 ● 事業部門制の組織

　事業部門制では，ある程度組織内で最終まで目的を達成可能な小規模組織が集まり大規模組織となる．電気製品を生産する企業などでは，テレビと洗濯機は部品仕入れ，生産工程，販売ルートもまったく違うような場合は，ひとつの工場自体を独立してテレビ事業部門や洗濯機事業部門などとし，それぞれが独自性を発揮することで経済的な効果を上げることができる．病院では，外来部門で診療・看護・薬剤部をひとつの事業部門としてまとめ，病棟部門でも診療・看護・薬剤部をひとつに連携させひとつの事業部門とすることができる．また，医療の対象に合わせて「子どもセンター」や「救急センター」など，専門職が協働することで特定対象への医療効果を目指すこともあり，「がんセンター」などでは，集学的治療を実施することで，内科的治療，外科的治療，放射線治療を計画的に実施するなど治療効果を高めることができる．

　メリット　・小規模組織間のコミュニケーションが密になることで活動性が向上する．
　　　　　　　・組織内での専門職連携がよいと効率性が向上する．

デメリット　・各専門職のそれぞれの事業部門内に配置されるため全体としての効率
性が低下するおそれがある.
　　　　　　・各専門職をそれぞれの事業部門に配置するため，他事業部門間での勤
務調整ができず，全体として人的資源が無駄になるおそれがある.
　　　　　　・各専門職が独立して働けるような成熟した専門職であることが求めら
れる.

　訪問看護部門などを，独立させ採算を明確にする目的や医療施設の特徴を明確化する場
合などには有効な組織形態であるが，部分的には機能を集約するなどの効率的な組織形態
にすることも必要である.

3 ● マトリックス型の組織

　マトリックス型の組織（**図I-3-4**）は，機能別（職能別）組織形態と事業部門制の組
織形態を縦横に配置することで，それぞれのメリットとデメリットを補うことを目的とし
ている. それぞれの構成員が部門担当をし，機能別（職能別）組織に所属する. 指示・命
令系統が縦横の形態になることからマトリックス型といわれ，2人の管理者の指示・命令
を受けることになる. 病院では，専門看護師などが看護部門に所属しながら，入院部門と
外来部門に所属するような柔軟な形態とすることもできる.

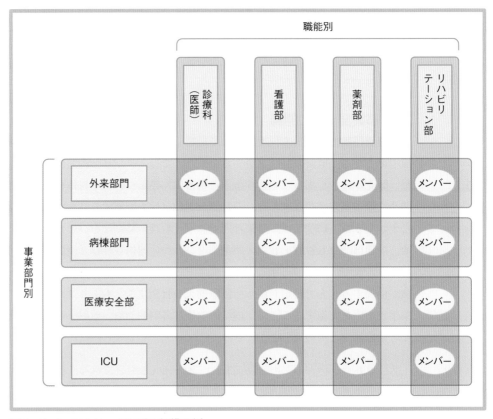

図I-3-4　マトリックス型の組織の例

メリット	・専門職の活動の範囲を大きくすることができる.
	・それぞれの部門での職務の調整性が効率的であれば，全体で効率的に活動できる.
デメリット	・2人の管理者の指示・命令が食い違うと機能が混乱したり，全体的に活動性が低下する.
	・各専門職が，独立して業務を効率的に調整し実施できるほどに成熟している必要がある.
	・各専門職が2人の管理職に報告しなければならず業務量が増える.

　このマトリックス型の組織では，業務としての活動が自由に調整できるように各専門職の自由裁量権を十分に与えることや，2人の管理者同士が互いに目的や業務範囲をよく理解し調整していることが必要とされる.

E. 看護部門の組織的な運営と形態

　現在，看護部門の組織形態は，病棟を医学的な区分に従い，ひとつの看護単位としている場合が多い．内科病棟，外科病棟の医療方法別にする場合や，腎臓系，脳神経系，呼吸器系などの機能別区分や臓器別区分により1単位の病棟を形成している．また，外来部門や，入院部門，訪問看護や在宅看護部門などに区分している例もある．これは，看護部門の人員の配置や設備，必要とされる能力などをどのように組織形成するのがよいのかというよりは，診療報酬のために病棟を看護単位として組織しているのが現状である．医療提供の場としては，医師や医療的な環境，器材などを集約的に配置する方が効率的である点が重要視されている.

1 ● ライン型組織形態とスタッフ機能

　現在，日本では診療報酬上の1看護単位をひとつの病棟とする場合が多く，それらを看護部門として効果的・効率的に組織の機能を最大に発揮させることができるように組織形成をすることが求められる.

a. ライン型組織

　ライン型組織（図I-3-5 a）では，管理者と被管理部門の病棟が原則的に上下関係で構成される．もっともシンプルに，指示・命令により行動が決定される基本的な構成である．指示・命令により機能させるために，命令を原則そのまま実施することが求められ，達成についての責任は管理者側にある.

b. スタッフ機能

　ライン型組織では，非管理部門が多数になる場合は管理者に役割が集中し，職務が過度になる場合や，職務に専門的な知識や技能が必要な場合に，管理者と被管理組織の間にスタッフ機能を配置することがある（**ライン・アンド・スタッフ機能型組織**，図I-3-5 b）．スタッフとは，上司から部分的な職務について権限を委譲されて機能し，部下をもたない組織上の位置づけとなる構成員をいう．看護部では，教育担当や，人事担当，業務担当，医療安全担当などの管理機能についての権限を分散させることが多い.

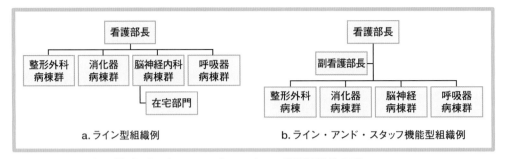

図Ⅰ-3-5　ライン型およびライン・アンド・スタッフ機能型組織の例

2 ● 委員会, プロジェクトグループ, ワーキンググループ

　公式な部門や看護単位のほかに, 看護部門内のさまざまな課題について検討するための組織が必要な場合は, 委員会やプロジェクトグループ, ワーキンググループを組織する場合がある.

　委員会としては, 組織内の看護職教育を計画し実施するための教育委員会や, 医療安全のための委員会, 業務の改善や向上のための業務委員会などが作られる. 一般的に, 恒久的な組織の場合は委員会とし, 一時的あるいは部分的な課題についての検討や実施のために作られる組織の場合はプロジェクトグループ, ワーキンググループとよぶ. 委員会や一時的なグループを作る場合には, 構成員の選別と活動時間の設定について留意することが必要である.

　例えば, 教育委員会の委員が各病棟1名として選出されている場合があるが, これは非効率的であり委員会組織の目的に合わせて不適切であることが多い. 各病棟には, すでに病棟の運営を委任するために病棟看護師長を配置している. 原則として配置看護職員の教育に関する指示・命令を看護部長が病棟看護師長へ出し実施させればすむことである. また, 報告についても, 病棟看護師長が看護部長へすればすむことである. 教育委員会の主な課題は, 教育プログラムの作成とその実施である. そのために必要な能力と人員が配置されていればよいので, 必ずしも各病棟に1名が必要なわけではない. もし, 各病棟1名とすることがどうしても必要である状況なら, 病棟看護師長への指示・命令系統が十分機能していないことも考えられる. 同様に, プロジェクトグループのメンバーの選出についても, 必要な人員と能力が確保されることがまず必要である. また, これらの委員会活動やプロジェクトグループの活動については, 正規の勤務時間として設定することが必要である. 時間外に検討会を設定したりすることがないように, 成果を上げるための活動時間を十分に確保することが必要である.

F. 組織の中のコミュニケーション：指示・命令・報告

1 ● 指示・命令

　前に述べたように, 組織内のコミュニケーションでは組織の機能を発揮させるための情報伝達がまず必要である. 組織内では, 業務に関する指示・命令をもって業務が始まり, 報告をもって終了する. 看護管理者は, 組織構成員が業務に曖昧さや不明な点がないよう

に，明確な指示・命令を出すことが求められる．

　よい指示の特徴を（ドノヴァン，Donovan HM, 1975）[5]，以下にあげる．

① 妥当なものであること．

② 完全なものであること．

③ 明確であること．

④ 協議的であること．

　指示・命令の方法は，口頭での指示や文書による指示があり，口頭によるものは，一時的であったり，受け取り方で解釈が異なる場合もあり不明確になりやすい．そのため，文書によることが望ましい．文書による指示には，方針や手順，マニュアル，ケア基準書，職務記述書，看護ケア計画書などがある．

　文書による指示・命令
　・各職務については，職務記述書を作成し，各職務担当者に曖昧な点がないようにする．
　・業務については，業務手順書を作成し，業務をする場合の基準とする．
　・看護業務については，看護マニュアル，看護手順書などにおいて病棟に所属する看護師が基本的に同様の手順で看護の提供ができるようにすることで，病棟での看護行為を標準化できる．
　・患者への個別な看護計画については，看護記録計画として，看護チーム内での看護の提供を指示することができる．

2 ● 報　告

　職務記述書により与えられた職務は，業務が終了しその報告をもって終了となる．

　組織内の報告には，定時の書式が決まった報告や，臨時に実施した業務についての報告，起こってしまった医療事故の報告などさまざまなものがある．職務についての報告は，上司への報告のほか，看護記録で看護チーム内へ報告するものなど多様である．指示と同様に明確にし，記録として保存できるためには文書によるものが適している．さらに，書式が簡便で，内容を記述者が吟味する必要がないようにするとよい．看護記録でさえ，初心者には何を書くべきか，書かなくてよいか，またどのように表現するかなどさまざまな判断が必要となり困難さが増す．医療現場でのヒヤリハット報告でも，どのような出来事が該当するのかを明確にしていないと，報告すべきことなのか，報告しなくてもよいことなのか迷うことになり，よい報告とはならない．

　以上のように，報告は職務をはじめる前にどのような内容をどの時期に報告するのかがあらかじめ職務や指示・命令に決められていることで，報告者にストレスにならずに行うことができるし，報告を受ける側も，決められた情報を把握することを予測できる．

　指示や報告はコミュニケーションの方法であるため，一方的になされることより，協議的で双方向性の性質が必要とされる．一方的に指示されたり，一度報告すればすむというようなものではなく，十分に確認されることが必要であったり，さらに指示や報告が必要な場合もある．

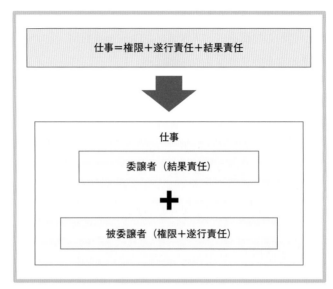

図I-3-6　権限の委譲と責任の関係

3 ● 権限の委譲

　管理者が，自己のもつ権限を下位の管理者に与えることを**権限の委譲**という．能力のある人物に代わりを務める権限を与えることにより，遂行責任も負わせることになる．権限の委譲と責任の関係は，**図I-3-6**のようになり，被委譲者には権限と遂行責任を負うが，結果責任は委譲者が負う．この権限の委譲の目的は次の点にあり，管理者が自己の物理的な時間を作り出すことにより，総量としての業務量を増すことにある．

権限の委譲の目的
・委譲した権限の遂行に必要な物理的時間を，ほかの業務に使用することができる．
・スタッフについては，業務についての教育の機会とすることができ，上位業務についての判断などの学習の機会とすることができる．
・業務を分担（委譲者と被委譲者）することができ，トータルとして，迅速かつ総量として多い業務を遂行することができる．

　効果的な委譲のための10のステップを，**表I-3-1**に示す．
　委譲では，部分的な権限を与えるが組織全体に対する，権限を与えるわけではないため，管理者の知識もすべて使えるようにするわけではない．また，次のような業務については権限を委譲してはいけない．
・人員配置，評価などの人事に関わる業務．
・個人的問題への対応など．
・事業計画，事業戦略策定などの全組織的な知識を必要とする業務．
　管理者は，効果的な委譲をするためには，①メンバーの役割遂行能力を見極める能力があること，②明確な直接的にコミュニケーションする能力があること，③効果的な委譲の過程を見極める力があること，が必要である．また，委譲には被委譲者の心理的な側面で

表Ⅰ-3-1　効果的な委譲のための 10 のステップ

1) 管理者のどのような職務を委譲するか決める
2) 委譲する人とよく話し合い，何を委譲するかを明確にする
3) 誰に委譲するかを決める．委譲される人が，委譲される職務について知識や技術，意欲をもっていることが大切である
4) 他のチームメンバーにも権限の委譲について話す
5) どのように被委譲者に職務を引き継ぐかを決める
6) どのようにして被委譲者を指導し成長させるかを決める
7) 責任と権限を委譲する
8) 被委譲者の職務の状況をモニターする
9) よい結果が得られていることについてフィードバックする
10) 委譲したことで得られた経験について評価する

［Peace, C：Ten steps to effective delegation. Nursing Management **13**(8)：19, 2006 より引用］

のストレスがあることなど，委譲者と被委譲者の側面に大きな影響もあるため，後で困るようなことがないよう，被委譲者にかかる負担について配慮が必要である．

学習課題

1. リーダーの役割，メンバー（フォロワー）の役割について説明してみよう
2. 組織文化・組織風土のメリット・デメリットについて説明してみよう
3. あなたの実習先の病院がどのような組織形態をとっているのか調べてみよう
4. 病院内で行われている指示・命令，報告，権限の委譲にはどのようなものがあるか調べてみよう

●引用文献
1) 小野伸一：組織経営の古典的著作を読む(Ⅰ)〜チェスター・Ⅰ・バーナード『経営者の役割』〜．経済のプリズム **113**：11-26，2013
2) 奥林康司ほか(編)：経営学大辞典，第 2 版，p.586，中央経済社，1999
3) 前掲 2)，p.266
4) 前掲 2)，p.600
5) ヘレン・マーピ・ドノヴァン(著)：看護サービス管理，尾田葉子ほか（訳），日本看護協会出版会，1981

3-2 看護提供方式

この項で学ぶこと
1. 看護提供方式とは何かを理解する
2. 看護提供方式の種類と特徴を理解する

　看護提供方式は，看護を取り巻く環境の変化のなかで，患者に質の高い看護サービスを効率[1]よく提供するという目的を達成するために開発されてきた方式であり，一看護単位における構成員の役割分担のしかた[2]である．看護提供方式の種類を以下に示す．また，チームナーシングと患者受け持ち方式といったように複数の方式を組み合わせたものもある．

看護提供方式の種類
①機能別看護方式
②患者受け持ち方式
③チームナーシング
④プライマリーナーシング
⑤固定チームナーシング
⑥モジュール型継続受け持ち方式
⑦パートナーシップ・ナーシング・システム®（PNS®）

　こうしたさまざまな看護提供方式のなかからどの方式を選択するかは，それぞれの組織の理念，患者の人数や特性，看護単位における構成員の人数や能力などを考慮して行う必要がある．また，方式の選択は，看護職員のモチベーションにも影響を与えるため，こうした視点からの考慮も重要である．看護提供方式の種類と内容を**表Ⅰ-3-2**に示す．

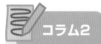

コラム2　最近の看護提供システム

　セル看護提供方式®は，日本（飯塚病院）で考えられた看護提供方式で，ナースの「動線」に着目し，改善手法を用い動線のムダを省き，「患者のそばで仕事ができる＝患者に関心を寄せる」を実現する看護サービス提供システムである[1]．患者さんのそばに看護師がいることで，病状の変化にいち早く気づくことができ，早期のケア介入につながる．また，看護師が部屋にいることでナースコールを押さなくても意思疎通ができるなどのメリットが認められ，効果的な活用に向けての検討が進められている[2]．

【引用文献】
1）飯塚病院看護部：セル看護提供方式®について，〔https://aih-net.com/kangobu/feature/info/cell.html〕（最終確認：2022年9月13日）
2）飯塚病院看護部：セル看護推進研究会，〔https://aih-net.com/kangobu/feature/info/index.html〕（最終確認：2022年9月13日）

表 I -3-2　看護提供方式の比較

名称		機能別看護方式	患者受け持ち方式
開発の背景		第二次世界大戦後の日本ではじめられた看護提供方式である。1950年、GHQ（連合軍最高司令官総司令部）の指導のもとに完全看護（患者の家族や付添い人さていさて行われてきた看護を看護師がすべて行う）が施行された。そこで、看護の組織的で効率的な取り組みとして機能別看護方式が開発された	「私の患者」「私の看護師」の関係を明らかにし、患者の看護に対して責任を持ち、継続性のある看護を図ろうと受け持つ所在を明らかにすること。また、個別性、継続性のある看護を図ろうと、持ち看護方式が開発された
概要		患者の看護に必要な仕事を、「検温」「処置」「点滴・注射」「清潔ケア」などの業務内容ごとに区分し、係を決めてその日の看護師に割り当てる	1人の看護師が1人または一定数の患者の看護を継続して行う方式で、患者の看護計画立案、実施、評価などすべての看護の責任をもつ。受け持ち方法にはいくつかの種類がある
特徴	長所	①看護師の能力に応じた業務を振り当てることができる ②業務効率が高まる	①看護師は患者の全体像を把握でき、看護の個別性、継続性が高まる ②患者にとって自分の看護師が明確である
	短所	①患者の全体像を把握する看護師がおらず看護の個別性、継続性に欠ける ②患者にとって「私の看護師」はいない	①看護師の能力によって看護が左右される ②看護業務は複雑化し作業効率は低下する
図		看護師リーダー／看護師 検温係／看護師 点滴・注射係／看護師 清潔ケア係／患者／医師	看護師 受け持ち患者—一定数の患者／ある勤務帯に限って受け持つ／医師　　看護師 受け持ち患者—固定した何人かの患者／ある期間を継続して受け持つ／医師　　看護師 受け持ち患者—1人の患者／入院から退院までの全期間を受け持つ／医師

（つづく）

表Ⅰ-3-2（つづき）

（つづく）

	チームナーシング	プライマリーナーシング
名称		
開発の背景	第二次世界大戦に伴い、米国は深刻な看護師不足に陥り、この問題は戦後も続いた。そこで、教育背景や資格の高い者や資格背景の異なる者を活用し患者中心の看護を行おうとチームナーシングが開発された	1960年代半ば、米国でチームナーシングに伴う問題（①患者の看護は断片的で継続性に欠ける、②看護師の専門性が発揮しづらく仕事へのモチベーションが低下するなど）が挙げられた。また、1970年代に入り学士・修士をもつ看護師が臨床で多く働くようになった。そこで、看護師が受け持ち患者の入院から退院まで一切の看護に責任をもつプライマリーナーシングが開発された
概要	看護師、准看護師、看護補助者など能力の異なる看護要員でチームが構成される。能力の高い看護師がチームリーダーとなり、最良のチームワークが引き出されるよう各要員の特性をふまえ業務を分担する。また、チームリーダーは、患者の看護計画、実施、評価を行いメンバーの指導・援助を行う。チーム全体で一定数の患者の看護をもつ看護提供方式である	1人の看護師（プライマリーナース）が、1人の患者の24時間、入院から退院までを継続して受け持ち、患者の看護計画、実施、評価などすべての看護に責任をもつ看護提供方式である。プライマリーナースが立案した看護計画に従って別の看護師（アソシエートナース）が看護にあたる
特徴 長所	①看護師の能力が異なるなかで一定水準の看護を提供することができる ②チームワークを通しメンバーそれぞれが成長する	①看護の個別性、一貫性、継続性が高まる ②患者にとって自分の看護師が明確である ③看護の専門性が発揮でき仕事への満足度が高まる
特徴 短所	①患者の看護の責任がすべてチームリーダーにかかる ②患者にとって自分の看護師がわかりにくい	①プライマリーナースの能力によって看護が左右される ②プライマリーナースになれる看護師がそろわないとこの方式はとれない
図		

表I-3-2（つづき）

名称		固定チームナーシング	モジュール型継続受け持ち方式
開発の背景		1970年代、米国と同様、日本でもチームナーシングに伴う問題が挙げられた。そこで、小集団活動の考え方を基本においた固定チームナーシング³⁾が開発された	米国に比べ看護師の配置が圧倒的に少ない日本にプライマリーナーシングをそのまま導入することは困難である。そこで、プライマリーナーシングの考え方を基盤とし、固定チームナーシングの長所を取り入れたモジュール型継続受け持ち方式が開発された
概要		1看護単位をいくつかのチーム（対面コミュニケーションが可能な6〜8人が適当）に分け、一定期間（原則として1年間）固定されたチームが、固定した患者グループに対し継続的に看護を提供する。また、固定チームは小集団活動として年間目標を立てて管理する	1看護単位をいくつかのモジュール（単位）に分け、一定期間固定されたモジュールが、固定された患者グループを担当する。看護師はモジュール内の特定の患者を受け持ち、入院から退院までのすべての看護をもつ。モジュール構成員の能力のばらつきについては、モジュールのリーダーをはじめほかの看護師が互いにサポートする
特徴	長所	①チームナーシングに比べ看護の継続性に優れている ②チームナーシングと比べ患者の看護の責任の所在が明確である ③小集団活動の利点を生かしたチームの目標管理ができる	①患者の看護の責任者が明確である ②患者にとっての看護師がわかりやすい
	短所	①チームワークの善し悪しによって看護が左右される ②看護師の休職や退職があると方式の継続がむずかしくなる	①モジュールのリーダーの能力によって看護が左右される ②モジュール間の業務量や内容に格差が生じやすい
図			

> ### 学習課題
>
> 1. 看護提供方式を説明してみよう
> 2. 看護提供方式の種類と特徴を説明してみよう

●引用文献

1) 松下博宣：看護経営学—看護部門改造計画のすすめ，第3版，p.102-103，日本看護協会出版会，2007
2) 叶谷由佳，木村憲洋：イラスト図解看護のしくみ，p.152-153，日本実業出版社，2007
3) 西元勝子，杉野元子：固定チームナーシング—責任と継続性のある看護のために，第2版，p.10-13，医学書院，2010

3-3 リーダーシップ・メンバーシップ

A. リーダーシップとは何か

リーダーシップは，看護部長，看護師長という管理職のみならずスタッフ看護師を含むすべての看護職，ならびに看護学生に期待される能力である．なぜならば，看護サービスは，チームで提供するものである．場面によっては，リーダーシップを発揮したり，また場面によってはメンバーとしてリーダーを支援したりする役割を担う．

一般にリーダーとは，先導者，代表，統率者と考えられてきた．しかし，組織形態や社会状況の変化に伴い，リーダーは必ずしも集団の頂点に立って，指示や命令をして牽引する役割を担うとは限らない．集団のメンバーが，自律的に目的を達成することができるよう支え協働できるようにすることが期待される（**図Ⅰ-3-7**）．

リーダーシップは，人を目的達成のために動機づけ，効率的に導く能力である．孫子は，「兵法」の中で将とは，智信仁勇厳なりと，リーダーに求められる5つの徳性を示している（**表Ⅰ-3-3**）[1]．米国で行われた，企業変革が成功した組織を対象にして行った研究の結果，

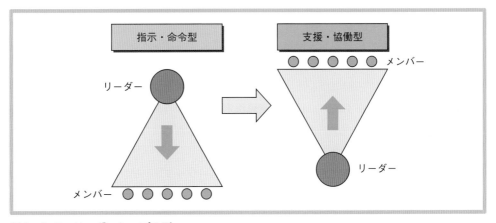

図Ⅰ-3-7 リーダーシップの型

表Ⅰ-3-3 リーダーに求められる5つの徳性

智	先を見通す力，状況判断力
信	約束を守る，信頼される
仁	思いやり
勇	意志決定力
厳	厳しい態度，威厳

［金谷　治：新訂孫子，岩波書店，p.27，2000 より引用］

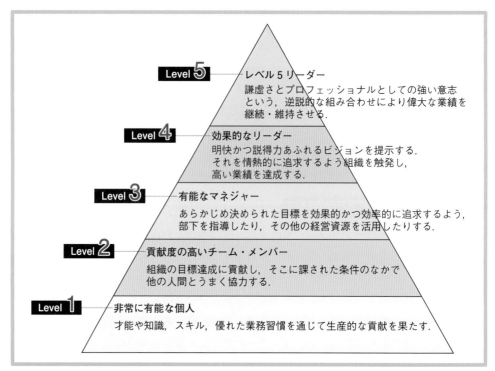

図 I -3-8　リーダーシップのヒエラルキー

レベル 5 リーダーは，われわれの調査によれば，リーダーとしてトップランクの能力をもっており，その存在は「まあまあの企業」を「偉大な企業」へと変革させるために不可欠である．では，その下のレベルはどうなっているのか．以下の 4 つのレベルは，それぞれにふさわしい役割があるが，レベル 5 リーダーほどの力はない．また，必ずしもこの階層構造を一段一段，順に登り詰めていく必要はない．しかし，一人前のレベル 5 リーダーになるには，それ以下の全レベルの能力を要し，それプラス，レベル 5 の特性が必要となる．
［コリンズ J：レベル 5 リーダーシップ，沢崎冬日（訳），DIAMOND ハーバード・ビジネス・レビュー 4 月号：37，2001 より引用］

　　リーダーに共通していたのは，謙虚さとプロフェッショナルとしての強い意志という逆説的な組み合わせにより，偉大な業績を維持・継続させるという特徴であった（**図 I -3-8**）[2]．

　　リーダーが成果を出すためには，リーダーを支え協働するメンバーのはたらきが重要である．リーダーが，正しく意思決定できるよう，報告・連絡・相談をして情報を提供する．そして，互いが働きやすい関係を構築するためには，相手の強みを利用し，弱点は補い合う努力が必要である[3]．

　　リーダーを支える部下の力を**メンバーシップ**という．メンバーシップには，貢献力，つまり，リーダーの抱くビジョンを実現化する力，ならびに批判力，たとえば，リーダーの指示が道徳的に正しいかどうか考えて，必要な場合にはリーダーに提案するなどの行動が求められる．

B. リーダーシップとマネジメント

　　リーダーシップとマネジメントは，おのおの独自の役割をもち，その両方が重要である（**表 I -3-4**）[4]．マネジメントは，複雑な環境にうまく対処し，問題を解決することをさす．リーダーシップは，集団の構成メンバーにビジョンなどの重要な価値観を浸透させ，目的を成し遂げることをさす．

表 I-3-4 マネジメントとリーダーシップ

	マネジメント	リーダーシップ
特徴	・計画と予算を策定 ・階層を活用して職務遂行に必要な人脈を構築 ・コントロール（統制）により任務を全う	・ビジョンと戦略をつくる ・複雑だが同じベクトルをもつ人脈を背景に実行力を築く ・人のやる気を引き出すことでビジョンと戦略を遂行
役割	複雑な環境への対処	変革の遂行
手段	コントロールと問題解決	動機づけと啓発
例	部門の運営を拡大するため現状を分析し，それを反映した年度の予算計画を立て，予算を執行し，目的を達成する	サービス向上のために，重要な価値観を明確にして，組織に浸透させ，成果が上がったチームを承認することで，組織全体のサービス向上をもたらす

［Kotter JP：A force for change：How leadership differs from management, The Free Press, New York, 1990 より筆者が翻訳して改変し許諾を得て転載］

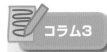

コラム3 ナイチンゲールと可視化

　19世紀に偉大な功績を残したナイチンゲール（Nightingale F）は，統計学者としても有名である．統計の教科書に次のように紹介されている．「ナイチンゲールは，データ化することに力を注いだ．彼女はケアを提供すると同時に改良した記録を付けていたので，正確な情報をもっていた．彼女はデータを示すためにはっきりとした形のグラフを用いたパイオニアであり，このことは新しい統計学の発展における画期的なことであった」[1]．ナイチンゲールはグラフによってデータを可視化し，傷病兵が収容されていた病院の死亡率が42.2％から2.2％に減少することを明示したのである．

　ランプを片手に傷病兵の間をまわる白衣の天使としてのイメージが強いナイチンゲールであるが，実は彼女は1850年代の封建的なイギリス社会の中にあって，改革に成功し手腕を広く認められたリーダーであり，すぐれた管理者である．

【引用文献】
1) Moore D：The basic practice of statistics, W.H.Freeman and Company, p.8, 1995

C. 変革に必要なリーダーシップスタイル

　どのようなリーダーシップを発揮するかは，状況による．ここでは，2つのリーダーシップスタイルを説明する．

a. 交換型リーダーシップ（exchanging leadership）

　リーダーは，典型的なボスのイメージである[5]．交換型リーダーシップでは，組織の職位によるパワーにより，公に賞罰を与えることで集団が目的を達成するようにする．交換型リーダーシップは，安定した環境の状況で発揮される．

b. 変革型リーダーシップ（transformational leadership）

　変革型リーダーシップは，協働，相談，合意による人間関係技法に基づき，フォロワー

表Ⅰ-3-5 イメージ　看護師の抱える課題と方略

1. 女性の問題を自分の問題として考える	・社会における性差別を考える ・伝統的な女性的特質と男性的特質を統合する
2. アイデンティティ	・境界と役割を明らかにする ・被害者意識を放棄し，健全な自己イメージをもつ
3. 自律と依存	・父性的，母性的権威に依存したがる傾向を自覚する ・責任を自分で引き受ける
4. 思い込み	・物事を悲観的に解釈し，自分を無力な存在と考える傾向に気づく ・客観性，楽観性を発達させる
5. 対人能力	・戦術と交渉の技術を身につける ・看護師間の多様性を認める
6. ビジネスセンス	・可視化する能力を身につける ・専門職としての力を得る　例：組織や他職種間での投票権収得など ・ビジネス上の技術を身につける
7. プロパガンダ	・自分自身が看護職のイメージに影響を及ぼすことを自覚する 　例：一般誌のインタビューやテレビへの出演
8. 専門職としての発展	・看護における高等教育を支持する ・研究や理論の発展，深化にかかわる ・専門職団体に参画

[マフ J：イメージと理想　看護の社会化と性差別について．看護婦はどう見られてきたか，ジョーンズ AH（編著），中島憲子（監訳），p.261-264，時空出版，1997 を参考に筆者作成]

を動機づける．目的を明らかにしたり，価値観を明確にしたりすることで，人の心に働きかけ，個々の洞察を促し行動を変容させることにより，人や組織を変革する．

変革型リーダーシップは，組織が急激に大きく変化して，伝統的なリーダーシップでは十分効果を発揮しないときに適用される[3]．

マグネット・ホスピタル（Magnet Hospital）のモデルの要素の1つに変革型リーダーシップが含まれている．リーダーシップは，問題を解決したり，システムの障害を直したり，スタッフを励ましたりするだけではなく，組織を将来に向けて変革することが重要であることを示している．変革型リーダーシップは，安定を求めて努力するのではなく，不安定をコントロールし，新しいアイデアや変革の創出を求めている[6]．

D. リーダーシップとイメージ

看護婦という名称は，女性に固定化された職業のイメージであったが，2001（平成13）年に看護師と名称が変更され，女性にも男性にも広く門戸を広げた職業のイメージに変わりつつある．このような努力は，看護という重要な仕事が社会に正しく理解され，次世代の担い手を看護職にひきつけるうえで重要である（**表Ⅰ-3-5**）[7]．

> ### 学習課題
>
> 1. リーダーシップについて説明してみよう
> 2. メンバーの役割について説明してみよう
> 3. 変革に必要なリーダーシップについて説明してみよう

●**引用文献**

1) 金谷　治：新訂孫子，p.27，岩波書店，2000
2) コリンズ J：レベル 5 リーダーシップ，沢崎冬日(訳)，ダイヤモンドハーバードビジネスレヴュー 4 月号：36-51，2001
3) コッター JP：リーダーシップ論，黒田由貴子(監訳)，p.115-141，ダイヤモンド社，1999
4) Kotter JP：A force for change：How leadership differs from management, The Free Press, New York, 1990
5) Wieck KL, Evans ML：Developing the role of leader, In Leading and Managing in Nursing（Yoder-Wise PS ed.）Third ed., Mosby, p.19-34, 2003
6) American Nurses Credentialing Center（ANCC）：ANCC Magnet Recognition Program©,〔https://www.nursingworld.org/organizational-programs/magnet/〕（最終確認：2023 年 1 月 25 日）
7) マフ J：イメージと理想—看護の社会化と性差別について，看護婦はどう見られてきたか，ジョーンズ AH(編著)，中島憲子(監訳)，p.230-264，時空出版，1997

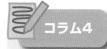

コラム4　マグネット・ホスピタル

　マグネット・ホスピタルについて，検索してみよう．マグネットは，磁石（magnet）を意味しており，日本では患者や医師，職員などの「人をひきつける」病院として紹介されていることもある．

　1970 年代の深刻な看護師不足を背景に，アメリカでは数々の実証的研究を行い，看護師をひきつけて離さない病院の特徴が明らかになった．このような研究で明らかになった成果をもとに，1990 年代に米国看護認定センター（the American Nurses Credentialing Center）が独立し Magnet Recognition Program として，現在は，病院に限らず，広く長期ケア施設においても，患者・医師・看護師を磁石のようにひきつけて離さない，魅力ある施設を認証している．2022 年には，591 の施設が認証されており，多くを北米が占めているが，オーストラリア，サウジアラビア等の病院も 13 含まれ，アジアでは聖路加国際病院が 2019 年に認証された．

　マグネット・ホスピタルのモデルの要素の 1 つに，変革的リーダーシップがある．これは，強い看護のリーダーが，ビジョン，知識をもち，行きたい方向というより，行かなければならない方向にチームを導く影響力を発揮することである．

3-4　意思決定

　意思決定は，人が個人としても集団としても，日常生活そして仕事の中でなんらかの行動をとる前に必ず行う．それは意識的に行われる場合もあれば無意識的に行われる場合もある．組織における意思決定のプロセスは，保健医療の最前線においても，経営管理部門であっても，組織の行動の中枢機能を担う非常に重要な活動であり，この決定結果のいかんによって組織の成果や行方が決まってくる．

A. 意思決定とは何か

　印南によれば，意思決定（decision making）とは，「複数の選択肢の中から，1つ（ないし複数）の選択肢を選ぶこと，つまり選択すること」であるが，意思決定は単なる選択の問題ではなく，選択は意思決定の結果であって，因果関係を判断し，将来を予測し，価値や好みに基づいて評価するという高度な頭脳活動である[1]として，このプロセスを図Ⅰ-3-9のように示している．

　意思決定と問題解決の主な違いは，意思決定は必ずしも問題が存在するわけではないが，ある状況においていくつかの選択肢の中から最適解を選択することが求められ，一方，問題解決はその解決策が正しいか否かにかかわらず，問題を診断し，解決するという行動が含まれる．多くの場合，意思決定は問題解決の一部に含まれている．要するに意思決定は，

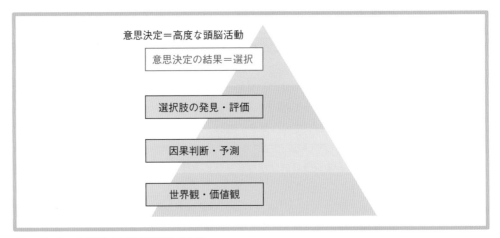

図Ⅰ-3-9　意思決定は頭脳活動である
［印南一路：すぐれた意思決定のアプローチ．DIAMONDハーバード・ビジネス・レビュー1月号：38，2002より引用］

問題に対する最適の解決法を選択する方法といえる.

　意思決定にはプログラム化されたものとそうでないものがある. プログラム化された意思決定とは, これまでも何度も繰り返されて内容が明確化されており, 意思決定手順がすでに存在するもので, 組織内で意思決定ルールとして体系化されたものである. 一方, プログラム化されていない意思決定では, 既存のルールがないために不確実性が高く複雑な判断が必要で, 創造的な意思決定手段が必要となる.

B. 意思決定のアプローチ

　ここでは意思決定の代表的なアプローチについて概観する.

1 ● 演繹[*3]的合理主義的アプローチ（規範的意思決定論）

　このアプローチは合理的な人間ならば, どのように決定するかという前提の下に, 個人の意思決定の指針になるように開発されたもので, ダフト（Daft RL）は次の8つのステップを提唱している[2].

①意思決定の環境を監視する：内部情報や外部情報を収集する.
②意思決定の問題を定義する：問題の本質的な状況を把握する.
③意思決定の目的をはっきりさせる：意思決定によって達成すべき成果を特定する.
④問題を分析する：問題の原因を分析するために掘り下げて検討する.
⑤解決策の代替案を策定する：目標を達成するために取りうる選択肢を把握する.
⑥代替案を評価する：統計的技法または個人的経験を用いて各代替案の成功の確率が判断される.
⑦最良の代替案を選ぶ：意思決定のプロセスの中核であり, 代替案の分析結果を用いて成功率のもっとも高い代替案を1つ選ぶ.
⑧選ばれた代替案を実行する：意思決定内容が確実に実施されるように, さまざまな解決策が開始される.

　印南は, 合理主義的アプローチの限界として, 規範的なプロセスは問題自体が明確でないと有効性を発揮しない, またこのようなプロセスを実際に取れるかどうかによって優れた意思決定ができるかどうかの保証がないとしている[3].

2 ● 経験主義的アプローチ（帰納的な意思決定論）

　このアプローチは, 人間が実際にどのように意思決定しているかを観察し, 仮説を導き, それを検証するために実験をして, 意思決定の背後にある法則を発見しようとするものである. 直感による意思決定でもあり, システマティックな情報収集や分析を伴わない, 無意識的な決定ルールを適応した, 判断, 推論, 予測等の認知活動である. 人間は経験によって発見され単純化された決定方法であるヒューリスティックス（heuristics）[*4]を無意識に積極的に用いて意思決定している[4].

[*3] 演繹：一般的な理論によって, 特殊なものを推論し, 説明すること. 原理から特殊な原理や事実を導くことをいう.
[*4] ヒューリスティックス：経験や先入観によって直感的にある程度正確に近い解を見つけ出す思考法. 経験則ともいわれる.

　複雑に急速に変化する環境の中で，従来の合理的で分析的な意思決定アプローチが必ずしもうまくいくとはいえない．実際は意思決定の失敗体験から学習し，将来もっと効果的に意思決定を行うための知識を得るためには，意思決定の環境をとらえる訓練と，意思決定の問題を明らかにする訓練を試行錯誤的に重ねていく必要がある．

C. 組織の意思決定

　組織の中では，集団で意思決定していることが多い．個人の意思決定に比べて集団による意思決定は，複数の人の情報や知識がもたらされ，視点やものの見方がより多様化・多角化されるために，より客観的な判断とより多くの選択肢を生み出し，選択肢の評価基準もより多様化する可能性がある．また意思決定後の実行のプロセスで，組織で意思決定された場合は，選択肢への感受性が高まり，選択肢の実行可能性が高まる．逆に実行可能性を高めるために，関係者を意思決定に巻き込んだり，決定の正当性を示すために，意思決定は集団によりなされる場合が多い．また，集団で意思決定すれば，失敗したときの責任も分散されるため，組織の運命を左右する重要な決定についてはとくに集団による意思決定が行われる．

　しかし，ときとして集団による意思決定は必ずしもよい結果をもたらすとは限らない．印南は，集団的意思決定の病理現象として以下を挙げている[5]．

　①社会的手抜きあるいは便乗：集団で共同作業をする場合，単独で行動するよりメンバーが努力程度を下げてしまうこと．
　②同調圧力：集団内に大勢を占める意見があると，その意見や態度に同調しなければならないような圧力が働く．多数派の意見や判断が正しいとは限らない場合がある．
　③集団極化現象：討論前の各メンバーの態度が，集団による討論によって，より極端な方向に変容してしまうこと．
　④過剰忖度（そんたく）：相手の気持ちを慮（おもんばか）って，互いに気働きをしすぎて，誰も望んでいないことを集団で決めてしまうこと．
　⑤集団思考（集団浅慮）：1人ひとり見れば善良な人々が，きわめて重要な結果をもたらす意思決定を行う場合，反倫理的・非人間的な意思決定を下してしまうこと．代替案を検討するよりも，メンバーが全員一致することに高い価値を認めようとすると，選択肢の客観的評価や批判，道徳的に健全な判断ができなくなる．

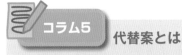

コラム5　代替案とは

　代替案とは意思決定を行う際に提示される選択肢のことをさす．1つか2つの案をもとに議論するより，多くの案を比較検討するほうが意思決定の品質は高くなる．意思決定とは，複数の選択肢の中から最適な選択をすることで，その意思決定の対象となる代替案（選択肢）をより多くもつことは，よりよい意思決定をする可能性を高めることにつながる．複数の戦略的代替案が検討されているかどうかは，組織の意思決定の品質を測る視点の1つとなる．

D. 優れた意思決定を行うための方策とツール

　近藤によれば，組織における意思決定には**図Ⅰ-3-10**に示すような決定問題がある．戦略的意思決定は組織の上層部にいくほど重要性を増すものであり，管理的意思決定は，問題解決の目的や方針が与えられたもとで最適の方策を決定する場合であり，計画遂行の責任が重い中間管理層の課題となる．業務的意思決定は，与えられた課題に対して資源をどう配分するかの日常業務に関連した課題であり，多くの場合は既存の規則が定められている．自由裁量の余地は，戦略的，管理的，業務的の順に少なくなり，問題解決のむずかしさもこの順に小さくなる．戦略的，管理的問題に対しては創造的な意思決定が求められる[6]．

　今日の保健医療の現場では，サービスの質の向上が求められる一方で，経費削減への圧力，保健医療政策や法律の絶え間のない変化，そして人員不足などの問題を抱えながら，複雑な意思決定が迫られている．このような不確実性が高く，複雑な判断が必要な環境の中でよりよい意思決定を行うためには，**表Ⅰ-3-6**に挙げた方策や分析ツールが看護者に有効であると考える．しかし先に述べたように，意思決定能力を高めるためには，種々の情報メディア・統計手法を活用して仕事環境を把握し，ここに挙げた方策を活用するとともに，日々の意思決定場面を教訓として，その経験から学ぶトレーニングを積み重ねることが必要である．

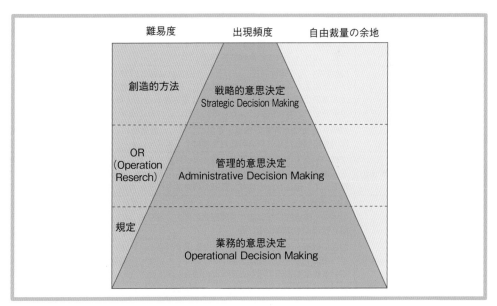

図Ⅰ-3-10　企業における決定問題
［近藤次郎：意思決定方法 PDPC のすすめ，p.23，NHK ブックス，1981 より引用］

表Ⅰ-3-6　意思決定の方策と分析ツール

基本的な姿勢・考え方		
○対象者のことを第一に考え，そのためにベストをつくす姿勢	○看護者としての倫理観	○柔軟性
○問題解決志向への興味・関心	○事実をもって語り考える姿勢	○論理の組み立て・思考能力

チーム運営の技術	
○グループメンバーを巻き込む	○メンバー間の関係性が良好で，相互にオープンなコミュニケーションが存在する
○メンバーの積極的な参加が奨励されている	○メンバーに自己中心的な行動がない
○検討グループのサイズが適切である	○メンバー間の凝集性は適度である
○メンバーは問題に対して知識・技術を有している	○適度に異質な要素をもつグループメンバーより構成されている

意思決定のための方策	特徴	意思決定への適用例
ブレーンストーミング（brainstorming）	相互に言語で表現することにより，メンバー同士が相互啓発し合い，相互に言語中枢を刺激して，妙案を抽出する方法．集団の頭脳から智恵や創造的な意見を生み出す方法で，メンバーは討論において自由な表現が保証され，発言の責任は問われない	創造的な意見や発想を引き出す ・問題の定義 ・問題の分析 ・選択肢の抽出
ノミナル集団法（nominal group technique）	互いの顔は見えるが言葉を交わさないで，各人が自分の意見を紙に書き，その後，紙に書きつけた意見を1人ずつ発表し，参加者間で議論し，その後で各意見の順位づけのための投票をし，その集計結果を集団の決定とする方法．各人に平等に意見表明の機会が与えられ，メンバーの参加意識や集団の決定に対するコミットメントが高いので実行に向けて動機づけが高まる	アイディア生成 ・選択肢の抽出
デルファイ法（delphi technique）	参加者に繰り返し，他者の意見をフィードバックしながら問題に対する回答を求め，参加者からもっとも信頼できるコンセンサスを得ることを目的に行われる．参加者が直接会ってコミュニケーションする機会がないため，参加者にとっては参加意識と達成感が得られにくい	アイディアの集約 ・選択肢の抽出
合意法（consensus）	集団成員が個々に作成した提案をオープンで建設的な論議と検討によって結論を導く方法．議論，質問，その他の情報および意見交換を通して集団は個々の提案以上のものを生み出す	アイディアの生成 ・選択肢の抽出

意思決定のための分析ツール	特徴	意思決定への適用例
感度分析（sensitivity analysis）	各選択肢が，結果としてどの程度の影響力をもつのかを考え，そのうえで，効果の大きいものから，技術的な可能性，障害となるもの，必要な投資，人材・人員などを検討する	・選択肢の比較と選定
ディシジョンツリー（decision tree）	「選択肢」と「確率評価」よりなり，選択肢はある時点でそのいずれかを意思決定しなければならない事項で，確率評価は，意思決定の結果起こる事象の評価である．その意識的な組み合わせにより，「勘」の世界の判断を，計算と評価による合理的選択に近づけようとしたもの	・未来，未知のものの選択肢の決定
ギャップ分析（gap analysis）	類似した2つの事象の差違を要素に分解し，数量的にとらえ，差違の原因を解明したり改善の可能性を検討する手法	・選択肢の比較と選定
PERT（program evaluation and review technique）	プロジェクトの遂行計画を表す際に用いられ，スタートから完了までのあらゆる過程を挙げ，それらの前後関係を所要時間，必要資源などを見積もって計画されたもので，最短の経路をクリティカルパス*とよぶ	・選択肢の評価と改善
パレート図（pareto chart）	ABC曲線あるいはローレンツ曲線ともいわれ，職場にある多くの問題の中から重点的に解決すべき問題を定量的に選び出して，問題解決の目標を明確にする際に用いる	・問題分析 解決問題の把握 優先度の決定
特性要因図（cause-and-effect diagram, fishbone diagram）	問題に影響を与えていると思われる要因を列挙し，一定の規則に基づきその要因を系統的に整理・図示していくことにより，問題を引き起こしている直接の要因の所在と要因間の相互関係を図式化したもの	・問題の分析 解決問題の把握 優先度の決定
管理図（control chart）	毎日の仕事のできばえを管理し，工程が安定しているかをチェックし，あるいは工程を安定な状態に保持するための原因の早期発見のために用いる	・問題の発見
関連図法（relation diagram）	いくつかの問題点とその要因間の因果関係を矢印でつないで示したもの．その過程で関係者に問題を明確に認識させて，発想の転換を促すことができる	・問題の発見 ・問題の分析 ・発想の転換
過程決定計画図（PDPC）（process decision program chart）	状況や環境の変化に対応させながら目標達成までの過程を予測し，それらを図に表し，検討し，最適ルートを決めていく方法	・最適ルートの決定

＊とくに医療で活用されるものはクリニカルパスと表現されることが多い．

E. 演習

演習 1 組織における意思決定

　Aさんは神経内科と整形外科のリハビリテーションを主とした慢性疾患患者を対象とした病棟の師長である．ベッド数は50床で，職員は師長1名，主任1名，看護師18名，看護助手3名の合計23名である．この病棟では，患者の生活の質（quality of life：QOL）向上をめざして，基本的な身の回りの看護ケアの充実を図ることに重点をおき，そのために看護業務の見直しや改善を行ってきた．その結果，病棟では患者受け持ち制の導入，ケースカンファレンスの導入，看護記録の改善，患者の視点に立ったケアプランの工夫と評価などがやっと軌道に乗り，患者のQOL向上という目標に向けて積極的に取り組んできた．

　しかし，それもつかの間，最近，在院日数の短縮化とクリニカルパスを主体とした業務の効率化が求められ，患者の重症化とともに，他科の患者の受け入れも求められ，看護業務量は増える一方で，入退院で患者の回転が速く，スタッフは治療に伴う処置等に振り回されている状態である．このような中で，スタッフの不満が高まり，「自分たちのめざしてきた看護ケアができない，このような状態が続くのなら辞めたい」と訴えてくる者が出始めた．師長としては，患者の視点に立った身の回りのケアの充実も継続し，スタッフのやり甲斐を育てていきたいし，病院の運営方針と病棟師長としての運営方針をどのように合致させていけばよいのか，具体的な方策が見出せないで悩んでいる．

◆考えてみよう！

Q1 A師長が直面しているのはどのような意思決定の問題であるか．

Q2 意思決定のアプローチにはどのようなものがあり，A師長が直面している状況に対してどのアプローチが効果的だろうか．

Q3 A師長が効果的な意思決定を行うためには，どのような意思決定のための方策があるか．

◆さらに調べてみよう！

Q4 個人の意思決定と組織の意思決定の違いはどこにあるのかを考えてみよう．

Q5 意思決定のプロセスと問題解決のプロセスの類似点と相違点について考えてみよう．

Q6 集団的意思決定の病理現象について具体例を挙げて考えてみよう．

Q7 意思決定のための種々の方策と分析ツールをさまざまな問題状況に実際に適用してみよう．

　この事例の病棟では，ブレーンストーミングにより意見を自由に発言する機会をつくりながら，日頃思っている疑問点や不満を引き出すとともに，現在病棟で問題となっている事柄についての特性要因図や関連図を用いながら要因分析を行うことが効果的であると考えられる．また，看護業務の内容や量の変化を見極めるためには看護業務調査の結果に対して，パレート図や管理図を活用して，現在の業務の傾向や分布を明らかにして問題解決の糸口を見出すことも有効である．さらに，実際の代替案の選択の際には，感度分析やディシジョンツリーを用いて最適な選択肢を選び出す．そして，最適ルートの決定には PERT（program evaluation and review technique），過程決定計画図（process decision program chart：PDPC）などの手法を用いる．

学習課題

1. 自己の意思決定の特徴について考えてみよう
2. 身近な検討すべき課題について，意思決定の方策と分析ツールを用いて意思決定してみよう

●**引用文献**
1) 印南一路：すぐれた意思決定のアプローチ，DIAMOND ハーバード・ビジネス・レビュー 1 月号：37-38, 2002
2) Daft R：組織の経営学，高木晴夫(訳)，p.261-262，ダイヤモンド社，2002
3) 前掲1)，p.40
4) 前掲1)，p.41
5) 印南一路：すぐれた意思決定―判断と選択の心理学，p.286-293，中央公論社，1997
6) 近藤次郎：意思決定の方法 PDPC のすすめ，p.23，NHK ブックス，1981

3-5　組織変革

　保健医療環境は絶え間なく急速に変化を遂げつつある．このような変化の中で組織を維持・継続させ，生き残っていくためには，変化を事前に読み取り，組織変革を意図的につくり出していく必要がある．古川は，組織の成長発達を左右する要因を以下のように述べている[1]．

①危機，転機，好機の認知のタイムリーさと適切さ．
②環境認知の適切性．
③環境認知に基づく新しいサービスの開発などの積極的な取り組み．
④組織理念や文化の確認と再構築．
⑤環境の変化を視野に入れながら，大胆かつ新奇な発想で組織を変えていく管理者の意欲と行動．

A. 変革とは何か

　社会が急速に変化を遂げ，人々の保健医療福祉に対するニーズが高まってきている時代にあって，看護職は人々の保健医療に対するニーズをしっかりと受け止め，それらを具現化することにより，看護の存在意義を高め，その効果を検証していくことが求められている．看護においては，仕事のしかたを見直し，人々の望む保健医療の実践へと看護ケアを再構築し，個々の看護者が専門職としてその力量を発揮できるような組織変革が求められている．

　組織変革とは，組織が内外の環境の変化に適応して生き残っていくために，組織文化や風土，構造や運営方法といった組織の根本的な部分について変化を起こし，抜本的な改革を図ることにより，組織の継続的な成長を促すことをさす．

　変革には，組織の外部からの環境刺激により喚起されるものと，組織内部の運営上の変更または改善を図るために意図的に導入されるものとがある．また，内外の環境変動に対してやむなく対応していく「守りの組織変革」と，将来の予測に基づいて「先取り」して積極的に変革を導入する「攻めの組織変革」がある．

　一般に組織内で変革を起こす際には，組織理念，目的，組織構造，メンバーの職務内容，役割，仕事の手順などが対象となる．しかし，変革とは実際にはその組織に所属する個々の人々の認知や行動に影響を及ぼすことを意味している．その意味で組織変革とは，「組織が変わるのではなく」，「あなた自身が変わるか」の問題であると金井は述べている[2]．一般的に変革のターゲットとなるものは，まず第1に，個々の人々の認識上の変化をも

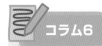

コラム6　**組織理念，組織構造，権限**

　組織理念とは，組織のめざすべき方向性やあるべき状態についての基本的な考え方，価値観，組織運営上のポリシー，組織が果たすべき使命などをわかりやすい言葉で示したものをいう．組織全体を貫くバックボーンとしての役割を果たし，組織メンバーを組織の達成すべき目標に向け動機づけし，各人の責務が遂行されることで，組織の理念が達成できる．

　組織構造とは，組織に集まったメンバーにより形成されている定着した役割分化と相互作用のあり方をさし，組織目的を合理的に達成するために，公式的に組織内に形成された公式構造と，仲間意識から自然発生的に定着した非公式的構造がある．

　権限とは，個人がその立場や職位においてもつ権利・権力の範囲，すなわちある範囲の仕事を正当に行うことができるものとして与えられている権利・権力をいう．

たらすことであり，第2には個人の価値観や態度上の変化を起こさせ，第3には個人の行動の変化をもらすことであり，そして第4に組織のメンバーあるいは組織全体の行動の変化をもたらし，ひいては組織規範や習慣に影響を及ぼすことを意味する．これら4つのレベルで変化を起こすことは容易なことではなく，変革を積極的に導くには，人々の変化に対する心理的反応，組織の成り立ち，変革モデルを理解したうえで計画的に取り組む必要がある．

B. 変革に対する人々の反応

　人間は現状を維持しようとする持続性と，それを打ち破って新しい変化を求める変容性の2面をもち合わせ，個人によって変化に対する許容範囲は異なる．一般的に革新的なものに対して抵抗感を抱いたり，複雑な変化が急激に起こると，人々は心理的に適応できずに混乱状態に陥ったり，無気力になったりする．古川によれば，人は変化の導入によりこれまでもち続けていたポジティブな自己像や自尊心が揺さぶりを受けることによりこれらの反応が生じ，また，かたくなにメンツやプライドにこだわり，いままでの自分から転身・変身できない，何をモデルとして自分を変容させていくかの確信がない，既存の価値観が揺さぶられるなどによって生じてくるとしている[3]．

　また，人は，自分が当事者でない場合や自分にとって具合がわるくなる可能性が低い事柄に関して，あるいは自分が傍観者でいられる場合には，変革に対して敏感となり，その必要性を声高に叫んでみたりするが，当事者になったとたんに心理的抵抗を示し，むしろ変革に対して消極的になることが，多くの研究で明らかにされている．このように変化や変革は人間にとって挑戦・脅威であるため，「現状を変化させよ，現状を打破せよ」と叫ぶだけでは，いたずらに身を硬くさせてしまい無用の抵抗に遭うことになる．**表Ⅰ-3-7**は人々の変革への抵抗が生じやすい状況，抵抗の徴候，そして変革への抵抗が軽減する状況について示したものである．

　個々の人間の知識レベルの変化は，態度の変化よりも容易であり，行動の変化はこれら2つの変化に比べて困難で，より多くの時間や労力を必要とする．また，グループや組織

表 I-3-7 変革への反応

●変革に対する心理的抵抗は次のような場合において生じてくると考えられる
(1) メンバーが変革の意味と必要性，波及効果をよく理解していない場合
(2) 変革に関する情報が誤って伝えられている場合
(3) 変革が組織のメンバーに公平に求められたのではなく，ある特定の個人に求められた場合
(4) 変革によって影響を受ける人たちを計画の段階から参入させていない場合
(5) 変革がすでに形成された組織の規範や習慣を無視した場合
(6) 変革により過剰な課題やプレッシャーが課せられた場合
(7) 変革がどのように進められていくのかの詳細な計画が立てられていない場合
(8) 変革に伴う問題の予測と，問題への対処方法が配慮されていない場合
(9) 失敗のおそれがある場合やその変革が適切に計画されていない場合
(10) 適切なコミュニケーションに欠ける場合
(11) 変革によりパワーや権限の喪失につながるのではないかという不安
●変革に対する心理的抵抗は次のような行動に現れることが多い
(1) 生産性の低下（仕事上のミスが増加し，手抜き作業を行う）
(2) 不平・不満の増加
(3) 言い争い，扱いにくい攻撃性
(4) 組織の意思を無視した勝手な行動
(5) 変革が意味のないことを詭弁を用いて説明
(6) 配置転換，退職の希望
●次のような場合には変革への抵抗は軽減すると考えられている
(1) 変革の影響を受ける人を変革の計画の段階から参入させた場合
(2) その計画が上層部に支持されている場合
(3) 集団の同意による決定がなされている場合
(4) 変革に対してのフィードバックがそのつどなされている場合
(5) 変革に対して自由な発言ができる場合
(6) あまり多くの大きすぎる変革は避け，変革を段階的に進めた場合

の変化は，個人の変化に比べてさらにむずかしい．組織において変革を効果的に進めていくためには，変革に対する心理的な反応を克服しながら慎重に変革計画を進めていく必要がある．

C. 変革モデルと変革のプロセス

「変革には，速効薬もマニュアルもない」[2]，「変革に魔法の杖はない」[4] といわれている．上記のように変革にはそれを妨げ，現状を維持しようとする慣性の力が根強くはたらき，新しい変革への取り組みは組織の末端にまでは届きにくい．また，変革には痛みが伴い，利害関係者からの抵抗も必ず伴ってくる．よってどのような変革計画であってもそれが達成されるまでには，長い年月と努力，絶え間ない工夫が必要であることを認識しておく必要がある．

1 ● レビンの変革モデル

レビン（Lewin K）は，心理社会的な視点から，変革に対する推進力と規制力のダイナミックな均衡を示すものであるとして変革を次の4つの過程で説明している[5]．

①**現状を維持しようとする力をほぐす解凍段階**（unfreezing）：
- 現状の均衡を破り流動的にするために，わざと秩序を乱し分裂因子が多く含まれている状況をつくり，現状のシステムを解凍していく．
- 変化を起こすには，現状を不満とし改革を望む人々の支持を得ながら現状の均衡した心理的緊張状況を変化させる必要がある．

②**現状をあるべき姿に変え，好ましい未来像に転換させる段階**（changing process）：
- 行動の変化を導くような支持的・教育的な環境を整え，新しい行動のための体制を整えていく．
- 新しい行動に対するなんらかの褒賞が変化をよりいっそう促進させ，また変化を推進しようとする力が内外から生じてくるのを促す．

③**変化を日常の仕事に組み入れ新しいシステムを定着させる再凍結の段階**（refreezing）：
- 変化を定着させるために，肯定的なフィードバックと建設的な批判を行う．
- 継続的な評価計画が立てられ，よりいっそう変化を効果的なものにする．

④**推進力と規制力の調和を図る段階**（driving and restraining forces）：
- 変化を定着させるための規制力と推進力の均衡を維持する．
- 現状の均衡を破るためには，推進力を増強するか，あるいは規制力を軽減することにより，新たな変革を起こす．

2 ● リピットらの変革の過程

リピット（Lippitt R）らは，レビンの理論を発展させて，変革における変化媒体の役割に焦点を当て7つの過程を提唱した[6]．

①変革が必要な問題を明らかにする．変化媒体を情報収集と問題解決に参加させる．
②変革への意欲と変革を成し遂げる能力があるのかをアセスメントする．
③変化媒体の変革への意欲，コミットメント，活力，将来の希望，力の源などの資源をアセスメントする．
④変革の目標を設定する．行動計画を立て，評価基準を設定し，変革のための戦略を立てる．
⑤変化媒体の役割を明らかにする．変化媒体がどのような役割を果たすのかをメンバーに伝える．
⑥変革を実行する．コミュニケーション，フィードバック，修正，調整が重要である．
⑦変化媒体は援助関係を終了し，徐々に変化媒体の役割から退く．

3 ● ロジャースらの変革の普及の過程

ロジャース（Rogers E）らも，レビンの理論に修正を加え，5つの行きつ戻りつする変革の普及の過程を提唱した[7]．

①知識：意思決定のユニットは変革への理解と認識を深める．
②説得：変革に向けての好意的（非好意的）な態度．

③決定：変革に適応するか拒否するかの決定に基づいた活動.
④実行：変革が実行され，再考や変更がなされる.
⑤確認：変革が適切なものであったかどうかを確認する．もし相反する意見があった場合はもとの決定は修正される.

　ロジャースらは，変革を成功に導くには，次の5つの要素が必要であるとしている．また，変革を成功させる2つの重要な側面，すなわち変革にとっての重要人物と方針決定者が変革に興味をもち，実現のために関与していることが重要であると強調している.

①新しく導入される変革は現在の方法よりもメリットがあること.
②組織の価値観に適合していること.
③複雑性—単純な変革はよりたやすく導入されるが，複雑な変革ほど確実に定着する.
④分割可能性—変革は少しずつ段階的に導入される必要がある.
⑤伝達可能性—変革の内容伝達が容易であるほど広まりやすい.

4 ● コッターの組織変革を導く8段階

　コッター（Kotter JP）らは，激動する世界で常に変革が求められている多くの企業を分析した結果，大規模な組織変革において大切なのは，「分析し，考えて，変化する」流れよりも，「見て，感じて，変化する」流れのほうが強力であるとして，以下に示すような成功事例にみられる変革のパターンを見出した．分析結果を示して理性に訴えるよりも，目に見える形で真実を可視化し，感情に訴えることが重要であるとしている．変革において重要なのは，人々の行動を変えることであり，そのためには人々の心に訴えることが必要であり，心に響く真実を示されたときに，人間は行動を変えるとしている[8].

変革の成功事例にみられる主なパターン

①**見る**
　変革プロセスのある段階で，現状に満足した行動しかとらず，賢明な戦略を立てようとする者は1人もいない，多くの者がやる気を失い戦略が実現しない，などの問題に気づいたとき，こうした問題やその解決策を目に見えるものにするために，注目を集め，心を動かすような劇的な状況をつくり出す.

②**感じる**
　問題と解決策を思い描けるようになると，有意義な変革を促す感情が呼び覚まされ，変革を妨げていた感情が抑えられる．つまり，危機意識や前向きな見方，信頼が高まる．怒りや現状満足，皮肉な見方，不安が治まる.

③**変化する**
　新たに芽生えた感情によって行動が変化し，強化される．現状に甘んじた行動ではなく，素晴らしいビジョンの実現に熱心に取り組むようになる．道のりは遠くとも，ビジョンが実現されるまでは歩みを止めない.

　コッターらは大規模な変革を成功に導く8段階を示し，各段階にみられる行動の特徴について**表Ⅰ-3-8**のように示している[8]．さらに，この8段階の各段階で直面する本質

表Ⅰ-3-8　大規模な変革を成功に導く8つの段階

段階	活　動	新たな行動
第1段階	危機意識を高める	「やろう，変革が必要なんだ」と互いに話し始める
第2段階	変革推進チームをつくる	大規模な変革を先導するだけの力のあるチームが編成され，協力し始める
第3段階	適切なビジョンを掲げる	変革チームが適切なビジョンと戦略を掲げる
第4段階	ビジョンを周知徹底する	周りが変革を支持するようになり，それが行動となって現れ始める
第5段階	自発的な行動を促す	ビジョンに基づいて行動できると感じ，実際に行動する人が増える
第6段階	短期的な成果を実現する	ビジョンの実現に向けて動き出す人が増えるに連れ，勢いがつく．変革に抵抗する人は減る
第7段階	気を緩めない	変革の波を次々と起こし，ビジョンを達成する
第8段階	変革を根づかせる	伝統が重石となり，変革リーダーが交代しようとも，勝利をもたらす新たな行動を続ける

［ジョン・P・コッター，ダン・S・コーエン：ジョン・コッターの企業変革ノート，高遠裕子（訳），p.25，日経BP社，2003より引用］

的な問題を掘り下げ，どのように対応すべきかを明らかにしている[9]．具体的に説明すると次のようになる．

＜コッターの8段階＞
【第1段階：危機意識を高める】
◆成功への道
- 実際に目に見え，手に取り，感じられるものを活用して，変革の必要性を示す．
- 変革の必要性をしっかりと劇的に示す証拠を，組織外から見つけ出して示す．
- 現状満足を打破する簡単な方法を日頃から考える．
- どんなに優れた組織でも，現状満足や不安，おそれが根強いことを過小評価してはならない．

◆失敗への道
- 変革の必要性を示す「合理的」な根拠の構築や，経営幹部の承認の取り付け，大急ぎの実行ばかりを重視し，変革を拒む心情を考慮しない．
- 危機意識の欠如を無視して，いきなりビジョンや戦略を策定する．
- 危機がなく，足元に迫っていなければ，誰も動かないと思う．
- トップではないのだから何もできないと思い込む．

【第2段階：変革推進チームをつくる】
◆成功への道
- 熱意と意欲を示し，引き出し，適切な人材をチームにひきつける．
- メンバーに求められる信頼やチームワークの模範を示す．
- 第2段階の課題が手に負えない場合，適切な人材がそうしない場合は，第1段階の危機意識を高めることに注力する．

◆失敗への道
- 力のないタスクフォースや個人が変革を主導する，統治構造が複雑である．経営幹部が対立する．

・過去からの惰性が強いか，既得権益が幅を利かせて適切なチームの編成が妨げられているとき，そうした状況にまともに向き合わない．

・「期待できない」上司を排除する，蚊帳の外におく．

【第3段階：適切なビジョンをつくる】

◆成功への道

・文字どおり，実現可能な将来を見通す．

・1分以内に話せ，1枚の紙に収まるようにビジョンを明快にする．

・サービス向上といった心躍るビジョンを掲げる．

・大胆なビジョンを実現するために，大胆な戦略を立てる．

◆失敗への道

・将来へ飛躍しようとしているときに，過去の延長線上で理論に従った計画や予算を行動の指針とする．

・分析を多用し，財務中心にビジョンを考える．

・コスト削減を柱に据えたビジョンを掲げ，従業員のやる気をなくし，不安を増幅する．

【第4段階：変革のビジョンを周知徹底する】

◆成功への道

・発言の内容をシンプルに心に響くものにする．複雑で官僚的なものは避ける．

・伝える前に準備しておく．とくに従業員の感情を理解しておく．

・不安や混乱，怒り，不信感に対応する．

・コミュニケーションを阻むものを取り除き，重要なメッセージが伝わるようにする．

・インターネットや衛星通信など最新の情報技術を活用して，ビジョンをわかりやすく伝える．

◆失敗への道

・コミュニケーション不足——これは常に起こるものである．

・情報を事務的に伝える．

・発言と行動が一致せず，皮肉な見方を招く．

【第5段階：従業員の自発的な行動を促す】

◆成功への道

・変革の経験があり，「自分たちにできたのだから，あなた方にもできる」という逸話を語り，従業員の自信を高めてくれる人物を探す．

・やる気を引き出し，前向きな姿勢を後押しし，自信を高める評価・報酬制度をつくる．

・ビジョンに基づいた優れた判断のための材料となるフィードバックを与える．

・やる気をなくさせるマネジャーに，変化せざるをえない新しい仕事を与えることで，「つくり変える」．

◆失敗への道

・上司が部下のやる気を著しく損なっているときに，その問題を無視する．

・上司の権限を剥奪し，その権限を部下に与える．

・すべての障害を一度に取り除こうとする．

【第6段階：短期的な成果を生む】

◆成功への道

・早期に達成できる成果を最優先する．

・できるだけ多くの人々の目に触れる成果をめざす．

・明確な成果によって心を動かす．

・ほかの人にとって意味のある成果をめざす.
・支援してもらいたい有力者に訴える成果を早く出す.

◆失敗への道

・一度に多くのプロジェクトに着手する.
・最初の成果が出るのに時間がかかりすぎる.
・真実を誇張する.

【第7段階：さらに変革を進める】

◆成功への道

・仕事の負担を積極的に減らす——過去には妥当であっても, 現在は必要ないもの, ほかの人に委任できるもの.
・危機意識をもち続ける方法を絶えず探す.
・機会を前向きにとらえ, 次の変革に着手する.
・どの段階でもそうだが, 目に見えるようにするのが大切.

◆失敗への道

・柔軟性に欠ける厳密な計画を立てる.
・終わってもいないのに終わったと思い込む.
・官僚主義や社内政治に立ち向かわなくても, 変革の仕事はできると思い込む.

【第8段階：変革を根づかせる】

◆成功への道

・第7段階でやめない. 変革は根づいて初めて終わる.
・新規採用者の研修では, 会社が重視することを感動的な形で伝える.
・昇進プロセスを活用し, 新しい文化の行動規範に則って行動できる人物を, 影響力と存在感があるポストにつける.
・新しい組織が何をしており, なぜ成功しているかを伝えるいきいきとした逸話を繰り返し語る.
・新しい文化を根づかせ, 矛盾のない行動をとり, 成果を継続して上げる.

◆失敗への道

・管理職や報酬制度など, 文化以外のものに頼って, 大規模な変革を定着させようとする.
・変革の第1段階で文化を変えようとする.

［ジョン・P・コッター, ダン・S・コーエン：ジョン・コッターの企業変革ノート, 高遠裕子（訳）, p.64, 96, 126, 149, 177, 200, 222, 244, 日経BP社, 2003より抜粋］

D. 変革における変化媒体の役割

　変革を効果的に導入するには, 変化媒体の役割が非常に重要となる. 組織変革研究プロジェクトによれば, 変化媒体の役割は, 変革の触媒として, 変革の意味や意図を理解して, それをほかのメンバーに積極的に伝えていくことで, 組織メンバーの変革活動に対する前向きな姿勢を引き出すことであるとし[10], 変化媒体に求められる能力として**図Ⅰ-3-11**に示す能力を示している[11]. 保健医療の場で看護職は, 対象者の視点に立った看護ケアをつくり出し, 対象者の権利の擁護者としてケア体制や環境の整備にあたり, 保健医療ケア全体の質の向上に努めてきた. 保健医療システムの改善のためには, 看護職が変化媒体となって, 保健医療サービスの質の改善と向上をめざした変革に取り組んでいく必要がある.

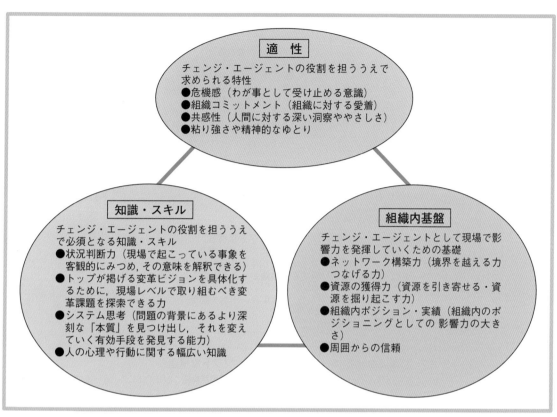

図Ⅰ-3-11　チェンジ・エージェント（変化媒体）に求められている能力
［組織変革研究プロジェクト：チェンジ・エージェントが組織を変える組織変革実践ガイド，p.47，産業能率大学出版部，2005 より引用］

E. 組織変革とリーダーシップの関係

　古川は組織を3つの構造，「ハードな構造」「セミハードな構造」「ソフトな構造」をもつ氷山モデルとして説明している（**図Ⅰ-3-12**）．「ハードな構造」とは，目に見える組織の姿であり，「セミハードな構造」とは，状況次第で見え隠れする組織の姿である．「ソフトな構造」は，水面下深く存在し目には見えにくいが，組織に厳然として存在し，組織構成員の行動や考え方に対して強力な影響力を及ぼしているものをさす．「ソフトな構造」は，いわゆる組織文化といわれるものであり，集団規範，暗黙の信じ込み，ルール，タブー，集団の価値観，役割期待，勢力関係などが該当する[1]．

　組織の変革においては，表面的なハードな構造の変革にとどまりがちだが，これらセミハード，ソフトな構造の変革に取り組まない限り，組織の本質的な変革は望めないことを示したものである．古川の「組織構造」モデルは，組織にとっての組織文化の位置づけの重要性とともに，変革にあたり組織文化の変革が大きな課題であることを示している．また，古川は，意図的にこの3つの構造を変革するプロセスを著書の中で具体的に示している[12]．

　シャイン（Schein EH）は，組織文化とリーダーシップの関係性を示し，リーダーシップを，変革の必要性を見て取る能力およびそれを実行する能力と定義した．リーダーシップの行使のプロセスが組織文化を形成したり，変化させたりする基本的なプロセスである

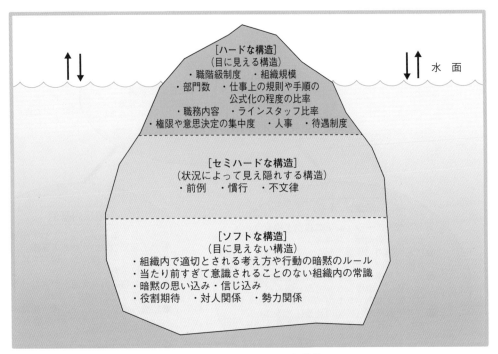

図Ⅰ-3-12　組織におけるハード，セミハード，ソフトな構造
[古川久敬：組織構造こわし，p.127，誠心書房，2000 より引用]

として，リーダーシップのもっとも決定的な機能の１つが，文化の創造であり，文化の管理であり，そして文化の破壊であると述べている[13]．

　組織変革においては個々のメンバーのリーダーシップの発揮により，組織の目標を見直し，その目標に向けて実行することにより意図的に変化をつくり出し，その結果を着実に定着させることにより，組織文化の形成と進化と変容につながることを示している．また，このことは，組織文化を変革できるのは，組織構成員のリーダーシップの発揮であることも示唆している．

　変革を効果的に導入していくためには，メンバーがリーダーシップを発揮できるように，メンバーの自主的な行動を奨励し，部門を越えて多くの人々の意見を取り入れ，問題解決しようとする努力を支援するような職場環境づくりも必要である．また個々のメンバーが変革を推進していくために身につけなければならない能力として，以下が挙げられる．

変革者として身につけなければならない資質
①組織全体の運営方針に関連づけながら職場に変革を取り入れ，職場を変えていくための組織変革力
②変革に向けての戦略に関しての提言能力
③変革思考をもち続け，組織の前例，慣行，タブーからの脱却を図るエネルギー
④対象者指向の高品質をめざす姿勢
⑤先を見越した正確な環境認知
⑥組織内外に広い情報ネットワークを築いていく能力

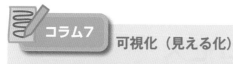

可視化（見える化）

　人間が直接「見る」ことができない現象や事象，関係性，価値などを，可能な限り正しく，わかりやすく「みる」（見る，診る，観る，覧るの意味も含む）ことのできるもの（文章・画像・グラフ・図・表など）にすることをいう．「見える化」ともいい，英語の"visualization"，"visualize"に相当する．またこれまで見えていなかった対象を工夫して見えるようにするだけでなく，活動の実態を正しく「見える」状態にし，それにかかわるさまざまな事象を顕在化させることも意味する．たとえば，活動の結果として生み出された成果，活動のプロセス，活動にかかわる資源（ヒト，モノ，カネ，情報，技術），対象者の特性・志向性・満足度，などである．

　また「可視化」はただ事象をみえるようにすることを意味するだけでなく，「みえた」結果を思考し，自律的な問題解決のためのアクションを起こさせるという一連のプロセス，すなわち，①現状をみえるようにする，②現状の問題点を把握する，③問題に対して解決策を検討し目標を設定する，④目標をみえるように，共有できるようにする，⑤目標と現実のギャップをみえるようにする，⑥目標までの具体的な行動を設定する，⑦目標に向けての行動を起こす，⑧行動の過程で目標に向けた到達状況をみえるようにする，などの活動を促進するための手段としても注目されている．

学習課題

1. チェンジ・エージェントに求められる能力についてまとめてみよう
2. 変革に求められるリーダーシップについて説明してみよう

●引用文献
1) 古川久敬：構造こわし，組織変革の心理学，p.48-56，誠信書房，1990
2) 金井壽宏：組織変革のビジョン《光文社新書 161》，p.13，光文社，2004
3) 前掲 1)，p.17-24
4) 組織変革研究プロジェクト：チェンジ・エージェントが組織を変える組織変革実践ガイド，p.18，産業能率大学出版部，2005
5) Lewin K：社会科学における場の理論，猪俣佐登留（訳），p.198-229，誠心書房，1956
6) Lippitt R, Watson J, Westley B：The Dynamics of Planned Change, p.131-143, Harcourt & Brace, 1958
7) Rogers E：Diffusion of Innovations, 3rd ed, p.168-217, Free Press, 1983
8) ジョン・P・コッター，ダン・S・コーエン：ジョン・コッターの企業変革ノート，高遠裕子（訳），p.25，日経 BP 社，2003
9) 前掲 8)，p.64, 96, 126, 149, 177, 200, 222, 244
10) 前掲 4)，p.45
11) 前掲 4)，p.47
12) 前掲 1)，p.126-258
13) Schein EH：組織文化とリーダーシップ，清水紀彦（訳），p.404，ダイヤモンド社，1989

看護管理プロセス

ギリース（Gillies DA）は，「看護管理とは，患者にケア，治療，そして安楽を与えるための看護スタッフメンバーによる仕事の過程である．看護管理者の仕事は，もっとも有効で可能なケアを患者および家族の人々に与えるために，計画し，組織化し，指揮を与え，そして入手できる財政的・物質的・人的資源を統制することである」[2]と述べている．

看護職が行う看護実践においては看護過程の一連の思考過程が使われるが，看護管理の実践においても上記の目標を達成するための思考過程が必要とされる．この看護管理実践のための一連の思考過程は「看護管理プロセス」といわれる．看護管理プロセスは，看護過程と同様に一連のプロセスからなり，①情報収集，②アセスメント，③目標設定，④計

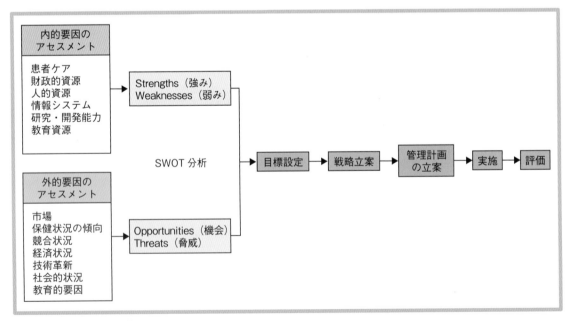

図I-4-1 看護管理プロセス

[Yoder-Wise PS：Leading and Managing in Nursing, 7th ed, p.531, Fig.30.1, Key step in the strategic planning process, ELSEVIER, 2019[1] より筆者が翻訳して引用]

画の立案，⑤実施，⑥評価の段階を経る（図Ⅰ-4-1）．

A. 看護管理情報

1 ● 情報収集とアセスメント

　看護提供における看護過程では，看護診断の診断項目に必要な情報項目や，ヘンダーソン（Henderson VA）の14項目[3]をもとにした情報収集項目が使われるが，看護管理の実践についてもそのための情報が必要となる．それでは，看護管理にはどのような情報が必要か，またそれらはどのように収集され使用されるかであるが，残念ながら，いまだ有効かつ実用的で体系的な，看護管理に必要とされる情報項目群は開発されていないのが現状である．現在のところ看護管理者個人のそれまでの経験やほかの学問領域などを参考とした情報収集や，そのときどきに必要とされる情報が収集され使用されている．

　また，**アセスメント**とは，集められた情報から異常を発見したり，情報のもつ特徴を把握したりすることであるが，看護管理では，目標設定のために必要な人的資源や財政資源に対する判断や意思決定をすることが必要とされ，集められた情報からの分析を行うことが必要とされる．

a. 看護管理に必要な最小情報項目

　1996年に米国の看護管理者（コニーとダイアン：Connie & Diane）たちが，看護管理プロセスではどのような項目について情報収集をするか討議し，Nursing Management Minimum Data Set（NMMDS）を作成した．NMMDSでは，3群17項目を決めている（図Ⅰ-4-2）．

　NMMDSで大枠としている人的資源に関する情報，財政的資源に関する情報，看護提

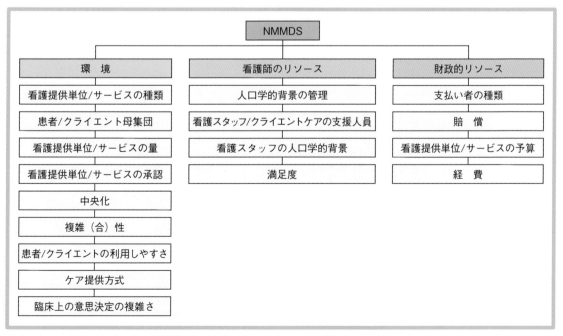

図Ⅰ-4-2　提案された17の看護管理最少データセット（NMMDS）の要素

[中西睦子(編)：看護サービス管理, 第2版, p.218, 医学書院, 2002より引用]

供環境に関する情報は，日本の医療施設等での看護管理実践においても同様に有効であると考えられるが，使用するためには，項目の内容を日本の医療事情や，看護管理の現場に合わせて看護管理者がそのつど決めることが必要である．

b. SWOT分析

集められた情報を分析する方法として一般的に使われる手法は，SWOT分析である．SWOT分析とは，看護管理の対象とする組織や個人についての，強み（strengths），弱み（weaknesses），機会（opportunities），脅威（threats）を評価するのに用いられる方法の1つである．1960年代米国のスタンフォード大学で開発され，組織や個人の環境についての情報を収集し分析をすることが可能である．看護管理者が対象とする組織を中心として，外部環境要因（脅威，機会）と，内部環境要因（強み，弱み）に情報を十字形に4区分し各領域に情報を振り分ける．

S（strengths）………強み：組織の中で強みを発揮できる要因
W（weaknesses）……弱み：組織の中で弱みとなっている要因
O（opportunities）…機会：組織の外部で変化への好機となる要因
T（threats）…………脅威：組織の外部から脅威となる要因

外部環境要因としては，疾病構造の変化，医療政策，医療経済，国民保健動向，国民健康意識，世界的保健状況などが考えられる．内部環境要因としては，組織状況，人的資源，情報資源，組織風土などが挙げられる．

図Ⅰ-4-3の例は，A病棟の看護管理に関連する情報を整理し，S，W，O，Tのそれぞれの領域に記入したものである．情報を区分し記入整理する中から，どのようなことに看護管理実践として取りかかるかをアセスメントする．上記の例では，A病棟の実情として，超過勤務が多いという情報が挙げられている．この弱みについて看護管理として取りかかろうとすると，何時間くらいの超過勤務になっているのか，超過勤務をしている理由や原因となっているのはどのようなことなのかなどをさらに調査し，目標設定や具体策の

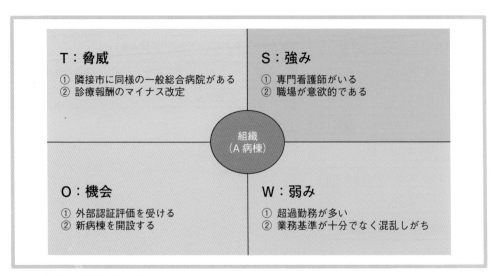

図Ⅰ-4-3　SWOT分析の例

立案へと結びつける.

　SWOT分析のメリットは, 記入しようとすれば比較的簡単にできることである. 今ある情報や日ごろから感じていることなどを情報として使うことができる. しかし, 同時にデメリットでもあり, どのような情報が項目として適切なのか, 情報項目や量は十分であるのか分析者（看護管理者自身）の力量や感性によるところも大きく, 不確かであり, これで正解ということはないことを承知して使う必要がある.

　上述のNMMDSは, 決められた項目に沿って情報収集しようとする, 演繹的な情報収集の方法であるが, SWOT分析は帰納的な情報収集の方法によって得られた情報を分析するものである. どちらが優れているということではなく, メリット, デメリットを熟知して使用すべきである.

c. 分　析

　分析の目的は, 物事を詳しく調べたり, 特徴を把握するためにすることであるが, 収集した情報を整理し, 情報のもつ意味やさし示す事柄を認識し把握する. そのためには分析の方法として次の3つの方法が一般的に用いられる. つまり, 分析とは集められた情報から, 異常な事柄なのか, 何か特徴があるのか, 何を意味していることであるのかを把握するために行われる方法である. これらの方法は, 分析対象の情報や種類や, 取り出したい目的によって1つまたは複数用いられる.

①比較する

　a) 一般的, 平均的な値と比較する. これは, 患者の測定した体温が平均的な基準値と比較して高いのかどうかを認識することと同じである. ある病棟の年間の収益が5千万円であった場合, 平均的な同様の規模や機能をもつ病棟ではどのくらいの収益があるか, また看護師の給料は平均的にどのくらいか, それと比べて自分の所属する病院では安いか高いか, などがある. 一般的に平均的な値は, 医療指標や医療経済指標などとして知られている.

　b) 特定の値と比較する. 今月の入院患者数は, 昨年の同月の数と比較すると多いのか少ないのか, など比較したい対象と比べることである.

②特徴や傾向を把握する

　たとえば毎日の外来患者数を調査し, 月ごとの外来患者数がだんだんと増加傾向にあるのか, 減少しているのかを把握する. 一定期間の情報を集めてみると, ある一定の範囲内での変化なのか, 変化に何か特徴があるのかがわかる. たとえば曜日ごと, 年代ごと, 性別ごと, 疾患ごと, 看護目標ごとの達成率などを区分しその特徴や傾向を把握することである.

　比較や, 傾向を把握するためには, 数値情報が優れているが, 数値が表に並べられているだけでは, その中にある特徴が見えてこない場合が多く, グラフや図にして視覚的に表現することや, 統計学の手法などが有効である.

③因果関係, 要因などを把握する

　医療事故がどのような要因で発生したのか, 問題が起こっているのはどのような原因や要因が関係しているのかを把握するためには, フィッシュボーン図（特性要因図）（**図I-4-4**）やフローチャート（**図I-4-5**）が一般的に用いられる.

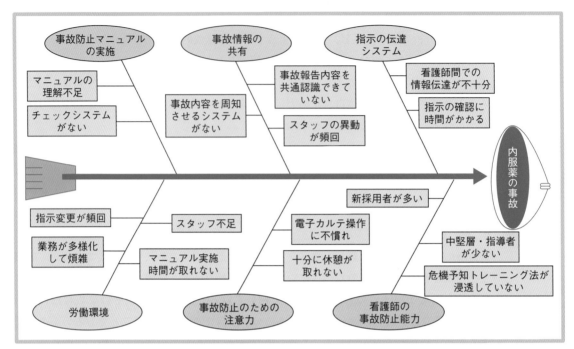

図I-4-4　フィッシュボーン図（例：内服薬の事故にはどのような要因が関連するか）

d. 情報収集の方法

　看護管理に必要とされる情報は，①すでに病院等の中でシステムとして自動的に集められるしくみができ上がっているものと，②そのつど集めるために工夫をしなければならないものがある．近年，医療施設の情報化，とくに医療情報についての電子化については著しいものがあり，ともすればそれらで看護管理の情報として十分ではないかとも思わせるが，看護管理に必要とされる情報の多くは，そのつど集める工夫をしなければならない情報のほうが圧倒的に多い．①の情報は，入院患者数や手術の件数，疾患名数，1人あたりの入院医療費単価，医療事故の件数などである．②は，1つのケアにかかる時間，経費や，チーム分けのための看護師の能力，看護師の意欲，業務の手順，ケアの種類等多岐にわたる．これらは細々と観察したり，測定したり，1つひとつを計算するなどが必要であるが，臨床で正確に測定するためには課題が多い．

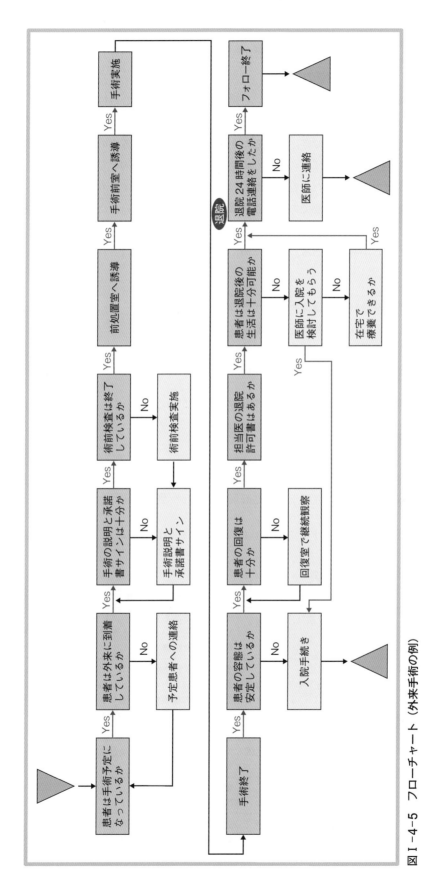

図 I-4-5 フローチャート（外来手術の例）

[Katz JM, Green E：Managing Quality, p.198（Figer12-6）, Mosby, 1997 より筆者が翻訳して引用]

B. プロセス管理

1 ● 看護管理目標の設定

　情報収集とアセスメントの後，看護管理として取り組む目標を設定する．目標は，到達したい状態や状況を表現するものであるが，目標が明確になることで，おのずと方法もはっきりとさせることができ，達成したかどうかも明確になるものである．目標は，現在ある問題を解決しなければならないものや，組織の成長を目的とし発展的に取り組むものなどさまざまである．また，看護管理の目標は，組織で達成するものであるから，上部や下部の組織との関係も重要である．さらに，組織で取り組むためには，わかりやすく具体的であることが必要で，達成できたかどうか評価ができること，組織メンバーが意欲的に取り組めることが必要である．そのため，目標の性質としては，以下のようなことが大切である．

　①組織メンバーに具体的でわかりやすいこと
　②組織で達成が可能（評価可能）なこと
　③組織に受け入れやすく，意欲的に取り組めること
　④上位組織と下位組織，個人の目標の整合性があること　　　　　など

　看護管理の目標は次の3つのタイプ（型）がある．

看護管理の目標
①問題解決型の目標：起こっている問題を解決し，通常の課題を達成しようとする目標
②問題予防型の目標：これから起こりそうな問題を，予想し予防しようとする目標
③成長や革新的な目標：もっと高度なレベルへ到達しようとする目標

　看護管理の目標のタイプ（型）にはそれぞれの特徴がある．**表Ⅰ-4-1**に各目標ごとの

表Ⅰ-4-1　看護管理の目標とその性質

	問題解決型の目標	問題予防型の目標	成長や革新的な目標
明確さ	大変明確でわかりやすい	やや明確である まだ起こっていないことを表現するのが困難	不明確 到達内容を客観的に表現できれば明確性が増す
集団への受け入れやすさ	受け入れやすい 実際に起こっていることなので，職員によくないことであったり，患者によくないことであるので受け入れやすい	やや受け入れやすい まだ起こっていないことなので，問題の重要性（被害やリスク）などが明確にできない	受け入れがたい 変化を受け入れがたい集団に抵抗となる
達成への方策の明確さ	具体的で量や期間などが明確	やや具体的，量や期間などはやや不明確	不明確になりやすい
評価の基準の明確さ	明確でわかりやすい 問題が解決した状態	明確 問題が起こらなかった	不明確になりやすい 何が達成されたのか
評価の分析の困難さ	問題と対策との関係が明確であり分析しやすい	対策と結果の関係がやや不明確で問題が十分分析されていないとやや困難	やや困難

特徴を，明確さ，集団（組織）への受け入れやすさ，達成への方策の明確さ，評価の基準の明確さ，評価の分析の困難さについて表した．

a．問題解決型の目標

問題が解決する状況になればよいので，達成度が明確であり評価の方法が明確で，評価結果がわかりやすい．

b．問題予防型の目標

問題が起こらなかった状況について評価するので達成度がやや不明確，評価方法は明確だが，果たして看護管理活動が問題を予防するのに有効であったのかどうかは不明確となりやすい．

c．成長や革新的な目標

達成の程度，評価方法について不明確，評価結果も不明確となりやすい．「超過勤務をしないよう効率的な業務を心がけよう」より「超過勤務時間を1人1ヵ月あたり5時間以内としよう」のほうが具体的であり，取り組みやすいものといえる．

2 ● 看護管理計画の立案

目標を達成するために，誰が，どのようなことを，いつまでに実施するか，また，そのためにはどのようなものが必要かを決めることを看護管理計画の立案という．計画しなければならない内容は，以下の3つである．

a．組織化計画（プロジェクトチーム，グループ，班，等をつくる）

実施メンバーは，どのような能力が必要か，どのような役割をつくったらよいかなどを決め組織をつくる（人材と組織）．

b．実施計画

実施する内容や評価，それらを実施する期間などを時系列に表などにする（実施と評価）．

c．資源計画

看護管理実践をするために必要なものを調達し使用できるようにする．資源とは，人に関する人的資源（人数，能力，意欲など），経済的資源（金銭など），そのほかには情報資源などがあり，必要な量を用意する．会議をすることが必要なら，何時間何回分を用意しなければならないのか，参考資料や文房具，パソコン，資料棚など多様なものが必要であり，資源が不十分になると，目標達成が不十分となるおそれもあるし，スタッフの意欲に影響を与えることもある．

3 ● 看護管理活動におけるクリティカルシンキング

目標達成の成果を上げるためには，情報収集，分析，目標設定，目標達成のための計画立案について，看護管理者は常に看護管理活動に関する思考プロセスや実践の活動に対して効果的で，効率的であるか吟味する態度が必要である．そのため，看護管理者には，看護管理活動を行ううえで必要とされる知識や技術が伴っていなければいけない．近年，組織心理学のリーダーシップ，葛藤解決などを中心として看護管理に有効なさまざまな理論が開発され，看護管理の実践にも活用されるようになってきた．さらに，著しい医療制度の変化，医療経済の変化，消費者ニーズの変化，制度や法律の改定などについてはさまざ

まな報告や調査結果が出されており，看護管理者は常に新しい社会の情報を把握しておく必要がある．これらの知識や情報を活用し，適切な思考プロセスのもとに看護管理活動が行われる必要がある．同時に看護管理活動の実践現場では，常にさまざまな状況が変化している中で判断と意思決定を継続的に行っていかなければいけない．そこで，看護管理者は，自分自身の判断と意思決定が適切に行われるための思考方法や態度を身につけていなければいけない．

　クリティカルシンキングとは，「人間が陥りやすい思考の落とし穴や先入観を自覚したうえで，そこから脱却し，物事を慎重に，偏りなく，合理的に考え，批判していくこと」[4]といわれ，批判の対象は，他人の思考や周囲のことではなく自分自身の思考を内省することが重視されている．看護管理実践においては，ともすればこれまでの自分の管理経験や先輩管理者からの見よう見まねで学んできた知識や経験に基づいて判断や意思決定が行われることがあるかもしれない．人間の陥りやすい偏った判断や思考プロセスをヒューリスティックス（heuristic：発見法）バイアスという[5]．ヒューリスティックスバイアスでは，典型的と思われるものを判断に利用する（代表性ヒューリスティック），簡単に利用できる情報によって判断してしまう（利用可能性ヒューリスティック），最初に示された特定の数字などが印象づけられてしまう（固着性ヒューリスティック）などがあり，適切な判断や意思決定に偏りを生じさせることがある[6]．これまでの看護管理実践の経験に基づいた勘や思いつきで判断や意思決定するのではなく，EBN（evidence-based nursing）同様に，客観的情報や判断に基づいた意思決定をすることが大切である．看護管理者は自分自身の思考プロセスが偏っていないか，あいまいな情報に基づいた判断をしていないか，などを常に吟味する必要がある．

4 ● 看護管理計画の進行管理

　進行管理とは，計画された看護管理計画がそのとおりに実践できるようにするための管理をいう．看護管理計画が十分できていても，実践されてはじめて目標到達ができる．そのため進行を計画どおりに実施するためにはどのように活動をするかを管理することが大切である．進行管理のためには，進捗状況を把握することと，方向性や進行速度を把握し，調整する機能が必要となる．

a．進捗状況の把握（モニター機能）

　計画の内容，時期が守られているかどうかを把握する管理活動をいう．一般的には，会議報告，途中進行報告などをスタッフから受けることをいう．

b．方向性の修正，進行速度の調整（ディレクティングとコントロール機能）

　計画の方向に沿って実施されているか，計画に遅れていないか，または早すぎていないかなどの修正，調整をそのつど実施する．

　資源の不足などがあれば，補充することや，活動の実施に障害があれば除去することが必要である．スタッフや部下が張り切りすぎて疲労していないか，活動の方向がずれていないかなども留意する．

　また，組織の中の人間関係が良好で十分機能するような状態であるかどうかにも留意し，必要ならば，適切な人間関係の修復や，関係改善のために有効な管理技術を実施しなけれ

ばならない.

5 ● 評 価

評価には，中間に進行状況を評価する中間評価と最終的な目標達成を評価する達成評価がある.

a. 中間評価

中間評価は，それまでの看護管理実践の中間時点において，計画に沿った実施状況であるかどうかの評価を行う.

看護管理実践が最終的に目標を達成するためには，実践中間で1度以上の中間評価が必要となる．最終時点での評価だけでは未達成の評価となってしまう可能性があるからである.

中間評価では進行計画の内容と時期，それまでの資源消費状況やスタッフの意欲などが評価される．その時点での，進行状況の遅れや，資源の不足などがあった場合には，最終的な目標達成を得ることはできないことが考えられるため，中間評価は，評価以後の看護管理活動のために行われる.

b. 達成評価

最終的な達成評価では，目標の達成度，さらに目標達成のための分析的な側面について評価される．これらの方法については，ドナベディアン（Donabedian A）が質評価の枠組みとして，①構造（structure），②過程（process），③結果（outcome）の3つの側面についての評価を提唱している[7].

構造的評価とは，目標達成に関連した人的資源（組織，看護師の能力，人員など），財政的資源，情報資源，取り組まれた問題の特徴や構造，施設，備品などについて評価するものである.

過程評価とは，管理プロセスが目標達成にどのように機能したか，つまり実施された看護管理活動が目標達成に効果的であったのか，また，看護管理活動が効率的に実施されたのかについて評価するものである.

結果評価とは，目標の達成度について評価するものである．目標の内容によっては，看護の対象についての内容の評価や職員への内容の評価となる.

また，結果評価は，診断的評価（diagnostic evaluation）ともいわれ，構造，過程評価は分析的評価（analysis evaluation）ともいわれる（**図Ⅰ-4-6**）.

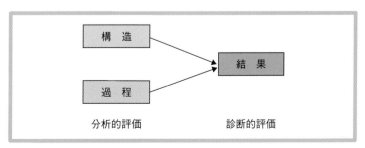

図Ⅰ-4-6 分析的評価と診断的評価

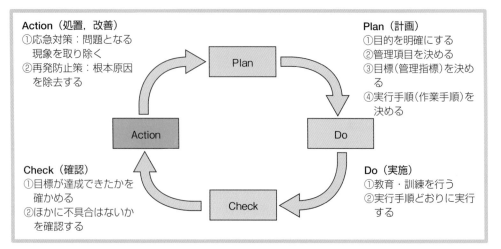

Action（処置，改善）
①応急対策：問題となる
　現象を取り除く
②再発防止策：根本原因
　を除去する

Plan（計画）
①目的を明確にする
②管理項目を決める
③目標（管理指標）を決め
　る
④実行手順（作業手順）を
　決める

Check（確認）
①目標が達成できたかを
　確かめる
②ほかに不具合はないか
　を確認する

Do（実施）
①教育・訓練を行う
②実行手順どおりに実行
　する

図Ⅰ-4-7　PDCAサイクル

c. 評価のための情報収集

　中間評価や最終的な達成評価については，評価をするためには，評価をするための情報が必要となる．そのために，看護管理実践の開始前に情報収集の方策（誰が，いつ，どのような方法で）を決め，実践中も情報収集しなければならない．つまり，看護管理の実践中にどの時点で，どれくらいの資源が消費されたのか，問題が現れたときにどのような看護管理活動が行われたのかなどの情報が必要とされる．

　また，客観的情報と主観的情報に区分して収集することも必要である．客観的情報とは計測できるもの（時間や経費，個数など），主観的情報とは看護スタッフがもつ感情や考えをいう．看護管理実践の結果として目標を達成しても，それらに携わった看護スタッフにとってやりにくい業務になったり，混乱を招いたり，やりがいがなくなってしまうようではいけない．そのため，達成についての評価を行うと同時に，看護スタッフにもアンケートのような方法でケアや業務改善の結果の主観的な反応について把握する必要がある．

6 ● PDCAサイクル

　PDCAサイクルは，看護管理プロセスにおいて継続的に目標達成に取り組めるよう，看護管理をサイクルとしてとらえる考え方を示している（**図Ⅰ-4-7**）．TQM（total quality management）活動においては，Plan（計画）→ Do（実施）→ Check（確認）→ Action（処置，改善）を循環する1つの管理サイクルとしている[7]．

C. 問題解決プロセス

　看護管理の実践では，先述した看護管理プロセスのほかに，思考プロセスとして「問題解決プロセス」がよく使われる．目標を設定し，達成しようとする場合には看護管理プロセスを使うが，特定の問題を解決しようとするときにはこの問題解決プロセスが使われる（**図Ⅰ-4-8**）．看護管理の実践では，看護管理をする組織や，所属部署で発生した問題の解決のための判断や意思決定をする場面に頻繁に遭遇する．したがって，看護管理者は問題解決プロセスについても熟知し使用できるように技術獲得しておく必要がある．

　問題解決プロセスには，問題の特定・状況の把握（問題の定義，問題の解析，原因の確認），方法の立案，目標設定，実施，評価の各段階がある[8]．問題解決プロセスの目標は，問題を解決することであるが，この場合の目標とは当初立てられた目標に対しての代替案での達成程度となる．看護管理プロセスと問題解決プロセスは，どちらも情報収集から始まるのは同じであるが，次に看護管理プロセスでは目標の設定，実施計画と進むのに対し，問題解決プロセスでは方法の検討，目標の設定と，ちょうど入れ替わりのような順番になるのが特徴である（図Ⅰ-4-8）．問題についての分析と方法の検討が重要なポイントとなる．

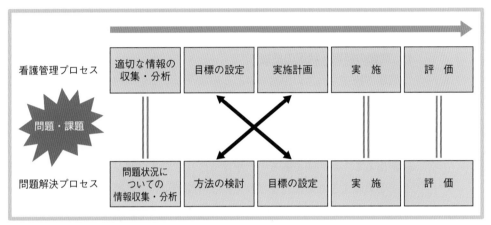

図Ⅰ-4-8　看護管理プロセスと問題解決プロセスの違い

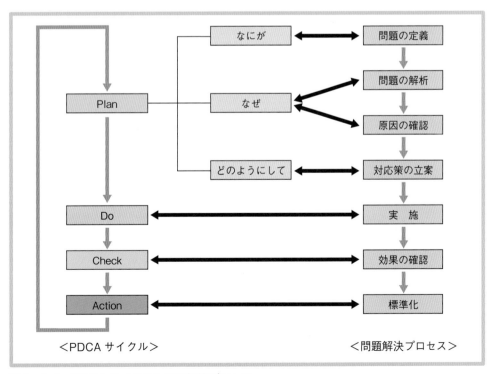

図Ⅰ-4-9　PDCAサイクルと問題解決プロセス

［今井正明：KAIZENカイゼン，p.163，講談社，1998を参考に著者作成］

　問題解決プロセスは，PDCA サイクルと対比すると**図 I -4-9** [9)] のようになる．

1 ● 問題解決プロセスの段階

a. 問題とは

　一般的に問題という表現を使うときには「面倒で困った問題（trouble）」「関心のある問題（concern）」「解決のむずかしい問題（problem）」「議論を引き起こす問題（question）」「論争の的となっている問題（issue）」などさまざまな違いを含んでいる．ここで扱う問題とは，「設定目標と現状に隔たりがあり，このままでは目標到達ができない状況」（サイモン（Simon）1972) [8)] をいう．つまり，目標を設定し，実現可能な計画を実施していたが，何かの理由により現状では目標到達できない状況で，その原因や要因はさまざまであり，目標到達には設定された計画に対する代替案が必要とされる状況のことをいう．

b. 問題の特定・状況の把握

　問題解決プロセスの手始めは，どのようなことが問題として起こっているのかを明確にすることである．

　たとえば，「あるケアを担当すると時間がかかりすぎてしまって次のケアに支障が出てしまう」という状況では，そのケアに時間がかかることが問題であるのか，次のケアに支障が出ることが問題であるのかをはっきりさせる必要がある．つまり原因としては，そのケアを実施するために想定されている時間が短いこと等が考えられる．しかし，起こっている状況としては，次のケアに支障が出ていることを問題として考えられるためどちらを問題として設定するかにより解決方法に違いが出る（**表 I -4-2**）．もし，ケアに時間がかかることを問題とするなら，時間がかからないようにすることが解決策の方向性となる．一方，次のケアに支障が出ることを問題とするなら，支障が出ないためにはどのようにするかが解決策の方向性となる．どちらにしてもケアにかかっている時間はどのくらいなのか，支障となっていることの内容はどのようなものか，さらに程度はどのくらいか，原因となっていること，要因となっていることはどのようなことなのか情報収集し把握しなくてならない．問題解決プロセスでも，情報収集の方法や分析の方法は，看護管理プロセスと同じ方法を使うことができる．

c. 方法の検討

　問題の特定ができ，どのような状況であるのか，どのようなことが原因となっているのかが明確になると，その問題を解決するための方法の検討に移る．一般的には当初計画された実施案に対しての「代替案」の検討といわれる．まず，問題解決に効果のある案を発案する必要がある．この，代替案の発案は，問題解決の過程の中でもっとも創造性が必要とされる．**ブレーンストーミング**は，問題解決にあたるメンバーが討議の中で自由に発案

表 I -4-2　問題の設定と対策の方向

問題状況	対策の方向	原　因
ケアに時間がかかる	ケアの時間短縮	ケアの時間設定が短い
次のケアに支障が出る	次のケアに支障が出ない手順	

する方法であり，よく使われる．

ブレーンストーミングの原則
・批判の禁止：討議の場で案についてよいわるいの判断や批判をしない
・自由に発想：制限なく自由に発想し，意見を述べる
・質より量：アイデアの量が多いほうがよい
・結合・便乗：他人のアイデアを参考に連想発想を促進する

　そのほか，問題の解決にあたるメンバーが1枚の用紙に次々と異なる案を書き込んでいく**ブレーンライティング**という方法もある．必ず前のメンバーと異なる案を書かなければならないことを原則とする．メンバーの数だけ代替案が出ることになる．

　川喜田の開発した**KJ法**（1970）では，集められた数多くの情報を小カードに記入し，それらを類似の性質や特徴などを手がかりに分類，整理することで1つの案を見出そうとする[8]．集められた情報1つではその特徴などはわからないが，数多く集めることによってその情報集団がもつ特徴や類似の性質が浮かび上がってくる．それらの中から起こっている問題の性質や原因・要因となる事柄が次第に明らかとなることがある．

　1930年代に米国のクロフォード博士によって開発された**属性変換法**は，最初に出てきた案を属性（性質や特徴など）に分解する過程で新しい属性を見つけ出し，その属性を変えてみて視点を変えるとらえ方をすると，また違う案が発想できるのではないかとする方法である．**類推**は，それまで学習した知識をほかの課題事例の解決に転移応用しようとするもので，似たような経験から解決方法を探索しようとするものである．

　これらの発想法は自由な発想か，強制的な発想となるかの違いはあるが，型どおりの手順やマニュアルでは解決できない多角的な視点や方法が求められる．

d. 代替案の選択

　次に，さまざまに出された代替案の中から実施する案を選択する．そのため，代替案について当初目標としている事柄をどの程度達成できるかの評価を行う（**表I-4-3**）．

　表I-4-3の例では，代替案1は，看護の質向上と，コスト削減には効果がある．しかし，時間短縮には問題が発生するかもしれない危険がある．代替案2では，看護の質向上と時間短縮効果があるがコスト削減の効果は望めない．というように，どのような点がもっとも重要視されるか，その重要点を解決でき，かつ資源の消費が効果的・効率的にできるかが，代替案選択の考慮すべきポイントとなる．

　代替案の選択については，しばしば情報の不確実性と不完全性が伴う状況となるため，

表I-4-3　代替案選択のための項目と比較の例

	代替案1	代替案2	代替案3	代替案4
看護の質向上	◎	◎	○	×
時間短縮	△	○	◎	◎
コスト削減	◎	△	×	×

◎：優れている．○：満足レベルにある．△：問題が発生するかもしれない．×：障害が発生する危険がある．

　代替案の決定には成果予想も不確実なものとならざるを得ない．この成果予想の不確実性を検証するために用いられるのが**シミュレーション**である．シミュレーションは，実際に実施できない方法をコンピュータの上で現実化し，その成果を検証することができる．また，小規模なシミュレーションとして実際に代替案を実施しその成果を実際の対象について予測することもできる．さらに，ほかの選択肢が見つからず成果も予測できない方法を試行し結果を評価する**試行錯誤法**（トライアンドエラー）を最終的には選択せざるを得ない場合もある．

　代替案の決定は，定型的に決定される場合と非定型的な決定による場合がある．

①定型的決定

　問題が日常的に発生する場合にその解決策をルーチン化させておき，問題の明確化や代替案の発案など時間がかかるステップを省略してしまう方法である．効率的な代替案を決定できる反面，状況が変化してルーチン化している内容を変化させる必要があってもこれに気づかないで非効率的な案を採択してしまう危険性もある．

　病棟で使用する衛生材料の補充や超過勤務担当者をあらかじめ決めてしまうようなやり方は，この定型的決定の方法である．また，一般企業においても多くの決定は定型的決定で行われている．

②非定型的決定

　ルーチンではない決定方法で，問題解決の各ステップを実施する方法であるが，時間がかかったり，発想する能力を必要とするものである．

e. 目標の設定

　看護管理プロセスでは情報収集から設定されるべき目標内容やその程度が決定される．問題解決プロセスでの目標設定では，代替案による達成が当初の目標のどの程度になるか，または異なる内容となるのかということが問題になる．したがって，目標は代替案によってある程度決定される．

　実施と評価については，看護管理プロセスと同様に実施される．

f. 標準化

　標準化（standardization）は，「標準を設定し，これを活用する組織的行為」とされており，標準を設定するばかりではなく，それを組織内で活用する，一般企業内でも行われる品質管理の手法である．実施された解決策となった代替案が有効であるとの評価が確認できれば，それが新しく標準として採用される（標準化）．標準化されないと，次の問題発生時にも再度問題解決プロセスを展開して対処しなくてはならず，非効率的であるため，代替案が標準化されることで組織内に定着し，看護管理の質的向上が望まれる．

　看護現場では，看護技術について，看護基準や看護手順がある．また，看護業務についての業務基準が作成されている．また，看護職やほかの医療職も含めたチーム医療の手順としてクリニカルパスがあり，職種を超えて効果的・効率的な医療提供をめざす手法として活用されている．

クリニカルパスの作成の段階
①作成時は，特定の疾患や治療についての医療，検査，予想されるケア等を一覧の表に作成する．これらは，それまでの職種が行っていた医療やケアを文字化したもの

にすぎない．
②次にそれらの使用に際して，予定されていない必要なケア等が発生（バリアンスといわれる）することがあり，一度つくられたクリニカルパスをバリアンスにも対処できるように改定版として精度を高める．
③最終的な目的は，在院日数や医療経済をコントロールし，医療の効率的な提供と質確保を可能とするパスの開発をすることである[10]．

　以上のように，クリニカルパスは，手順を改善し日ごろの問題に対処するだけでなく，手順や技術，経費を標準化することで，効率性ばかりでなく看護提供の質も確保できる手法である．

g.　問題解決と業務改善

　看護提供の臨床では，職場で問題となっている業務を改善することを目的としたり，業務のさらなる効率化をめざしてさまざまな「業務改善」への取り組みがなされる．業務改善とは一般的に器材，資材などの資源を投入することなく，生産性や品質，コスト効率などを向上させる手法である．資源の投入がある場合でも，それ以上の経済的な収益を上げられる業務の変化を含む．
　業務改善に取り組む手始めには，情報の収集分析から問題となっているところの抽出を行う．次に解決策を立案する．業務改善についての効果的な手法は，ECRS（イクルス）の手順で解決策を立案することが推奨されている[11]．

ECRS（イクルス）での解決策立案
E：eliminate（排除/取り除く）
　　無駄なことや，効果のない行動や手順を取り除く
C：combine（結合/一緒に行う）
　　一緒にできる行動や手順はできるだけ一緒に行うようにする
R：rearrange（交換/順序の変更）
　　手順の順番やほかの方法と入れ替えてみる
S：simplify（簡素化/単純化）
　　多くの行動や手順を簡素化・単純化する

　排除/取り除くは，もっとも改善効果のある対策だが，実施するのに大抵は困難である場合が多い．自由発想で対策をあれこれ検討するより，効果的な業務改善をめざすならECRSの手順は有効であると考えられている．
　業務改善の結果が効果的と評価されると，改善の実施案を標準化し，組織での通常の業務として終了する．

D. 演習

演習 ❷　問題把握のための情報収集

　A病棟へ勤務異動してきた看護師長は，A病棟へ異動し半年が経過したが，以前勤務していた病棟よりスタッフの超過勤務時間が多いことがわかってきた．スタッフの業務のやり方や，患者動向などの病棟の様子もわかってきたので，超過勤務時間を減らすことが必要なのではないかと考え，まず問題の把握のために情報収集にとりかかることにした．そこで，以下のように情報を収集する必要がある項目を設定した．

情報収集項目例

・A病棟での1ヵ月あたりの総超過勤務時間
・1日あたりの超過勤務時間
・1日あたりの平均超過勤務時間
・各看護スタッフの超過勤務時間
・超過勤務時間内の業務
・病院の時間外手当の増加
・超過勤務の多かった日の昼間の勤務状況（勤務人数，突発的な業務の有無，勤務が多忙だったか等）

・各看護スタッフが感じている困りごと（スタッフは超過勤務時間についてどう考えているか，超過勤務時間が多いとどんなことで困るか等）
・看護スタッフの健康問題，社会参加への障害
・国内で同じ程度の病院の超過勤務時間
・超過勤務時間を改善した実施例

◆考えてみよう！

Q1 超過勤務になってしまう状況にはどのような要因や原因があるだろうか．

Q2 超過勤務が多くなると，どのような問題が起こるだろうか．

Q3 知りたい時間や経費などについて医療施設で情報収集するためには，どのような方法が必要だろうか．

◆さらに調べてみよう！

Q4 超過勤務時間や看護職の労働について状況については，どんな機関や会社が調査しているだろうか．

Q5 収集した情報について，どのような分析方法を使えばよいだろうか．

学習課題

1. 病院施設や病棟ではどのような看護管理目標が実際に挙げられているか調べてみよう
2. 病院施設や病棟ではどのような看護管理に必要な情報が集められているだろうか．病院内の情報システムとして自動的（定型的な入力や集計になっている）に集められている情報と，その時々に目的に合わせて集められている情報（業務改善や問題解決のために集められている場合が多い）について区分けして調べてみよう
3. 日本看護協会の調査から，看護スタッフの超過勤務時間や離職についてどのような報告がされているか調べてみよう．また，海外での報告（ナースワークインデックス［Nurse Work Index］）なども調べてみよう

●引用文献

1) Yoder-Wise PS：Leading and Managing in Nursing, 7th ed, p.531, ELSEVIER, 2019
2) Gillies DA：看護管理システム・アプローチ, 矢野正子(監訳), p.1, へるす出版, 1986
3) 秋葉公子ほか：看護過程を使ったヘンダーソン看護論の実践, p.123, ヌーベルヒロカワ, 2003
4) ゼックミスタ EB, ジョンソン JE：クリティカルシンキング；実践編—あなたの思考をガイドするプラス 50 の原則, 宮元博章, 道田泰司, 谷口高士ほか(訳), p.i-ii, 北大路書房, 2004
5) 野島久雄ほか(訳)：認知心理学事典, p.314, 新曜社, 1998（原書 Eysenck MW 編：The Blackwell Dictionary of Cognitive Psychology, Basil Blackwell, 1990）
6) 外島 裕, 田中堅一郎(編)：産業・組織心理学エッセンシャルズ, p.114, ナカニシヤ出版, 2004
7) 井部俊子, 中西睦子(監)：看護マネジメント論—看護管理学習テキスト 第 2 版 3 巻, p.41, 日本看護協会出版会, 2011
8) 竹村 哲：問題解決の技法, p.21, 海文堂出版, 2000
9) 今井正明：KAIZEN カイゼン, p.163, 講談社, 1988
10) 郡司篤晃(編)：パス法—その原理と導入・評価の実際, p.17-19, へるす出版, 2000
11) 石川和幸：思考のボトルネックを解除しよう, p.67-80, ディスカヴァー・トゥエンティワン, 2008

看護管理のスキル

1. 看護管理を実施するために必要なスキルを理解する
2. 看護と医療経費について理解する
3. 質の高い看護の提供にかかわる要因を理解する

資源の獲得と配分

1-1　看護収支管理

この項で学ぶこと

1. 看護における収支管理の必要性を理解する
2. 資源の効果的・効率的管理について理解する

A. 看護管理における収支管理の必要性

1 ● なぜ収支管理が必要なのか

　看護管理者には，患者によりよい看護サービスを継続して提供するために，その方法や手順を計画し，資金や人材，機器，材料などの資源を確保して組織化し，スタッフに具体的に指示を与え，活動を調整し，全体を評価して統制する，という役割がある．実際は病院など組織の一部として看護サービスを提供しているので，資金を含む資源の確保や管理などの作業は事務職と分担しており，看護による収入・支出の管理などはあまり行っていない（☞コラム1）．しかしながら，資源を消費して看護サービスを生産し，利益を上げることで継続した活動ができるという組織活動の原理は，他産業や他職種のサービスと変わりがない．そのため，**看護管理**を行うにあたっては，看護にかかわる金銭や物品の収入・支出管理はどのように行うか，確保した人・物・資金・時間などの資源を，効果的で効率的に活用するにはどうするか，について知っておく必要がある．

2 ● 計数管理と観察

　さて，管理には平均在院日数のように病院状況を数字で表した指標（計数）を介して，間接的に状況を把握して対処する場合と，実際に臨床現場に赴（おもむ）いて観察するなど，直接的に状況を把握して対処する場合の 2 つの側面がある．スタッフの人数が多くなればなるほど，また患者数が多くなればなるほど，管理者にとって計数管理が重要となる．また同時に，臨床現場での観察など直接的な状況把握の重要性が高まり，その困難さが深まる．大きな視点からの対処を行うには計数管理が必須だが，計数にばかり頼っていたのでは，現場の微妙な状況や個別の問題が見えず，対処を誤ることにつながるからである．いうならば**計数管理**は見えないものを数字で把握する技術であるし，観察は見えるものを重視するとともに，見えるものから見えないものまでを推測する技術であるといえる．両者は互いを補完するものであり，管理者にとって両方とも有用な技術である．

　訪問看護ステーションの看護サービス提供活動のような場合は，実際に看護料金を受け取り，収入・支出管理を行うが，病院での看護を考えた場合，患者数が多いことや，看護

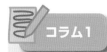

病院と看護部の収支管理とは

　病院での金銭の出入りの多くは経理や医事，総務担当の部署で管理する．たとえば病棟や外来で行われた治療や使われた医療材料などは病院の医事担当課で集計され，社会保険診療報酬支払基金や国民健康保険連合会に請求され，審査を受けて金額が決定され病院に支払われる．病院の各部署で必要なものは購買担当部署などに請求され，経理担当部署を経て購入される．職員の給与や，病院外への支払いは経理担当部署に集計され支払われる．これらすべての収入・支出は帳簿などを活用した会計システムによって管理される．診療活動によって得られた収入も，消費された医療材料や文房具などへの支出も，診療科ごと，病棟ごとに集計される場合があるが，医局や看護部ごとには集計されていない．よって看護部の収入・支出を把握する場合は，なんらかの方法で看護部に収入と支出を配賦（分配）という作業が必要になる．配賦はたとえば人数割合や利用回数などなんらかの配賦率によってなされる．しかしながらこのような配賦は特別な作業であり，多くの病院では行われていない．ただ，今後は配賦技術も進歩して，各職種や各部署の医療活動への貢献度が明確に評価されるようになる可能性がある．

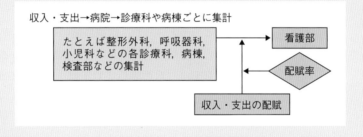

師が直接的にお金を手にして帳簿につけて管理するようなことはないので，どうしても間接的な計数管理が必要になってくる．

B. 看護にかかわる収入と支出

　日本の医療機関は，ほとんどが医療保険制度から得られる収入，つまり入院診療収入や外来診療収入などの診療報酬によって運営が行われている．この中で看護が収入の直接的な要件となるのは入院基本料や看護関係の加算だけである．しかし間接的に収入につながる項目もある．ここではこれら直接的，間接的に収入・支出につながる項目を挙げ，それをいかに管理するかについて考察する（☞コラム2）．

1 ● 看護がかかわる直接的な収入・支出項目の管理

a. 入院基本料

　入院料は主に「入院基本料」と「入院基本料等加算」の合計によって算定される．そして入院基本料の規定項目は，①病棟の種類（一般病棟，地域包括ケア病棟，療養病棟，結核病棟，精神病棟，特定機能病院，専門病院，障害者施設，有床診療所など），②平均在院日数，③看護師数などからなり，入院基本料の枠組みはこれらの項目を組み合わせて決められる．また入院基本料等加算は多くの種類があり，病棟の種類によっては加算できな

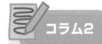

コラム2　収入・支出と収益・費用

　収入・支出と収益・費用の区別をしなければならない．収入と支出は実際に出入りしたお金であり，収益と費用は物品やサービスを販売と購入したことでできた売上額や支払額のことを意味する．物品やサービスの販売・購入の決定時点の金額と実際に出入りしたお金の金額にはズレがある．患者に治療を行って，治療金額の一部を患者からいただいて，残りを社会保険診療報酬支払基金や国民健康保険連合会に請求するが，支払われるのは1ヵ月後になる．とするとその月に売り上げた金額（医業収益）と受け取った金額は異なることになる．このように販売時点または購入時点を基本として収益額や費用額を決めることが，病院会計も含めた会計原則となっている．

いものもある．実際には，入院基本料の細かな計算と請求は事務部門に任せ，われわれは病院のこれからの方向性をふまえて，どの入院基本料を選択するかということなど，経営的な判断をしなければならない．

　入院基本料は医業収益の根幹をなすものであり，高い点数の入院基本料を採るか，そのために看護師を採用するか否かは重大な意思決定である．また，今後の医療体制の流れの中で急性期医療を選択するのかといった，医療機能の選択にもかかわってくるので慎重な検討が必要となる．たとえば急性期病院において，入院している患者状態による重症度・看護必要度等を考え，入院料1（看護職員7対1以上）を取るか入院料2～7（同10対1以上）を取るか，そして看護師増員か否かの判断が行われる．

　病院における看護師数の算定は，看護師数が流動的であることも考慮しなければならない．現場での新人看護師受け入れ態勢が整っていなければ，看護師を採用しても退職者数が増え，現場は混乱してコストばかりが増大し，必要な看護体制を長く維持できない結果となることが予想できる．また看護師という医療資源の効果的で効率的な活用の結果を得るためには，ケア提供システムの標準化や現場での教育の充実といった看護管理者の直接的な努力が必要になってくるからである．

b．看護師給与

　看護に直接かかわる支出である看護師給与についての管理的な視点としては，看護師給与額が経営を行ううえで適正な額であるか，適正な効果を得ているかどうかということである．適正であるか否かを考える場合，まず自院と同じ規模のほかの病院の看護師給与と比較することが有効である．また厚生労働省から給与に関する全国実態調査の結果（**表Ⅱ-1-1**）が毎年出されているので，それと比較するのもよいだろう．そのうえで，計数的な視点からの評価を行う．計数としては人件費率，粗付加価値労働分配率，看護粗付加価値労働分配率がある．粗付加価値とは「医業収益－（材料費＋経費＋委託費）」である．

　①人件費率（%）＝人件費÷医業収益額×100
　②粗付加価値労働分配率（%）＝人件費÷粗付加価値額×100
　③看護粗付加価値労働分配率（%）＝看護人件費
　　÷［粗付加価値額×看護人件費÷（看護人件費＋他職種の人件費合計）］×100

表Ⅱ-1-1　一般病院（全体）の職種別常勤職員1人平均給料　　　　　　　　（単位：円，％）

	前々年（度）			前年（度）			金額の伸び率
	平均給料年（度）額（①）	賞与（②）	①＋②	平均給料年（度）額（①）	賞与（②）	①＋②	
病院長	23,548,679	1,713,825	25,262,504	23,675,820	1,738,191	25,414,012	0.6
医師	12,712,008	1,803,508	14,515,516	12,756,895	1,805,411	14,562,306	0.3
歯科医師	10,149,273	1,661,690	11,810,963	10,436,677	1,717,519	12,154,196	2.9
薬剤師	4,414,949	1,097,565	5,512,514	4,473,819	1,103,374	5,577,193	1.2
看護職員	3,922,092	999,448	4,921,540	3,960,418	1,004,688	4,965,106	0.9
看護補助職員	2,322,518	501,800	2,824,318	2,346,010	514,451	2,860,461	1.3
医療技術員	3,748,749	971,753	4,720,502	3,765,086	973,467	4,738,553	0.4
歯科衛生士	3,129,749	925,947	4,055,696	3,147,335	859,243	4,006,578	△1.2
歯科技工士	4,691,616	1,350,057	6,041,673	4,784,874	1,379,970	6,164,844	2.0
事務職員	3,502,453	884,165	4,386,619	3,495,540	877,823	4,373,363	△0.3
技能労務員・労務員	2,933,555	762,287	3,695,841	2,966,562	755,249	3,721,811	0.7
その他職員	2,789,681	643,747	3,433,428	2,733,936	648,001	3,381,937	△1.5
役員	11,869,516	125,916	11,995,431	12,046,530	149,014	12,195,544	1.7

全体：医療法人・国立，公立・公的・社会保険関係法人・その他・個人.
［厚生労働省：第20回医療経済実態調査の報告（平成27年実施），p.259，〔https://www.mhlw.go.jp/bunya/iryouhoken/database/zenpan/jittaityousa/dl/20_houkoku_iryoukikan.pdf〕（最終確認：2023年1月25日）より引用］

　①は医業収益に対する人件費の割合を示し，よく経営状況の評価指標として使われ，この数値が高すぎると経営を圧迫するといわれる．**労働集約型産業**[*1]の医療界では，多くの病院が50％台の数値を示している．②は給与として職員に分配された粗付加価値の割合を示している．これは材料費などの人件費以外の費用を医業収益から除き，労働だけの生産性を表している．③は②を看護の計数とするために便宜的に粗付加価値額を加重平均し，人件費を看護に限ったものである．管理的な視点からすれば，看護人件費をいかにコントロールするかが問題となるが，ケアの質に影響が出やすい医療スタッフの削減はもっともあとで行う管理手段だと思われる．そのため生産性がどのような状況であるかをまず計数的に判断し，現場に赴き，必要に応じてケアの標準化やムダ・ムラの削減を盛り込んだ業務改善や，平均在院日数の短縮化などによる医業収益の増加策を取るなどして，看護師1人あたりの生産性の引き上げを行う必要がある．

2 ● 看護がかかわる間接的な収入・支出項目の管理

　図Ⅱ-1-1は医療機関の利益がどのようにして生み出されるかが，計数との関連で図式化されたものである．この図の中で濃い色で示された平均在院日数，病床利用率，病床回転率は，直接的に医業収益とはつながらないが，看護がかかわる医業収益への影響因子であると思われる．平均在院日数のように入院基本料の要件になっているものもあれば，病床利用率のように医業収益から遠いものもある．また人件費，材料費は費用項目そのものだが，人件費は先に看護師給与を扱ったので，ここでは取り上げない．材料費のみ取り上

[*1] 労働集約型産業：医師や看護師は直接患者にケアすることで労働が成り立つため，人手がかかり，人件費は高い数値になる．

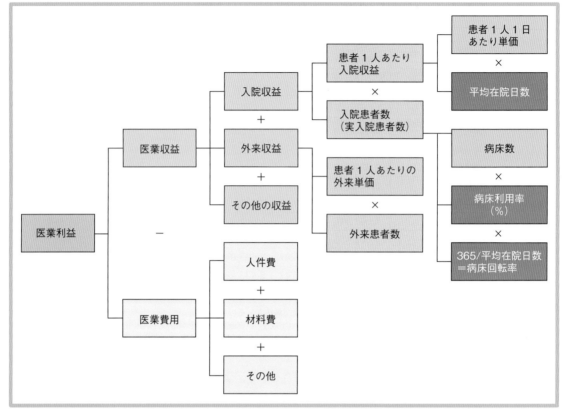

図 II-1-1　利益ツリー

* 患者 1 人 1 日あたり入院診療単価＝入院診療収益÷入院患者延数
* 患者 1 人 1 日あたり外来診療単価＝外来診療収益÷外来患者延数
* 人件費率＝人件費÷医業収益 ×100
* 材料費率＝材料費÷医業収益 ×100
* 委託費率＝委託費÷医業収益 ×100

［遠山峰輝，堤　達朗，田中伸明：病院経営を科学する！, p.135, 日本医療企画，2003 より許諾を得て改変し転載］

げる.

a. 平均在院日数

平均在院日数＝在院患者延べ日数÷［(新入院患者数＋退院患者数)× 1/2]

　平均在院日数は看護師の配置基準と同じく入院基本料の要件であり，医業収益にとって重要な要素である．統計的に看護師数の増加に伴い平均在院日数が短縮することが明確にされているが，そのメカニズムはまだ明らかにされていない．このメカニズムを解明し，平均在院日数をスムーズにコントロールすることができれば，医業収益に対して大きな貢献となるであろう．要因として考えられるのは，看護師数が増えて，看護師の目がよりいっそう患者に行き届くことで，感染防止や医療事故防止につながっている可能性である．また看護師増加により退院指導が十分になされるといったことも考えられる．

　短縮のメカニズム解明とは別に，すでに実施されているクリティカルパス（クリニカルパス）による在院日数管理や，ケアの標準化による在院日数短縮は有効であるので，もっと看護部が主導して進めるべきであろう．

b. 病床利用率

病床利用率（％）＝在院患者延べ数÷実働病床数*2÷365×100

　潜在的な入院患者が多ければ，あとは病床をどのように回転させるか（病床回転率）が要点になってくる．ベッドの管理を医師から看護部に任せることで病床利用率が格段に高まることはすでに多くの例が発表されている．また病棟を混合病棟に転換することで病床利用率がいっそう高まるが，課題も多い．混合病棟の運営をスムーズに行えるかどうかは，看護部の能力にかかってくる．運営をスムーズに行うために病棟の再編成や業務の標準化，看護スタッフの教育が必要になる．

c. 病床回転率

病床回転率＝365日÷平均在院日数

　短い平均在院日数であれば，それだけベッドを利用する患者数が増えることになる．病床回転率は1台のベッドが年間あたり何人の患者に利用されたかを表す．**図Ⅱ-1-1**にあるように，この病床回転率に実働病床数（病床数×病床利用率）をかけることで，ベッドを利用した年間の実際の入院患者数がわかることになり，医業収益につながっていく．先に説明した平均在院日数を短縮させる努力が，結果的に病床回転率を上げることになる．看護にとってはとても有効な計数である．

d. 材料費

材料費率（％）＝材料費÷医業収益×100
患者1人あたりの材料費＝材料費÷患者数

　多くの医療材料はケアに関連して消費するものであるので，患者数が多くなれば多くなるほど消費量が増えてくる．それはまた患者1人あたりの消費量もしくは消費金額が少なくなれば，それだけ患者1人あたりの材料費が少なくなる．昨今，医療材料を複数病院でまとめて大量購入することで材料をより安く購入しようという動きが広まってきている．患者1人あたりの材料費が下がった分だけ医業利益が増えるので，これは大きなメリットがある．このような動きに看護部がかかわることはあまりないが，患者1人あたりの医療材料消費量の削減努力は可能である．包帯のより少ない効果的な巻き方，絆創膏のより少ない使い方，感染防止への水道水の上手な使い方，ミスによる医療材料破損の防止，請求可能材料の請求見落とし防止，より安い医療材料を探すこと，等々，細かなことがたくさんある．病院の中でもっとも人数が多いのが看護部なので，1人ひとりの看護師が意識を新たにすれば，大きな力になる．

3 ● 固定費と変動費─医業収益に直接に影響するコスト

　変動費とは患者に対するケア活動を行えば行うほど増える費用であり，活動に応じて増減する．たとえば医療材料費や医療者の残業代などである．一方固定費とは，ケア活動量

---

*2 実働病床数：実際に稼働しているベッド数.

の変動に関係なく一定額だけかかる費用である．たとえば職員の給与，設備や建物などの固定資産がある．固定費は患者数に関係なく，また医業収益の増減に関係なく発生する費用なので，病院の経営状態がわるい場合には危険な費用となる．看護師給与については先に述べたが，固定費という視点で給与を考える必要がある．看護部では病院の中でもっとも大きな固定費が発生するからである．固定費を考えると，では患者何人が病院に治療に来れば固定費は賄えるか，という発想につながる．それが損益分岐点分析である（☞コラム 3）．

　損益分岐点患者数とは医療収益＝医療費用となる患者数のことである．

コラム3　　**損益一致の状態が損益分岐点**

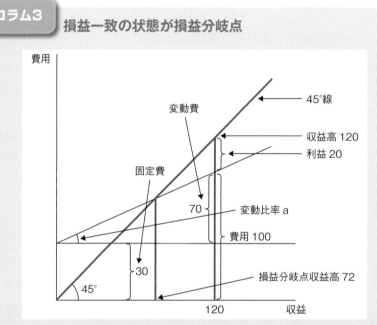

変動比率 a，収益 X，固定費 C のとき，費用＝ aX ＋ C となる．費用合計 100（変動費 70，固定費 30），収益高 120，利益 20 とすると，

変動比率 a ＝ 70/120

損益分岐点とは　収益高＝費用額　の位置，すなわち　X ＝ aX ＋ C ＝ 70/120X ＋ 30

（1 － 70/120）X ＝ 30　　　X ＝ 30/（1 － 70/120）＝ 72

　固定費は売り上げにかかわらず一定にかかるコスト．ここでは 30 とする．変動費は売り上げに応じて増加する．変動費は傾き（変動比率）a，切片 30 の直線式 aX ＋ 30 で表される．損益分岐点とは収益高と費用額が一致する点だから，損益分岐点[*]は傾き 45°で原点から伸びる直線上にあり，変動費式 aX ＋ 30 と交わる点となる．よって X（収益）＝ aX ＋ C ＝ 70/120X ＋ 30 となり損益分岐点は 72 となる．ところで，ここでは 1 －変動比率＝利益率となる．これは患者 1 人あたりの収益が 1 の場合の利益額になることを意味する．よって損益分岐点患者数は利益率で固定費が回収できる点，つまり患者 1 人あたりの利益額で固定費が回収できる患者数となる．

[*] 損益分岐点：損益発生の分かれ目となる売上高．ある期間の売上高がこの額を超えて初めて売上高に比例した利益が発生する．

　詳しいことは，現場に出てから理解すればよいが，ここでは病院経営（継続的な医療活動）に固定費という概念がとても重要だということを理解しておきたい．

C. 資源の効果的・効率的活用の方法

　看護の収入・支出管理について述べてきたが，収支管理の目的は資源の効果的活用にある．無駄なく効果的に資源を活用して，より高い効果を引き出すことである．そこで理解していただきたい概念として「生産性」がある．

　生産性＝Output ÷ Input

　生産性は投入資源1単位あたりの生産高を意味する計数である．たとえば看護師1人あたりの生産高，機械1台あたりの生産高，材料1単位あたりの生産高である．生産性を高めるには，

　① Input を一定にして Output を高める
　② Output を一定にして Input を少なくする
　③ Output を高めて Input を減らす

の3通りがある．①の方法は患者単価の上昇，患者数の増加，平均在院日数の短縮，病床回転率の増加などがある．②の方法はケアの標準化による業務省力化，業務の委託，より安価な資源の獲得などがある．③の方法は①と②の両方を行うか，まったく視点を変えて，異なる生産環境をつくること，つまり事業の転業や売却，もしくは合併などである．
　生産性の概念はさまざまな資源に適用できる．管理の要点，問題解決の要点の1つに，多くのいろいろな対応策，解決策を提示できることが重要ということがあるが，生産性の概念はいろいろな発想を引き出す効果がある．管理を行う場合，この生産性の概念を理解しておくと役立つだろう．

D. これからの看護経営管理と計数管理

　これからの看護経営管理は，変化する医療環境の中で，病院が生き残ること，つまり継続した医療活動が実現できることを支援する役割が重要となるだろう．病院が生き残るためのいろいろな試みの中で，看護もさまざまな試みをすることになるだろう．多様な試みを行って，その全体的な効果を把握する場合に計数管理が有効になる．今後は，他産業や学会などで提出されている計数を有効に活用し，看護経営管理を行うことが求められる．皆さんは，計数つまり数字に強い看護師をめざしてほしい．

> **学習課題**
>
> 1.　収益に対する給与費目から医療施設での人件費比率がどうなっているか調べてみよう
> 2.　事業報告書の収支の概要が決算報告書にどのように記されているか確認してみよう

1-2　医療経費と看護

この項で学ぶこと

1. 医療経費と看護について理解する

　わが国の医療制度は，すべての国民が公的な医療保険制度に加入する国民皆保険制度であり，希望する病院や診療所を選んで必要な医療サービスを直接受けることのできるフリーアクセスが保障された，国際的にも評価の高い制度である．しかし，高齢化の進展とともに国民医療費が急増しており，この制度を破綻させないための方策が必要となっている．厚生労働省は，診療報酬の改定や，医療費を適正化するための計画に基づく施策を実施するなど，さまざまな方策を進めている．これに伴い，病院の経営は効率化や収益の増加が求められており，医師の行う診療ばかりでなく，サービスの面にも力を入れ，患者から選ばれる病院になることが必要となっている．

　さて，近年では副院長に任用される看護部長が増加している．これは，患者の治療と療養生活全般にかかわる看護職の視点が病院の経営に必要とされているからである．副院長に任用されると，病院の経営に関する意思決定についての責務が生じる．看護職にも経営についての知識が求められている．

　ここでは，病院の経営がどのようなしくみで行われているのか学ぶため，財務諸表の知識とその活用のポイントを解説し，医療経費と看護について理解を進める．

A. 病院会計準則

　病院会計準則[1]は，病院の経営成績と財政状態を適正に把握し，病院経営の改善向上に資することを目的として制定されている．2004年に，医療を安定的に提供するため，また，効率的で透明性の高い医業経営の確立を図る観点から大幅な改正が行われた．この病院会計準則に則り，病院では簿記や財務諸表等を作成し，経営の管理を行っている．

　簿記は病院における経済活動を日々記録するもので，病院において発生した業務の1つひとつを金額で示すものである．家計簿をイメージするとわかりやすいだろう．記録する内容としては，医薬品や資材の購入，看護サービスの提供のような直接的な売買ばかりでなく，手持ちの現金を銀行預金に預けること，患者が現金を持っておらず持ち合わせがないためにあとで支払ってもらうことにした場合の未収金などの間接的なお金の移動も含んでいる．

　毎日簿記で記録した内容を，一定期間の経営の成績がわかるようにまとめたものが財務諸表である．病院では原則として1年ごとにこれを作成する（この1年間のことを会計期間という）．これが，決算といわれる作業である．病院の財務諸表として，①「貸借対照表」，②「損益計算書」，③「キャッシュフロー計算書」，④「附属明細表」の4種類が作成される．

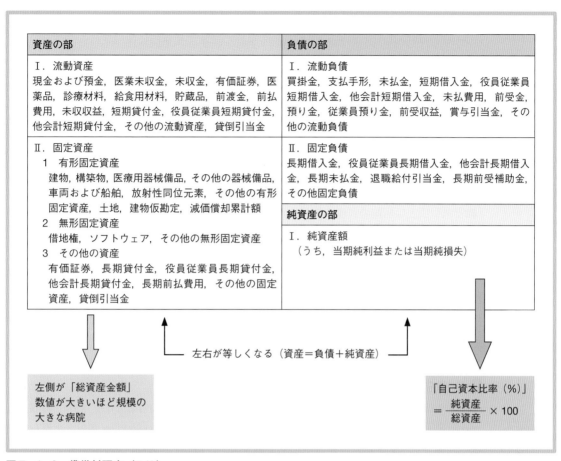

資産の部	負債の部
Ⅰ. 流動資産 現金および預金，医業未収金，未収金，有価証券，医薬品，診療材料，給食用材料，貯蔵品，前渡金，前払費用，未収収益，短期貸付金，役員従業員短期貸付金，他会計短期貸付金，その他の流動資産，貸倒引当金	Ⅰ. 流動負債 買掛金，支払手形，未払金，短期借入金，役員従業員短期借入金，他会計短期借入金，未払費用，前受金，預り金，従業員預り金，前受収益，賞与引当金，その他の流動負債
Ⅱ. 固定資産 　1　有形固定資産 　　建物，構築物，医療用器械備品，その他の器械備品，車両および船舶，放射性同位元素，その他の有形固定資産，土地，建物仮勘定，減価償却累計額 　2　無形固定資産 　　借地権，ソフトウェア，その他の無形固定資産 　3　その他の資産 　　有価証券，長期貸付金，役員従業員長期貸付金，他会計長期貸付金，長期前払費用，その他の固定資産，貸倒引当金	Ⅱ. 固定負債 長期借入金，役員従業員長期借入金，他会計長期借入金，長期未払金，退職給付引当金，長期前受補助金，その他固定負債
	純資産の部
	Ⅰ. 純資産額 　（うち，当期純利益または当期純損失）

左右が等しくなる（資産＝負債＋純資産）

左側が「総資産金額」
数値が大きいほど規模の
大きな病院

「自己資本比率（%）」
$= \dfrac{純資産}{総資産} \times 100$

図Ⅱ-1-2　貸借対照表（B/S）

B. 財務諸表のしくみ

1 ● 貸借対照表

　　貸借対照表は，会計期間内（1年間）の収支だけでなく，病院にとって必要な資金が調達され，うまく運用できているかどうかを把握するためのもので，「バランスシート（B/S）」ともよばれる．

　　具体的には，会計期間の最終日（決算日）における組織の「資産」「負債」「純資産」の状況をまとめたものであり（3つの詳細は後述），**図Ⅱ-1-2**に示すように「資産」の合計金額は「負債」と「純資産」の合計金額と等しくなるようにする．

　　「資産」は，病院の財産であり「流動資産」と「固定資産」に分かれる．「流動資産」はたとえば医薬品や診療材料，職員への短期貸付金などの1年以内に現金化することが可能なものである．「固定資産」は現金化までの期間が1年よりも長期にわたるもので，さらに「有形固定資産」「無形固定資産」「その他の資産」に区分される．「有形固定資産」は病院や看護師寮などの建物，医療用器械など，「無形固定資産」は借地権や病院が開発し利用するソフトウェアなどである．

　　「負債」は病院が返済する義務をもつもので，これも「流動負債」「固定負債」に分かれる．「流動負債」は1年以内に返済するもの，「固定負債」は長期にわたり返済するもの

である．また，金融機関等からの借入金以外に医薬品等資材の未払金も含まれる．たとえば，職員の賞与引当金（1年分の給与）のように通常1年以内に使用される見込みのものは流動負債に，退職給付引当金のように通常1年を超えて使用される見込みのものは固定負債に属する，というように分類される．

「純資産」は資産と負債の差額である．前述の「固定資産」「固定負債」のような長期にわたる病院のお金の動きを見るものである．会計期間に実施した経営活動の結果としての収益ばかりでなく，固定資産や固定負債のように長期にわたる病院の収益・負債を示す．「資本剰余金」「利益剰余金」「評価・換算差額等」に分かれる．

貸借対照表から読み取れるものとして，「総資産金額」や「自己資本比率」などがある．「総資産金額」は病院の資産の規模を示し，「自己資本比率」は医業会計では以下の式で算出する．

「純資産」÷「総資産」× 100（%）

一般に，自己資本比率が高いほうが経営の安全度が高いことを示している．たとえば，高額医療機器の導入などを検討する際にも，借り入れをせずに手持ちの資本で資金繰りができるような状況である．

2 ● 損益計算書

損益計算書は，会計期間（1年間）に実施した経営活動の内容として，すべての収益とこれに対応する費用をまとめたもので，収益から費用を差し引いて，マイナスになれば損失で赤字，プラスになれば利益で黒字と考える．「プロフィット・アンド・ロス・ステートメント（P/L）」ともいう．

収益は，「医業収益」（**表II-1-2**），「医業外収益（受取利息，配当金，患者外給食収益など）」に，費用は「医業費用」（**表II-1-3**），「医業外費用（支払い利息，患者外給食材料費など）」に分類され，さらにそのほかの「特別収益」「特別損失」を組み合わせ，**表II-1-4，図II-1-3**に示す方法で「医業損益」「経常損益」「純損益」「当期純利益」「当期未処分利益」を算出し，病院の1年間の経営活動内容を示す．

3 ● キャッシュフロー計算書

キャッシュフロー計算書は，病院の「資金（現金および要求払預金ならびに現金同等物）」の状況を明らかにするために，活動内容に従い，一会計期間に属するすべての資金の収入と支出の内容を記載し，その増減の状況を明らかにするものである．

たとえば，損益計算書に書かれた医業収益は，レセプトを請求した月に計上されるが，実際に病院に支払われるのは2ヵ月ほど後になる．損益計算書では十分収益を上げているように見えても実際には手元に現金がないということが起こるのである．手元に現金がないと，災害が起こって突然大量の資材を購入する必要が生じた場合などを想定すると，資材を購入するのに借り入れをしなければならなくなる．借り入れをすると支払利息がつき，キャッシュフローに悪循環が生じる．こうしたことは一般の企業でも起こり「黒字倒産」といわれる．損益計算書では黒字が出ているのに，手元に現金がなく，借り入れをし

表Ⅱ-1-2　医業収益

勘定科目	内　容
入院診療収益	入院患者の診療，療養にかかる収益（医療保険，公費負担医療，公害医療，労災保険，自動損害賠償責任保険，自費診療，介護保険等）
室料差額収益	特定療養費の対象となる特別の療養環境の提供にかかる収益
外来診療収益	外来患者の診療，療養にかかる収益（医療保険，公費負担医療，公害医療，労災保険，自動車損害賠償責任保険，自費診療等）
保健予防活動収益	各種健康診断，人間ドック，予防接種，妊産婦保健指導等保健予防活動にかかる収益
受託検査・施設利用収益	他の医療機関から検査の委託を受けた場合の検査収益および医療設備器機を他の医療機関の利用に供した場合の収益
その他の医業収益	文書料等上記に属さない医業収益（施設介護および短期入所療養介護以外の介護報酬を含む）
保険等査定減	社会保険診療報酬支払基金などの審査機関による審査減額

表Ⅱ-1-3　医業費用

区　分	勘定科目
給与費	給料，賞与，賞与引当金繰入額，退職給付費用，法定福利費
材料費	医薬品費，診療材料費，医療消耗器具備品費，給食用材料費
委託費	検査委託費，給食委託費，寝具委託費，医事委託費，清掃委託費，保守委託費，その他の委託費
設備関係費	減価償却費，器機賃借料，地代家賃，修繕費，固定資産税等，器機保守料，器機設備保険料，車両関係費
研究研修費	研究費，研修費
経　費	福利厚生費，旅費交通費，職員被服費，通信費，広告宣伝費，消耗品費，消耗器具備品費，会議費，水道光熱費，保険料，交際費，諸会費，租税公課，医業貸倒損失，貸倒引当金繰入額，雑費，控除対象外消費税等負担額，本部費配賦額

表Ⅱ-1-4　医業損益等の計算方法

医業損益	医業収益－医業費用＝医業利益
経常損益	医業利益＋医業外収益－医業外費用＝経常利益
純損益	経常利益＋特別収益－特別損失＝税引前当期利益
当期純利益	税引前当期利益－税金＝当期純利益
当期未処分利益	当期純利益＋前期繰越利益＝当期未処分利益

て運用しているうちに倒産してしまうということである．

　キャッシュフロー計算書の必要性は，現在自由に使える資金，投資に使える資金がどのくらいか，資金繰りはどのようになっているのかを把握する点にある．キャッシュフローの情報は，近年の会計制度改革により，病院経営上，運営状況を把握し，資金管理を円滑に進めていくうえで不可欠な情報として位置づけられ，導入された．

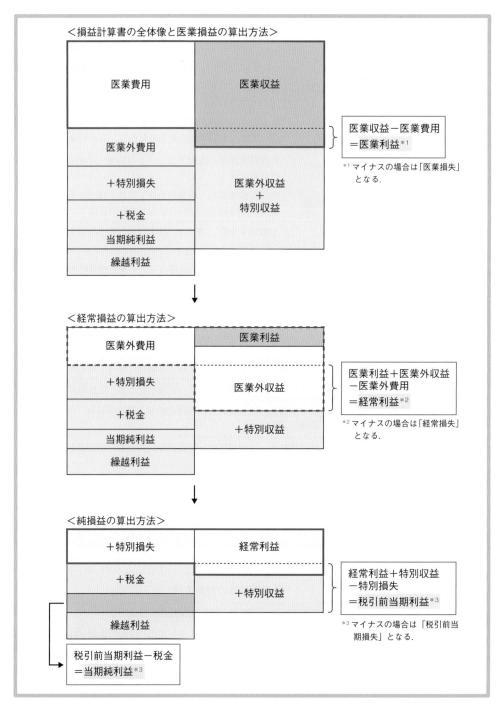

図Ⅱ-1-3　損益計算書（P/L）

　キャッシュフロー計算書では，会計期間において，資金の増減を「業務活動」「投資活動」「財務活動」に区分して表示し，実際に得られた収入から外部への支出を差し引き，手元に残る資金の流れを示す.

a. 業務活動によるキャッシュフロー

　1年間の医業から得た現金の増減を表しており，医業損益計算の対象となった取引のほ

か,「投資活動」および「財務活動以外」の取引によるキャッシュフローも記載する.受取利息,受取配当金および支払利息にかかるキャッシュフローの記載もこの区分に該当する.

b. 投資活動によるキャッシュフロー

預金や有価証券への投資から得た現金の増減を表しており,固定資産の取得および売却,施設設備補助金の受け入れによる収入,現金同等物に含まれない短期投資の取得および売却などによるキャッシュフローを記載する.

c. 財務活動によるキャッシュフロー

医業,投資活動を支える資金(現金)調達費や,債務返済による現金の増減を表しており,資金の調達および返済によるキャッシュフローを記載する.

4 ● 附属明細表

附属明細表は,貸借対照表,損益計算書およびキャッシュフロー計算書の記載を補足する事項についての明細表であり,「純資産明細表」「固定資産明細表」「貸付金明細表」「借入金明細表」「引当金明細表」「補助金明細表」「資産につき設定している担保権の明細表」「給与費明細表」「本部費明細表」の9種類に分かれる.

C. 経営分析

医療機関が,健全,かつ,安定した経営を維持していく上で経営上の問題点を把握し,中長期的な展望に立った経営方針や経営戦略を策定することが必要となっている.病院の機能や規模,地域性に密着した経営状況の実態を係数的に把握し,病院の健全な運営に資するための参考資料とするものとして,病院経営管理指標がある.

病院経営管理指標は厚生労働省が毎年発表しており,病院会計準則に基づき,開設主体の異なる各種の病院の会計情報から有用な指標を作成し,公開している.ここでは①収益性,②安全性,③機能性の3点が取り上げられている.

1 ● 収益性の経営指標

収益性の経営指標の一覧を**表Ⅱ-1-5**に示す.経営の効率性を総合的に判断する際には,損益計算書から算出された医業利益や経常利益を用い,指標とする.また病床利用率や医師,看護師の人件費および人件費率なども含まれる.

病院経営管理指標をもとに,最初に医業利益率を自施設が属するグループにおける平均値と比較する.医療利益率が低い場合には,償却前医業利益率を確認する.この数値が平均値近辺であれば医業利益率の低さは設備投資によるものと判断され,必ずしも収益性が低いということにはならない.

収益性が低い場合に,無駄なコストがないかを確認することが重要である.原因を確認するには,病床利用率や人件費について確認をする.この部分については看護部門も関連があるため,自施設の状況について確認することも活動の参考になるのではないだろうか.

2 ● 安全性の経営指標

安全性の経営指標の一覧を**表Ⅱ-1-6**に示す.安全性の経営指標は,借入金と返済能力

表Ⅱ-1-5　「収益性」の経営指標

指　標	算　式
医業利益率	$\dfrac{医業利益}{医業収益}$
総資本医業利益率	$\dfrac{医業利益}{総資本}$
経営利益率	$\dfrac{経営利益}{医業収益}$
償却前医業利益率	$\dfrac{医業利益＋原価償却費}{医業収益}$
病床利用率	$\dfrac{1日平均入院患者数}{許可病床数}$
固定費比率	$\dfrac{給与費＋設備関係費＋支払利息}{医業収益}$
材料費比率	$\dfrac{材料費}{医業収益}$
医薬品費比率	$\dfrac{医薬品費}{医業収益}$
人件費比率	$\dfrac{給与費}{医業収益}$
委託費比率	$\dfrac{委託費}{医業収益}$
設備関係費比率	$\dfrac{設備関係費}{医業収益}$
減価償却費比率	$\dfrac{減価償却費}{医業収益}$
経費比率	$\dfrac{経費}{医業収益}$
金利負担率	$\dfrac{支払利息}{医業収益}$
総資本回転率	$\dfrac{医業収益}{総資本}$
固定資産回転率	$\dfrac{医業収益}{固定資産}$
常勤（非常勤）医師人件費比率	$\dfrac{常勤（非常勤）医師給料・賞与}{医業収益}$
常勤（非常勤）看護師人件費比率	$\dfrac{常勤（非常勤）正看護師給料・賞与}{医業収益}$
常勤（非常勤）その他職員人件費比率	$\dfrac{常勤（非常勤）その他職員給料・賞与}{医業収益}$
常勤医師1人あたり人件費	$\dfrac{常勤医師給料・賞与}{常勤医師数}$
常勤看護師1人あたり人件費	$\dfrac{正看護師給料・賞与}{常勤正看護師数＋非常勤（常勤換算）正看護師数}$
職員1人あたり人件費	$\dfrac{給与費}{常勤職員数＋非常勤（常勤換算）職員数}$
職員1人あたり医業収益	$\dfrac{医業収益}{常勤職員数＋非常勤（常勤換算）職員数}$

表Ⅱ-1-6　「安全性」の経営指標

指　　標	算　　式
自己資本比率	$\dfrac{純資産}{総資本}$
固定長期適合率	$\dfrac{固定資産}{純資産＋固定負債}$
借入金比率	$\dfrac{長期借入金}{医業収益}$
償還期間	$\dfrac{長期借入金}{（税引前当期純利益×70\%）＋原価償却費}$
流動比率	$\dfrac{流動資産}{流動負債}$
1床あたり固定資産額	$\dfrac{固定資産}{許可病床数}$
償却金利前経常利益率	$\dfrac{経常利益＋原価償却費＋支払利息}{医業収益}$

を確認するものである．借入金比率，見込み償却期間などの指標をもとに借入金と返済能力のバランスが取れているかどうかを確認する．また，固定長期適合率をみることで，資金の使用使途と調達とのバランスを判断する際の指標とすることができる．

3 ● 機能性の経営指標

　機能性の経営指標の一覧を表Ⅱ-1-7に示す．機能性の指標には，病院の現状の性格を判別する指標と，機能の充実度合いをみる指標がある．

　病院の現状の性格を判別する指標としては，患者単価，患者数推移，患者ルート（通院元，紹介元など），患者年齢などで患者動向に関わる指標がある．

　機能の充実度合いをみる指標には，医師や看護師1人あたり入院患者数・外来患者数などがあげられる．病床稼働率が低くない状況で看護師1人あたり入院患者数が少なければ質の高いケアが提供できている可能性があるのではないだろうか．自施設が属するグループにおける平均値と比較するのも興味深い．

D. 看護と医療経費

　看護において，もっとも活用しやすい財務諸表は，損益計算書と考えられる．たとえば，前年度と比較して，医業収益が減少した場合には，患者数の減少，病床稼働率の減少，患者のケースミックスの変化による患者単価の減少等が考えられる．ベッドコントロールの役割を看護管理者が担っている病院は多く，看護管理者が医療経営に参画する場合，損益計算書から医業収益の減少が明らかとなった場合には，「機能性」の経営指標から患者数，病床利用率等の推移を調べ，ベッドコントロールの方法に見直しが必要かどうか検討する

表Ⅱ-1-7　「機能性」の経営指標

指　標	算　式
平均在院日数	$\dfrac{在院患者延数}{(新入院患者数＋退院患者数)\times 1/2}$
外来/入院比	$\dfrac{1日平均外来患者数}{1日平均入院患者数}$
1床あたり1日平均入院患者数	$\dfrac{在院患者延数}{365日\times許可病床数}$
1床あたり1日平均外来患者数	$\dfrac{外来患者延数}{365日\times許可病床数}$
患者1人1日あたり入院収益	$\dfrac{入院診療収益＋室料差額等収益}{在院患者延数＋退院患者数}$
患者1人1日あたり入院収益（室料差額除く）	$\dfrac{入院診療収益}{在院患者延数＋退院患者数}$
外来患者1人1日あたり外来収益	$\dfrac{外来診療収益}{外来患者延数}$
医師1人あたり入院患者数	$\dfrac{1日平均入院患者数}{常勤医師数＋非常勤（常勤換算）医師数}$
医師1人あたり外来患者数	$\dfrac{1日平均外来患者数}{常勤医師数＋非常勤（常勤換算）医師数}$
看護師1人あたり入院患者数	$\dfrac{1日平均入院患者数}{常勤正看護師数＋非常勤（常勤換算）正看護師数}$
看護師1人あたり外来患者数	$\dfrac{1日平均外来患者数}{常勤正看護師数＋非常勤（常勤換算）正看護師数}$
職員1人あたり入院患者数	$\dfrac{1日平均入院患者数}{常勤職員数＋非常勤（常勤換算）職員数}$
職員1人あたり外来患者数	$\dfrac{1日平均外来患者数}{常勤職員数＋非常勤（常勤換算）職員数}$
救急車受入率	$\dfrac{救急車受入件数}{救急要請総件数※}$
ケアカンファレンス実施率	$\dfrac{退院患者のうち外部機関を交えたカンファレンス記録のある患者数}{退院患者数}$
紹介率	$\dfrac{紹介患者数＋救急患者数}{初診患者数}$
逆紹介率	$\dfrac{逆紹介患者数}{初診患者数}$

※医療機関からの転院要請は除いた件数

［平成23年度病院経営管理指標を参考に作成］

などの方策が考えられる.

　医業費用が増加した場合は，給与費，材料費といった区分のどれが増加したのかを把握する必要がある.給与費が増加したのであれば，看護職員数の増加，看護職員の残業代の増加，昇給者の存在等の情報を追加して検討する必要がある.材料費が増加したのであれば，物品の在庫，看護師の物品使用方法に関するガイドラインなどの有無とその遵守等の情報を追加して検討する必要がある.そうして得た情報から，看護により改善できるものがないかを検討する.

　以上のように，財務諸表や経営指標を組み合わせて，経営課題を検討することが可能である．看護職員は病院の職員数の半数以上を占めるうえ，多くの場合，ベッドコントロールや物品および病院内での多くの資材などについての管理を，看護管理者が行っている．看護管理者がこうした知識をもち，論理的に業務改善や経営改善に向けた対策を打ち出すことは重要である．

E. 看護配置と医業費用

　適正な医療を実施するためには一定水準以上の人員を確保する必要があることから，医療法では，病院および療養病床を有する診療所において有するべき人員の「標準」が示されている．医療法では，病院および診療所に対し，一般病床の入院患者数3人に対し1人の割合（3対1：入院患者数に対し雇用されている看護職員数を示す）で看護師および准看護師を配置することを標準とし，療養病床の入院患者数4人に対し1人の割合（4対1）で看護師および准看護師を配置することを標準としている（医療法第21条）．また，外来患者においては30人に対して1人の割合（30対1）で看護師および准看護師を配置することを標準としている．これは最低基準であって，さらにどのように看護職員を配置するかについては，看護管理者や経営陣が采配することになるが，その際には，理念はもとより収益増につながるかが重要な検討課題となる．

　医業収益の1つに上げられる入院診療収益は，保険診療を提供した際に医療保険から支払われる診療報酬がその90％近い収入源となっている．その診療報酬上の看護の評価は看護料として入院基本診療料と別に評価されていたものが，2000年度以降は入院基本料として統合された．入院基本料は基本的な入院医療の体制を評価し，医学的管理，看護，寝具類等が所定点数の中で包括的に評価されている．その後2006年度には，急性期病院への手厚い看護配置を評価する仕組みとして，一般病棟入院基本料として「7対1」（入院患者数に対する雇用看護職員数ではなく，各勤務帯での看護職員の実質配置数を示す）が創設された．さらに2018年度には一般病棟入院基本料（7対1，10対1，13対1，15対1）は再編・統合され，急性期一般入院基本料，地域一般入院基本料とされた．入院基本料は，これまでの「10対1」の基準を「基本部分」とし，「重症度，医療・看護必要度」の基準を満たす患者割合を「実績部分」の指標として，急性期一般入院料1～7までの7区分で評価されている．最も点数が高い入院料1は従来の「7対1」，最も点数が低い入院料7は従来の「10対1」の基本点数や要件等を踏襲しており，重症度，医療・看護必要度ⅠあるいはⅡの基準を満たす患者割合などが加味される．

　看護技術の評価やチーム医療推進体制への評価として，認定看護師や専門看護師らの専従配置を施設基準の1つとして規定するものは2006年の褥瘡ハイリスク患者ケア加算創設以降増え，看護の専門性発揮に期待が高まっている．最近では，認知症ケアなど社会ニーズの高い分野での看護技術がQOL向上や悪化防止に有効と評価されている．高い看護の専門技術やチーム医療への役割発揮，外来看護の強化，在宅での専門性発揮への期待など診療報酬上の評価が看護師全体の人材育成計画にも影響を及ぼしている．社会ニーズや，国の施策や医療提供体制の方向性を知り，準備性を高めることが看護管理者や看護師全体に求められている．

　学習課題

1.　インターネット上で公開されている病院の損益計算書を見てみよう

2.　当該年度の病院経営管理指標と，自施設が公表している損益計算書を比較してみよう．

●**引用文献**

1）厚生労働省医政局：病院会計準則, 2004,〔https://www.mhlw.go.jp/topics/bukyoku/isei/igyou/igyoukeiei/tuchi/jyunsoku/jyunsoku01.pdf〕（最終確認：2023 年 1 月 25 日）

2 人的資源管理

2-1　人的資源とは

この項で学ぶこと

1. 人的資源や人的資源管理について理解する.
2. 人員配置に関する法的根拠とその基準について学ぶ.

「**人的資源**」とは何か. 人という資源である. **人的資源管理**（human resource management）とは, 組織として目標達成のために人という資源をどのように採用し, 配置し, 育み, 活用するかマネジメントすることである. さらに, その成果を評価し, **コンピテンシー**（p.122 参照）に基づき質の高い実践をすることができる人材を育成するスキルでもある. 人的資源管理の目標は人を元気づけ, 組織の戦略を達成し, 組織を牽引し, 組織を変革することのできる人材を生み出し, 組織を元気にすることである.

A. 看護における人的資源の特徴と活動

なぜ, 看護は「人」と「資源」に注目するのだろうか. 看護は, 人と人との間でなされるものであり, 看護者一人ひとりの手を通して実践されるものであるので,「**人的資源管理**」は看護管理にとって重要なスキルである. **看護サービス**の特徴は,「看護師が患者に提供するのと同時に消費され（同時性）, 生産と消費を切り離すことは不可能で（不可分性）, 経験や能力の異なる人によって提供されるため必ずしも均一ではなく（不均質性）, はっきりとした形がなく触ったり, 見たり, 試したりすることができない（非有形性）, 形がなく在庫することが困難である（消滅性）」という 5 つの観点で説明される. だからこそ, 看護を提供する「人」のマネジメントが重要なのである.

人的資源管理の要素は, 採用, 配置と異動, 評価, **能力開発**, 報酬, 昇進, 退職・解雇などである. 看護における人的資源管理の特徴は, 看護師を単に物のような「資源」としてではなく, 心を持った, 優れた看護実践を提供する人間として, また, 専門職として成長する存在としてマネジメントすることにある. 看護師は, 組織が自分のことを単に「資源」として見ているのではなく, 看護師の人間としての価値や専門職としての価値を認めてくれ, それを高めてくれる体制を整えていることを実感することで働く意欲が高まるという特徴を持つ. 人という資源は,「無限の可能性」を持っており,「育てることができる資源」であり, 他のモノ, カネ, 情報などの資源のマネジメントとは異なる面白さがある. 一方で, 教育の成果はすぐには見えないため, 長期間の計画が必要であること, 人は感情や思考力を持つためマネジメントには配慮が必要というむずかしい側面を持つ.

表Ⅱ-2-1　人的資源管理の活動としくみ，必要な知識体系

人的資源管理の活動	中核となるしくみ	必要な知識体系
看護を実践する人材の育成	パフォーマンスマネジメント	目標管理と職務デザイン OJT, Off-JT プリセプターシップ メンターシップ コンピテンシー
組織をリードする能力の育成	キャリアと経験を通じた選抜型育成	リーダーシップ理論 学習理論 組織論，変革理論
公平で，情報開示に基づいた評価と処遇	評価とフィードバック	クリニカルラダーに基づく評価 能力に応じた教育の機会や処遇など公平な提供
キャリアを通じた人材としての成長を支援する	キャリアデベロップメント	生涯発達心理学 コーチング

　看護の組織における人的資源管理は，短期的な視点と長期的な視点が必要である．短期的な視点は，患者に質の高い看護を提供できる能力を持つ看護師の雇用と**適正人数**の配置，看護を安全に実践できるよう人材を育てることである．人的資源管理の長期的な視点は，組織の戦略やビジョンを視野にいれ，組織をリードし，成果を上げ，組織を牽引していく人材を育てることであり，そこには**キャリアデベロップメント（キャリア開発，キャリア発達）**（p.110 参照）の視点が必要となる．人的資源管理の活動としくみは**表Ⅱ-2-1**のような内容になる．

B. 人員配置と看護の質

　看護師の人員配置はどのように決められているのだろうか．また，看護師の人員配置は看護の質のどのような成果指標と関連するのだろうか．米国の研究者であるエイケン（Aiken LH）は，ペンシルバニア州の 168 病院の外科病棟（整形外科，外科，血管外科）患者 232,342 人と看護師 10,184 人を対象に調査を行ったところ，看護師 1 人あたりの受け持ち患者が 1 人増えるたびに，入院後 30 日以内の死亡率が 7％上昇し，救命不成功率が 7％上昇するというショッキングな研究結果を公表した[1]．看護師の配置は，**看護の質**の**アウトカム指標**である死亡率，非救命率，転倒率，院内感染，褥瘡の発生率，投薬エラー，**平均在院日数**などと関連する[2]との調査結果もあり，看護を提供するうえで重要な要素である．

C. 人員配置と法的根拠

　看護師の配置は，どこに定められているのだろうか．**看護師の人員配置基準**については患者の数と看護師の数の割合などで決められており，その標準は「**医療法**第 21 条，第 22 条の 2」及び「**医療法施行規則第 19 条**，第 21 条の 2」に定められている．医療法（指定規則第 19 条）による基準[3]（**表Ⅱ-2-2**）には，他の職種の標準的な基準も定められている．
　患者に対する医療者の割合は，たとえば一般病棟では 16 人の患者に対し 1 人の医師，3 人の患者に対し 1 人の看護師，70 人の患者に対し 1 人の薬剤師，などと定められている．

表Ⅱ-2-2　医療法で定められた病院における人員配置

	一般病床	療養病床	精神病床		感染症病床	結核病床
定　義	精神病床，感染症病床，結核病床，療養病床以外の病床	主として長期にわたり療養を必要とする患者を入院させるための病床	精神疾患を有する者を入院させるための病床		感染症法に規定する一類感染症，二類感染症及び新感染症の患者を入院させるための病床	結核の患者を入院させるための病床
			1) 大学病院等[*1]	1) 以外の病院		
人員配置標準	医師　　　　16：1 薬剤師　　　70：1 **看護職員**　　**3：1**	医師　　　　48：1 薬剤師　　　150：1 看護職員　　4：1 看護補助者　4：1 理学療法士及び作業療法士 病院の実情に応じた適当数	医師　　　　16：1 薬剤師　　　70：1 看護職員　　3：1	医師　　　　48：1 薬剤師　　　150：1 看護職員　　4：1	医師　　　　16：1 薬剤師　　　70：1 看護職員　　3：1	医師　　　　16：1 薬剤師　　　70：1 看護職員　　4：1
	（各病床共通） ・歯科医師　歯科，矯正歯科，小児歯科及び歯科口腔外科の入院患者に対し，16：1 ・栄養士　病床数 100 以上の病院に 1 人 ・診療放射線技師，事務員その他の従業者　病院の実情に応じた適当数 **（外来患者関係）** ・医師 40：1 ・歯科医師　病院の実情に応じた適当数 ・薬剤師　外来患者に係る取扱処方せん 75：1 ・**看護職員 30：1**					

*1 大学病院（特定機能病院及び精神病床のみを有する病院を除く．）のほか，内科，外科，産婦人科，眼科及び耳鼻咽喉科を有する 100 床以上の病院（特定機能病院を除く．）のことをいう．

　　看護配置の算出方法は，交代制（2 交代，3 交代）にかかわらず，1 日 3 勤務帯，1 勤務帯あたり 8 時間を標準として算出する．計算式は**図Ⅱ-2-1**のとおりである．

　　また，看護師の人員配置については，一般病棟入院基本料が再編・統合され（2018 年改正），「急性期一般入院基本料」と「地域一般入院基本料」とされた．「急性期一般入院基本料」は【基本部分】と，重症度，医療・看護必要度の該当患者割合の【実績部分】を加えた入院料 1 ～ 7 に分類された．

　　看護師の配置は，病院経営に直結するため注目されているが，病気休暇や産前産後の休暇，年休取得など休暇なども考慮し配置するため，看護師が不足する病院では看護師の確保が課題になっている．外来の看護師の基準は 30 人の患者に対し看護師 1 人とかなり少ない人数での対応が求められる．外来機能は，病院の機能分化により平均在院日数が短縮し，重症の患者やがんの化学療法など外来機能が変化し看護の役割も変化をしていることから，今後基準を検討していく必要がある．

別紙1（様式1の場合），別紙2-1（様式5の場合）
医師，歯科医師，看護師その他の従業員の標準員数

1　入院患者数等

A	1日平均入院患者数	（　　　人）－ A
B	Aのうち療養病床入院患者数	（　　　人）－ B
C	Aのうち感染症病床入院患者数	（　　　人）－ C
D	Aのうち精神入院患者数	（　　　人）－ D
E	Aのうち結核入院患者数	（　　　人）－ E
F	Aのうち歯科・矯正歯科・小児歯科・歯科口腔外科入院患者数	（　　　人）－ F
G	1日平均外来患者数	（　　　人）－ G
H	Gのうち耳鼻いんこう科外来患者数	（　　　人）－ H
I	Gのうち眼科外来患者数	（　　　人）－ I
J	Gのうち精神科外来患者数	（　　　人）－ J
K	Gのうち歯科・矯正歯科・小児歯科・歯科口腔外科の外来患者数	（　　　人）－ K
L	1日平均調剤数	（　　　人）－ L
M	1日平均収容新生児数	（　　　人）－ M
N	外来患者に係る取扱処方せんの数	（　　　枚）－ N

$$\frac{A-(B+C+D+E)}{3} + \frac{C}{3} + \frac{D}{4} + \frac{E}{4} + \frac{B}{4} = X, \quad \frac{G}{30} = Y, \quad X+Y=$$

　産婦人科又は産科においては，看護師及び准看護師のうちの適当数を助産師とするものとし，また，歯科，矯正歯科，小児歯科又は歯科口腔外科においては，そのうちの適当数を歯科衛生士とすることができる．

　表中，「D/4」とあるのは，当分の間，「D/5」とする．
ただし，看護補助者と合わせた数が「D/4」となっていなければならない．
　（例）60床の精神病床の場合，看護師及び准看護師の12人(5：1)に，看護補助者を3人加えて計15人(4：1)を配置しなければならない．（規則附則第20条）

図Ⅱ-2-1　医療法に基づく病院の看護師配置の計算
〔大阪府：医師，歯科医師，看護師その他の従業者の標準員数資料，〔http://www.pref.osaka.lg.jp/attach/3738/00009766/keisan.xls〕（最終確認：2017年7月27日）より引用〕

D. 人的資源管理における今後の方向性

　日本の人口は今後長期的に減少し，少子高齢化がさらに進むことが予測されており，このままでは，受療率の高い高齢者が増加することで医療や介護のニーズが増え，看護を担う人材は不足することは明らかである．**社会保障と税の一体改革**（2012）は，団塊の世代が75歳以上となる2025年に向けて，少子高齢化の時代の医療や介護の社会保障のグランドデザインを描いたものであり，それに基づいて社会保障制度改革が動いている．今後は，**地域包括ケアシステム**が進められ，病院完結型から地域完結型へと移行していく．当然，そこで働く地域における国民の健康や生活を視野に入れ実践を行うことのできる看護師の人材育成も課題となっている．

```
┌─────────────────────────────────┐
│ 学習課題                         │
```

1. 人的資源管理について説明してみよう
2. 看護師の配置の基準の根拠を説明してみよう

●**引用文献**

1) Aiken LH, Clarke SP, Sloane DM, et al：Hospital nurse staffing and patient mortality, nurse burnout, and job dissatisfaction JAMA **288**(16)：1987-1993, 2002
2) 中島民子，井部俊子：看護師の人員配置とアウトカム研究に関する文献検討．インターナショナルナーシングレビュー **27**(3)：58-63, 2004
3) 第14回社会保障審議会医療部会（平成22年12月2日）資料
「病院に関する主な構造設備の基準及び人員の標準」を一部改変「医療法で定められた病院における人員配置」〔http://www.mhlw.go.jp/stf/shingi/2r9852000000xp9o-att/2r9852000000xpc9.pdf〕（最終確認：2023年1月25日）

2-2　キャリアマネジメント

A. キャリアとは

　キャリアとは，「広辞苑第六版」（新村　出編，岩波書店，2008）によると，「（職業・生涯の）経歴，専門的技能を要する職業についていること，国家公務員試験Ⅰ種に合格し本庁で採用された者の俗称」とされ，個人が生涯で経験した職業や仕事の種類と社会的な役割・地位，身分のことを意味している．しかし，最近では，キャリアとは生涯を通した職業や仕事の経験とともに**人の生き方そのものを意味**するという捉え方や，「働く人々のlifeすなわち，生活全般や人生・生涯に関わるもの」[1]という捉え方など，幅広い視野で捉えられている．この主張から，キャリアは仕事の経歴や社会的地位だけではなく，その人の生涯にわたって積み重ねられていく生き方そのものと捉えることができる.

B. キャリア発達

　キャリアデベロップメント（career development）は，**キャリア発達**あるいは**キャリア開発**と訳される．小野は，個人の側面から見たものをキャリア発達，組織がその構成員のキャリア発達を促進する行為をキャリア開発としている[2]．個人の視点でのキャリア発達は，個人の仕事に対する期待や職業人として今後の人生の過ごし方など，生涯における発達過程を重視する．一方，組織の視点のキャリア開発では，組織の目標達成に向けた構成員のキャリア発達の形成を主としており，**キャリア開発プログラム**などに則って，昇進・昇格，委員としての役割の付与，スペシャリストとしての資格の取得支援などを行う.

　「継続教育の基準ver.2」（日本看護協会，2012）[3]によると，看護職のキャリア開発とは，「個々の看護職が社会のニーズや各個人の能力および生活（ライフサイクル）に応じてキャリアをデザインし，自己の責任でその目標達成に必要な能力の向上に取り組むことである．また，一定の組織の中でキャリアを発達させようとする場合は，その組織の目標を踏まえたキャリアデザインとなり，組織はその取り組みを支援するものである」とされている．ここでは，組織の支援で構成員が十分な能力を発揮しキャリア発達することと，その構成員を活用し組織の目標を達成させるという考え方が示されている.

　キャリアデザインとは，目標の達成に向けて段階的に自己目標を設定しながら自分自身のキャリアを計画する（生涯を設計する）ことである．勝原は，キャリアデザインは自分のために行うものであり，生き方を自らに問うことが出発点であり，明確なデザインでなくても，そのような問いに答えようと意識することがキャリアを豊かなものにすると述べている[4].

1 ● キャリア発達の段階

　組織におけるメンバーとしてのキャリア発達は，試行期，確立期，維持期，衰退期の4つの段階で説明することができる[5]（図Ⅱ-2-2）．試行期はキャリアの初期であり，新人看護師などが該当する．この時期は成功や失敗が影響するところが大きく[6]，上手く経過できないと早期の離職などにつながることがある．その対策として，現在，現任教育では新人看護職員研修ガイドラインに基づいた様々な新人看護師教育（p.120参照）が行われている．確立期では，試行期の経験を踏まえて今後の目標を持つことができるようになり，また，専門・関心領域への取り組みを進めようとする．維持期では，確立期に培った能力を維持・継続し，自分のキャリア発達をみつめ直すようになる．しかし，この時期には看護職のキャリア発達や看護実践能力の停滞（**プラトー現象**）を起こすことが指摘されている[7]．また，新しい知識・技術を常に習得し，向上心を持ち続ける成長タイプや途中で成長・

コラム1　年齢階級別労働力率にみる女性のキャリア発達の社会的状況

　確立期は結婚・出産などの**ライフイベント**が起こる年代である．女性の労働力率の推移をみると（**図**），1978年の折れ線グラフでは結婚・出産期に当たる年代に一旦低下し，子どもの成長とともに上昇するという**M字型カーブ**を描いている．それから年を追うにつれ，M字型の谷の部分が浅くなってきている．その背景には，企業における女性の活躍を促進する仕組みの導入などがあり，看護職では仕事に就いていない潜在看護師を対象に，再びキャリア形成に向けた教育・研修を行うなどの支援が行われている．

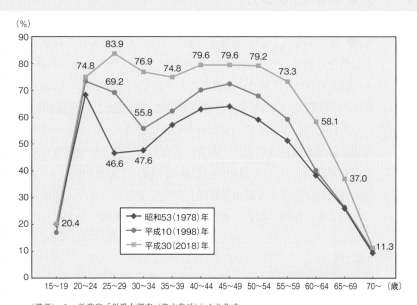

（備考）　1．総務省「労働力調査（基本集計）」より作成．
　　　　　2．労働力率は，「労働力人口（就業者＋完全失業者）」／「15歳以上人口」×100．

女性の年齢階級別労働力率の推移
〔内閣府男女共同参画局：男女共同参画白書　令和元年版，〔https://www.gender.go.jp/about_danjo/whitepaper/r01/zentai/html/zuhyo/zuhyo01-02-03.html〕（最終確認：2023年1月25日）より引用〕

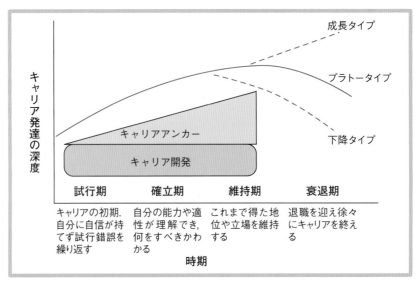

図Ⅱ-2-2　キャリア発達の段階
［小野公一：働く人々のキャリア発達と生きがい―看護師と会社員データによるモデル構築の試み，
p.21, ゆまに書房, 2010 および田尾雅夫：看護マネジメントの理論と実際―人的資源論の立場から，
p.65, 医療文化社, 2005 を参考に筆者作成］

発達を放棄する下降タイプが存在する．衰退期は，関心領域の運営を他者に任せるなどキャリアを終えていく時期である．定年の年齢が延長され，生涯現役で働き続けることで衰退期の期間が長くなっている．

2 ● キャリアアンカー

　シャインは，職業の経験を積むことで「仕事を通じて自覚されたスキルと能力」，「仕事を通して何がしたいかの動機と欲求」，「仕事などにおける自分の価値や意味づけ」という自己概念を持ち，この自己概念が**キャリアアンカー**であると述べている[8]．キャリアアンカーは，8つのカテゴリーで構成されており，ほとんどの人はいずれかに該当する（**表Ⅱ-2-3**）．看護職としてキャリア発達の方向性を見出し，主体的にキャリアをデザインしていくためには，キャリアアンカーを明確にさせていくことが重要だろう．特に，キャリア発達における節目の時期に，自らに「どのような分野が得意なのか」，「人生において今後は何を望むのか」，「自分自身が何に価値を置いているのか」といった問いかけを行ったり，他者との対話によって違いを認識したりすることにより，自分にとって何が大切なのかの判断ができ，後悔しないキャリアを選択することにつながる．

コラム2　キャリアサバイバル

　医療組織は外的環境のなかで様々な変化や変革を行わなければならない．組織は目標を設定しあるべき姿を描いていく．そこでは組織や環境の変化に対応しながら個人のキャリアのよりどころ（キャリアアンカー）をいかし，自らのキャリアをデザインする手法「**キャリアサバイバル**」を行っていく．

表Ⅱ-2-3 キャリアアンカーのカテゴリー

カテゴリー	内容
専門・職能別能力	自分の専門分野において能力をいかせるように働く．これらの人々がキャリアの途中で能力や技術が発揮できず他分野の仕事に変わると，仕事の満足感・技能の低下を招く
経営管理能力	経営管理と組織の成果に関心をもち，管理者に求められる能力を身につけている
自律・独立	自分のやり方，自分のペース，および自分が納得できる自分なりの基準に沿って物事を進める
保障・安定	安定した仕事や終身雇用など整備された条件面から安全・安心を感じることができ，将来に起こることを予測できる
起業家的創造性	創造的に自分なりの仕事のやり方や成果にこだわり仕事の達成に意欲的である
奉仕・社会貢献	人々のために専心的に働き，組織に奉仕するといった価値観によって方向づけられている
純粋な挑戦	克服不可能な障害を乗り越えたり，解決不可能な問題を解決したり，困難な問題に直面するような仕事を探していく
生活様式	自分のキャリアを個人のニーズ，家族の状況，あるいは，自分のパートナーのキャリアとうまく統合させることを求める

[シャインをもとに作成[9]]

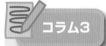

コラム3　キャリア発達に重要なメンタリング

　メンタリングとは，「年長で経験や知識のある人が，それらを持たない人々の個人の成長やキャリア形成を促進するために，個人的に援助すること」[1]で，メンタリングの機能を果たすメンター（指導者，教育者など）は看護師長，主任など直属の上司であることが多い．メンターは，キャリア発達のプロセスを共有できる強力な支援者である．看護師長が発揮するメンタリング機能は，個人のキャリア発達を促進するうえで有効である[1]．組織として，メンターの存在は，メンターと構成員双方のキャリア満足感・職務満足感を高めること，組織内の良好な人間関係を構築することが期待できる．

【引用文献】
1) 今堀陽子ほか：看護師におけるメンタリングとキャリア結果の関連．日本看護管理学会誌 12(1)：49-59，2008

3 ● 組織のキャリア開発

　組織におけるキャリア開発では，構成員が看護にやりがいを感じ自己実現できることを目指して，組織にある様々な機会と一致させながら行うことが重要である．ここでは，キャリア開発を支える仕組みとして目標管理と継続教育について紹介する．

a. 目標管理

　目標管理（management by objectives：MBO）とは，一人ひとりの強みと責任や役割が最大限発揮できるように上司と部下が組織目標を話し合って共通の方向性を示す管理方法である．また，一人ひとりの目標と組織全体の目標を関連させ理解することが必要であり，組織業績の向上と働きがいの実現を目指す．

　組織目標は，上司だけで決定して指示的に**トップダウン**するのではなく，話し合いの場を持ったうえで設定する．上司は部下からの意見を吸い上げ（**ボトムアップ**）ながら，**期**

表Ⅱ-2-4 わかりやすく記述された目標

> ・行動ではなく結果の観点で記載されている
> ・定量化でき測定が可能である
> ・期限が明確である
> ・難易度は高いが，達成が可能である
> ・文書化がされており，組織にとって必要なすべての構成員への伝達がなされている

[スティーブン P. ロビンスほか：マネジメント入門——グローバル経営のための理論と実践，p.162-169，ダイヤモンド社，2014 より引用]

待する結果とともに部下個人に対してどのようなことを期待しているかを伝える．目標管理では，組織のビジョンや方向性を踏まえて看護部の目標，そして病棟の目標，また個人の目標としてより具体化されるが，個々には「われわれの事業は何か．何であるべきか」[10]を問い，分析及び検討を行い，定義することが必要で，その結果，組織の目標と個人の目標の関連付けができると，個人は自分の目標として受け止め目標達成に向けて努力するようになる．具体的な目標（**表Ⅱ-2-4**）があれば，評価指標が明確になり，目標の達成状況を客観的に評価できるとともに個人の達成状況に見合ったフィードバックが可能になる．

上司と部下で行う**目標面接**では，部下が何によって動機づけられているかを考慮して行う．目標面接では，目標の達成状況を評価するとともに，能力開発やキャリア発達と部下個人を尊重しながら働きがい（やる気）を促すことが重要である．

b. 継続教育

看護師等の人材確保の促進に関する法律（平成四年法律第八十六号）第五条では「病院等の開設者等は，病院等に勤務する看護師等が適切な処遇の下で，その専門知識と技能を向上させ，かつ，これを看護業務に十分に発揮できるよう，病院等に勤務する看護師等の処遇の改善，新たに業務に従事する看護師等に対する臨床研修その他の研修の実施，看護師等が自ら研修を受ける機会を確保できるようにするために必要な配慮その他の措置を講ずるよう努めなければならない」と述べられている[11]．そこでは，組織として看護師が責任を持ってより安全で質の高い看護が実践できるような教育の機会を提供する必要性が示されている．

①継続教育の範囲

看護職の臨床研修等の努力義務化（2010 年）から，組織では**継続教育**の機会が拡充され積極的に人材育成が行われている．

「継続教育の基準 ver.2」（日本看護協会，2012）では，看護における継続教育を「看護の専門職として常に最善のケアを提供するために必要な知識，技術，態度の向上を促すための学習を支援する活動」と定義している[3]．

継続教育とは，看護基礎教育の学習を基盤とし，その後に行われるすべての教育をさし，その種類は**現任教育**と**卒後教育**からなる[12]．現任教育は現在，担っている業務を遂行するために必要な知識・技術，態度を学び，施設の看護の質の向上に貢献することが目的である．卒後教育は看護基礎教育後に学ぶ大学院教育などをさす．現任教育では所属する院内での教育（**院内教育**）と文部科学省，厚生労働省，日本看護協会などが主催する**院外教育**に大別される．院内教育は新人看護師教育など経験年数別教育，能力レベル別教育，役割・

領域別の教育，看護管理者教育などで，院外教育では認定看護師の教育，看護学教員・実習指導者研修，看護管理者の養成などがある．

②クリニカルラダーの開発

近年では卒後何年目であるかで受講を決定する経験年数別教育より，看護実践能力と組織におけるリーダーシップなどの役割遂行能力，専門職として教育・研究能力について，段階的にレベルで示した**教育システム（クリニカルラダー）**を採用する施設が増えてきている．クリニカルラダーの「クリニカル」は臨床における看護実践能力を，「ラダー」ははしごを意味し，看護師の看護実践能力の開発・評価を支援するとともに，キャリア発達を促進し，仕事の満足感や職業継続へとつながる．到達段階はベナーの臨床看護実践における熟達段階（**図Ⅱ-2-3**）に基づいている．看護職として働き始めた新人看護師は，指導者の助言を得ながら業務が実施できる「新人レベル」であり，そして目標を立案しそれに向けて一通りの業務ができるようになり，予測できることまた不測の事態にも対処できる「一人前レベル」となる．さらに，様々な場面でこれまでの経験をいかし，患者によりよい看護ケアが提供できるようになる「中堅レベル」から，そして根拠に基づいた卓越した看護実践ができる「達人レベル」に到達する．

これまでは病院施設で働く看護師を中心としたクリニカルラダーであったが，日本看護協会は，さまざまな場で働く看護師に共通して求められる看護実践能力を示したクリニカルラダーを開発した．そこでは，看護の核となる実践能力を「看護師が論理的な思考と正確な看護技術を基盤に，ケアの受け手のニーズに応じた看護を臨地で実践する能力」と定義し，それを4つの力と5つの習熟段階で示している（**表Ⅱ-2-5，Ⅱ-2-6**）．

クリニカルラダーの導入は，個人の側から見ると自らの看護実践能力の段階を評価することができ，主体的に自己啓発し能力開発していくことができる．また，組織が求める看

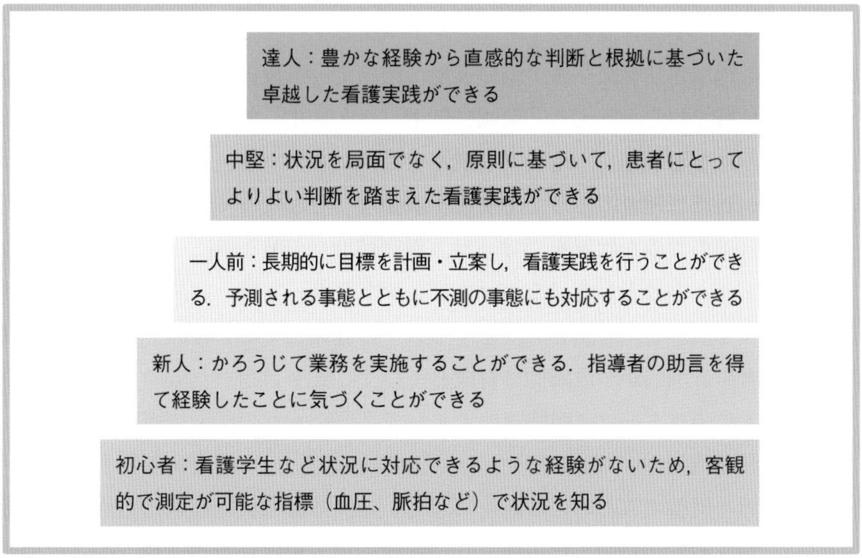

達人：豊かな経験から直感的な判断と根拠に基づいた卓越した看護実践ができる

中堅：状況を局面でなく，原則に基づいて，患者にとってよりよい判断を踏まえた看護実践ができる

一人前：長期的に目標を計画・立案し，看護実践を行うことができる．予測される事態とともに不測の事態にも対応することができる

新人：かろうじて業務を実施することができる．指導者の助言を得て経験したことに気づくことができる

初心者：看護学生など状況に対応できるような経験がないため，客観的で測定が可能な指標（血圧，脈拍など）で状況を知る

図Ⅱ-2-3 ベナーの臨床看護実践における熟達段階

［パトリシア・ベナー（著）：ベナー看護論―新訳版 初心者から達人へ，井部俊子（監訳），p.17-32，医学書院，2005 を参考に筆者作成］

表Ⅱ-2-5　実践能力の習熟段階

習熟段階	内　容
レベルⅠ	基本的な看護手順に従い必要に応じ助言を得て看護を実践する
レベルⅡ	標準的な看護計画に基づき自立して看護を実践する
レベルⅢ	ケアの受け手に合う個別的な看護を実践する
レベルⅣ	幅広い視野で予測的判断をもち看護を実践する
レベルⅤ	より複雑な状況において，ケアの受け手にとっての最適な手段を選択しQOLを高めるための看護を実践する

〔日本看護協会：「看護師のクリニカルラダー（日本看護協会版）」活用のための手引き　1. 開発の経緯，p.5,〔https://www.nurse.or.jp/home/publication/pdf/fukyukeihatsu/guidance01.pdf〕（最終確認：2023年1月25日）より引用〕

表Ⅱ-2-6　クリニカルラダーの4つの力

力	内　容
ニーズをとらえる力	ケアの受け手をとらえ，判断し，その人に適した方略を選択する
ケアする力	ケアの実施・評価を行う（PDCAサイクルや看護過程の展開）
意思決定を支える力	ケアの受け手が立ち会う場面（治療，最期の迎え方等）において，その人らしい選択ができるための意思決定を支える
協働する力	ケアの受け手を中心に，情報やデータを多職種間で共有し，ケアの方向性を検討，連携する

〔日本看護協会：「看護師のクリニカルラダー（日本看護協会版）」活用のための手引き　2. 導入・活用編，p.1,〔https://www.nurse.or.jp/home/publication/pdf/fukyukeihatsu/guidance02.pdf〕（最終確認：2023年1月25日）より引用〕

護実践能力の段階を理解することで，今後の自己の課題と目標が明確化できる．組織の側からは，どの到達レベルの看護師がどれくらいいるか客観的に把握することができる．それらを用いて，公平な評価（昇進・昇格の機会）や新たな役割の付与の基準として採用する，などの活用法がある．

③病院看護管理者のマネジメントラダー

　地域包括ケアシステムの実現に向けて，医療提供体制は「病院完結型」から住み慣れた地域で治し，支える「地域完結型」へと変化している．これからは病院の中だけの看護管理にとどまらず，地域まで視野を広げたネットワークを構築し，地域医療へ貢献することが看護管理者にとってますます重要なこととなってくる．

　このような状況を受け，日本看護協会は2019年に「病院看護管理者のマネジメントラダー」を公表した．このマネジメントラダーとは，病院の中で最大集団である看護スタッフを活かし，看護を必要とする人々の健康とQOLの向上に関与する責務がある看護管理者を計画的かつ段階的に育成していくことを目指したものである．

　このラダーは，病院管理者として必要な6つの能力「組織管理能力」「質管理能力」「人材育成能力」「危機管理能力」「政策立案能力」「創造する能力」（**表Ⅱ-2-7**）と，その能力を獲得するための段階を示している．それぞれの段階は職位で決められるものではないが，参考としてⅠは主任，Ⅱは看護師長，Ⅲは副看護部長，Ⅳは看護部長をおおよその目安としている．

表Ⅱ-2-7　6つの能力の定義

能　力	定　義
組織管理能力	組織の方針を実現するために資源を活用し，看護組織をつくる力
質管理能力	患者の生命と生活，尊厳を尊重し，看護の質を組織として保証する力
人材育成能力	将来を見据えて看護人材を組織的に育成，支援する力
危機管理能力	予測されるリスクを回避し，安全を確保するとともに，危機的状況に陥った際に影響を最小限に抑える力
政策立案能力	看護の質向上のために制度・政策を活用および立案する力
創造する能力	幅広い視野から組織の方向性を見出し，これまでにない新たなものを創り出そうと挑戦する力

［日本看護協会：病院看護管理者のマネジメントラダー日本看護協会版，〔https://www.nurse.or.jp/home/publication/pdf/guideline/nm_managementladder.pdf〕（最終確認：2023年1月25日）より引用］

表Ⅱ-2-8　スペシャリスト（専門看護師）

・専門看護師になるまでのプロセス

「日本国の看護師の免許を有すること」→「看護系大学院修士課程修了者で日本看護系大学協議会が定める高度実践看護師教育課程基準の所定の単位を取得」「実務経験が通算5年以上（うち3年間以上は専門看護分野の実務経験）」→「認定審査（書類審査・筆記試験）」→「専門看護師認定証交付・登録」→「5年ごとに更新（看護実践の実績，研修実績，研究業績等書類審査）」

・教育課程

看護系大学院修士課程修了者で専門看護師教育課程基準の所定の単位（総計38単位）を取得し，日本看護協会専門看護師認定審査に合格することが必要

・専門看護師の専門看護分野における6つの役割

実践	個人，家族及び集団に対して卓越した看護を実践する
相談	看護者を含むケア提供者に対しコンサルテーションを行う
調整	必要なケアが円滑に行われるために，保健医療福祉に携わる人々の間のコーディネーションを行う
倫理調整	個人，家族及び集団の権利を守るために，倫理的な問題や葛藤の解決をはかる
教育	看護者に対しケアを向上させるため教育的役割を果たす
研究	専門知識及び技術の向上並びに開発をはかるために実践の場における研究活動を行う

・専門看護師の専門看護分野（14分野，誕生見込み分野含む）

がん看護，精神看護，地域看護，老人看護，小児看護，母性看護，慢性疾患看護，急性・重症患者看護，感染症看護，家族支援，在宅看護，遺伝看護，災害看護，放射線看護（2022.2特定），専門看護師の登録数2,944人（2022年1月現在）

［公益社団法人日本看護協会「専門看護師・認定看護師・認定看護管理者」〔https://nintei.nurse.or.jp/nursing/qualification/cns〕（最終確認：2023年1月25日）より引用］

c. スペシャリストの育成

　「看護制度検討会報告書（21世紀に向けての看護制度のあり方）」（厚生労働省，1987）では，特定の分野に深い知識や優れた技術を持つ看護師（スペシャリスト）の育成が求められた．米国の制度を参考に，1994年に専門看護師制度，1995年に認定看護師制度が，日本看護協会により創設された[13]．その後，日本看護系大学協議会では高度実践看護師（APN：advanced practice nurse）の養成を開始した．高度実践看護師とは高い専門性と優れた看護実践能力を有する看護職者であり，専門看護師（CNS：certified nurse specialist）とナースプラクティショナー（NP：nurse practitioner）の2種類がある[14]．

表Ⅱ-2-9　スペシャリスト（認定看護師）

・認定看護師になるまでのプロセス
認定審査の受験資格「本国の看護師免許を有すること，看護師免許取得後，通算 5 年以上の実務経験（そのうち通算 3 年以上は特定の認定看護分野における実務研修）」→「A 課程認定看護師教育機関若しくは B 課程認定看護師教育機関」における教育の修了→「認定看護師認定審査（筆記試験）に合格」→「認定看護師認定証交付・登録」→「5 年ごとに更新（看護実践と自己研鑽の実績について書類審査）」

・教育課程
A 課程認定看護師教育機関（2026 年度に教育が終了）：特定行為研修を組み込んでいない認定看護師教育機関 B 課程認定看護師教育機関（2020 年度から教育を開始）：特定行為研修を組み込んでいる認定看護師教育機関

・開講期間と時間数
A 課程認定看護師教育機関：6 ヵ月以上 1 年以内・600 時間以上 B 課程認定看護師教育機関：1 年以内・800 時間程度と特定行為区分科目の実習時間

・認定看護師の特定の看護分野における 3 つの役割	
実践	個人，家族および集団に対して，高い臨床推論力と病態判断力に基づき，熟練した看護技術および知識を用いて水準の高い看護を実践する
指導	看護実践を通して看護職に対し指導を行う
相談	看護職等に対しコンサルテーションを行う

・現行（A 課程）認定の看護分野（21 分野）
救急看護，皮膚・排泄ケア，集中ケア，緩和ケア，がん化学療法看護，がん性疼痛看護，訪問看護，感染管理，糖尿病看護，不妊症看護，新生児集中ケア，透析看護，手術看護，乳がん看護，摂食・嚥下障害看護，小児救急看護，認知症看護，脳卒中リハビリテーション看護，がん放射線療法看護，慢性呼吸器疾患看護，慢性心不全看護，認定看護師の登録数 21,081 人（2021 年 12 月現在）

・新たな（B 課程）認定の看護分野（19 分野）
感染管理，がん放射線療法看護，がん薬物療法看護，緩和ケア，クリティカルケア，呼吸器疾患看護，在宅ケア，手術看護，小児プライマリケア，新生児集中ケア，心不全看護，腎不全看護，生殖看護，摂食嚥下障害看護，糖尿病看護，乳がん看護，認知症看護，脳卒中看護，皮膚・排泄ケア，認定看護師の登録数 1,496 人（2021 年 12 月現在）

［公益社団法人日本看護協会「専門看護師・認定看護師・認定看護管理者」〔https://nintei.nurse.or.jp/nursing/qualification/cns〕（最終確認：2023 年 1 月 25 日）より引用］

○専門看護師制度（**表Ⅱ-2-8**）：専門看護師とは，複雑で解決困難な看護問題を持つ個人，家族及び集団に対して水準の高い看護ケアを効率よく提供するための特定の専門看護分野の知識・技術を深めた者である．専門看護師になるまでのプロセスは**表Ⅱ-2-8**のとおりであり，資格の有効期間は 5 年である．更新時には看護実践の実績，研修実績，研究業績などが書類によって審査される．

○ナースプラクティショナー：病院・診療所等と連携して，顕在的および潜在的な健康問題を有する個人や家族，集団，コミュニティに対して，一定の範囲で自律的に，卓越した看護を提供することが認められた者である．ナースプラクティショナーの看護専門分野は「プライマリケア看護」の 1 分野で，日本看護系大学協議会のナースプラクティショナー（JANPU-NP）資格認定委員会が行う認定試験に合格し，専門看護師と同様に 5 年ごとに更新審査を受ける必要がある．

　医療ニーズがピークとなる 2040 年に向け，看護職には病気を抱えながらも住み慣れた地域で安心して暮らすことを支えていく役割が期待されている．このような状況を受け，日本看護系大学協議会は，常に人々の傍らで活動する看護職が医療的な行為を判断し実施

できるスペシャリストとして，ナースプラクティショナーを養成する教育課程を定めた．こうしたスペシャリストの存在は，施設全員の医療・看護の質の向上つながることが期待されている．

○認定看護師制度（**表Ⅱ-2-9**）：認定看護師とは，ある特定の看護分野において，熟練した看護技術と知識を有することが認められた者である．また保健医療福祉の発展への貢献と看護学の向上に向けた役割を果たす．日本看護協会は2020年から特定行為研修を組み込んだ新たな認定看護師教育課程（B課程）の教育を開始した．現行のA課程認定看護師教育課程は2026年度に終了する．A課程認定看護師教育課程修了者は，特定行為研修指定機関で特定行為研修を修了し，必要な手続きすれば新たな認定看護師（特定認定看護師）になることができる．認定看護師になるまでのプロセスは**表Ⅱ-2-9**のとおりであり，資格の有効期間は5年である．更新時には看護実践と自己研鑽の実績が書類によって審査される．

○認定看護管理者制度[15]：認定看護管理者とは，多様なヘルスケアニーズを持つ個人，家族及び地域住民に対して，質の高い組織的看護サービスを提供することを目指し，看護の水準の維持及び向上に寄与する者である．認定看護管理者になるためには1.日本国の看護師免許を有していること，2.看護師免許を取得後，実務経験が通算5年以上（そのうち通算3年以上は看護師長相当以上の看護管理の経験）あること，3.認定看護管理者教育課程サードレベルを修了している者または看護管理に関連する学問領域の修士以上の学位を取得している者であること，これら3つの要件をすべて満たし，認定審査（書類審査・筆記試験）に合格する必要がある．認定看護管理者としての質を担保するため，5年ごとに認定更新審査（看護管理実践の実績と自己研鑽の実績等）が行われている．認定を受けた者は，主には，病院や保健施設の副院長や看護部長をはじめ看護管理者として活動している．

○特定行為に関する制度：医師が行う診療の補助のうち，一定の行為を特定行為と規定し，あらかじめ作成された手順書に沿って看護師が実施することができる制度である．厚生労働省は2025年に向けて，在宅医療等を推進するため，医師又は歯科医師の判断を待たずに，手順書により，一定の診療の補助（例えば，脱水の症状に対する輸液による補正）を行うことができ，今後の在宅医療等を支える看護師を計画的に輩出することを目的に本制度を創設した．特定行為（保健師助産師看護師法第37条の2）とは実践的な理解力，思考力及び判断力並びに高度で専門的な知識と技能が必要とされる行為で，38行為がある．例えば，循環器関連区分では一時的ペースメーカーの操作及び管理，一時的ペースメーカーのリード抜去などの行為が設定されている．養成は2016年4月より始まり，特定行為により養成期間（6〜24ヵ月）は異なる．本制度は短い養成期間で特定行為を行うことへの安全性や医療の質の担保への疑問と，チーム医療を行う医療現場の混乱の発生という問題が指摘され，今後慎重に検討する必要がある．

d. 継続教育の方法

継続教育の方法には日常の業務のなかで行われる教育OJT（on-the-job training），日常の仕事を離れて行われる教育Off-JT（off-the-job training），自己啓発[16]がある．継続教育は体系的に計画された学習や個々人が自律的に積み重ねる学習などさまざまな形態を

とるが，これらを支えるのは学びをより深い認識や理解に導く自己啓発であり，継続教育の中核に自己啓発を位置づけ，自らのキャリア発達を行うことが必要不可欠である（**図Ⅱ-2-4**）.

・OJT のメリット：①臨床現場で必要とされる実践的な知識や技術を日常業務のなかで

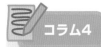

コラム4　新人看護職員研修ガイドライン

　新人看護職では，入職時点の実践能力と，臨床現場が求める実践能力との乖離により，職場に適応できず離職する傾向がみられた．そこで，2003 年に厚生労働省は「新たな看護のあり方に関する検討会」で卒後の教育研修の充実を提言し，さらに，2004 年に「新人看護職員の臨床実践能力の向上に関する検討会」において，新人看護職員研修の到達目標と指導指針が明示された．新人看護職員研修ガイドライン【改訂版】（2014）では新人看護職員の到達目標と 1 年以内に到達を目指す項目や組織として新人看護職員を支える研修体制の構築が示された[1]．新人看護職員の到達目標は，Ⅰ看護職員として必要な基本姿勢と態度，Ⅱ技術的側面，Ⅲ管理的側面で構成されている.

　研修体制は，施設の規模によっても異なるが，研修責任者（各部署の管理者と情報交換を行いながら教育担当者を支援する，新人教育全般の責任を持つ），教育担当者（各部署で行う研修の企画・運営を行い，実施指導者への助言・指導と新人看護職員への教育的指導・助言を行う），実施指導者（新人看護職員に対して直接的な指導・助言，評価を行う）の担当とその役割を明確にする必要がある．また，新人看護職員を支える組織体制として，プリセプターシップ（1 人の新人看護職員に 1 人の先輩看護職がつき同じ勤務で実践的な指導を行う），チューターシップ（新人看護職員に相談相手を決めて仕事における悩みやプライベートの相談等の支援を行う），メンターシップ（p.20，メンタリング参照），チーム支援型（特定の担当者を配置せずチームで新人看護職員の指導を行う）がある.

【引用文献】
1）厚生労働省：新人看護職員研修ガイドライン【改訂版】，〔https://www.mhlw.go.jp/file/06-Seisakujouhou-10800000-Iseikyoku/0000049466_1.pdf〕（最終確認：2023 年 1 月 25 日）

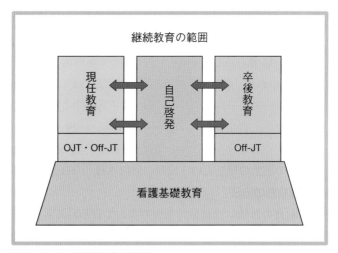

図Ⅱ-2-4　継続教育の範囲

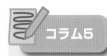

コラム5 キャリアの方向性

　キャリア方向性では，専門分野に特化した**スペシャリスト**になる，領域を決めず幅広く知識や技術を提供する**ジェネラリスト**を目指すなど，今後どの方向に進むのか，自らキャリアをデザインすることが重要である．臨床のなかで自らのキャリア開発は，組織目標とリンク（目標管理）させながら計画することが望ましい（**下図**）．具体的な方策としては，部署での役割付与，興味のある分野への配置転換，研修の機会の提供などがあり，このような機会を経て自分のキャリアを選択していく場合もある．また，今後のキャリアについては，看護管理者との目標管理の面接などを活用し，方向性の選択や意思決定への支援（**キャリアカウンセリング**）などが行われている．

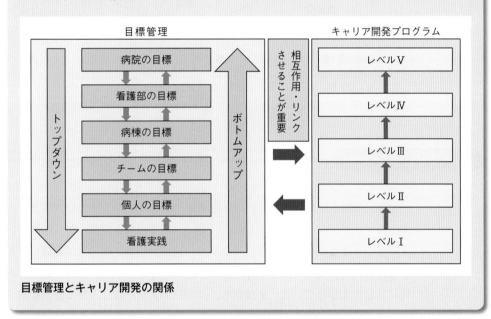

目標管理とキャリア開発の関係

指導が可能，②相手の能力や理解度に応じた指導が可能，③指導を通して教える側も知識・技術が習得でき能力が向上する．

- OJT のデメリット：①目の前の知識や技術の習得のみに着目されがち，②教える側の力量や熱意により習得度がばらつく，③教える側の責任が重い，④教える側に時間的な余裕がない状況やあるいは業務との両立がむずかしい場合もある．
- Off-JT のメリット：①新しい知識や技術の獲得（日々の業務の体系化），②対象，目的などが明確に設定されていることが多く専門的な知識の習得が可能，③大人数を対象とした研修により教育担当者の負担が少ない，④職場から離れた環境であり教育に集中することができる．
- Off-JT のデメリット：①研修参加するための勤務の調整と希望者が多い場合は参加者の選出が必要となる，②研修に対する費用が発生する場合がある，③誰にどの研修に行かせることが必要か，メンバーの状況をよく見て決定しないと研修が重なりメンバーの負担感を招く．

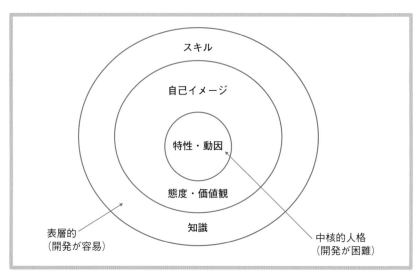

図Ⅱ-2-5　コンピテンシー特性の5つのタイプ
［ライル・M・スペンサー，シグネ・M・スペンサー(著)，梅津祐良ほか(訳)：コンピテンシー・マネジメントの展開，p.14，生産性出版，2011より引用］

C. コンピテンシー

　コンピテンシー（competency）は人の有能さを整理，定義するものである．しかし，一口に「有能」といってもいろいろとある．コンピテンシーという用語は，もともと米国の人材マネジメントの中で生まれた言葉で，「高業績者の行動」だと理解されることが多い．人の持つ「能力」のすべてというよりは，組織が目指す成果（高業績）をあげることのできる人の行動特性である．また，行動そのものというより，行動の背後にある根源的な特性に注目がなされている．すなわち，コンピテンシーは，人材に備わる根源的な特性であり，個人のかなり深く，永続的な部分を占め，広い範囲の状況や職務のタスクにおける行動を予見し，さまざまな状況を超えて，かなり長期間にわたり，一貫性を持って示される行動や思考である．コンピテンシー特性には，「特性・動因」「態度・価値観」「自己イメージ」「スキル」「知識」[17] の5つのタイプがある（**図Ⅱ-2-5**）．「スキル」「知識」は目に見える特性であるが，「特性・動因」「態度・価値観」「自己イメージ」は目には見えない隠れた特性である（**図Ⅱ-2-6**）．

　組織が目指す成果をあげた人の行動特性を分析し，コンピテンシーの共通の要素を分類したものをコンピテンシー辞書という．いままでは，人は自分が持つ潜在能力に気づくことができなかったが，コンピテンシー辞書を見ることで，自身に必要な専門技術や知見，スキルなどを具体的に知ることができ，どんな努力をすべきかを考えることができるようになった．たとえば，あなたが就職して勤務した病棟に目標とする専門看護師がおりあなたは，その専門看護師のようになりたいと思ったときに，自分自身にどんなコンピテンシーが必要かを具体的に知ることができる．そのコンピテンシーに近づくためにどんな努力をすべきか，近づくためにどんな教育を受けるべきか，自身のキャリア発達のための目標を得ることができるのである．

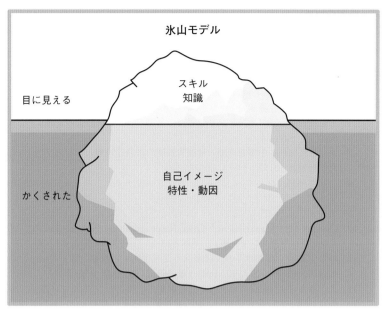

図Ⅱ-2-6　コンピテンシー特性と氷山モデル

コラム6　ハイパフォーマーの特徴

　高業績を残すことのできるハイパフォーマーは，組織の中で2割程度といわれ，彼らは，常に冷静であるが職務を遂行するための強い動機づけがあり，知識をもとに適切な行動へと移す力を備え，期待される職務よりも高い成果を出す．他者との協調性が高く，おごりがない．成果よりも過程を大事にし，失敗から学ぶ謙虚さをもっている．彼らのような人材は，組織としての成果を高め，よい人材を育てる環境を醸成すると期待される．

　コンピテンシーは，看護管理者にとっても重要なものである．看護管理者は，スタッフの現段階のコンピテンシーを測定することで，組織として実践されている看護を評価・管理する病棟の組織としてのコンピテンシーを知ることができるのである．そのことによって，組織として必要なコンピテンシーの開発のための教育プログラムや資源を提示する，キャリア開発にいかすこともできる．近年，看護ではコンピテンシーモデルに基づく管理[18, 19]が行われている．

学習課題

1.　コンピテンシーの概念を説明してみよう
2.　人的資源管理において，コンピテンシーがどのように活用できるか考えてみよう

●引用文献

1) 小野公一：働く人々のキャリア発達と生きがい―看護師と会社員データによるモデル構築の試み，p.6-24，ゆまに書房，2010
2) 前掲1)，p.6-24
3) 公益社団法人日本看護協会「継続教育の基準 ver.2」，2012〔https://www.nurse.or.jp/nursing/education/keizoku/pdf/keizoku-ver2.pdf〕（最終確認：2023年1月25日）
4) 勝原裕美子：看護師のキャリア論．p.23-26，株式会社ライフサポート社，2007
5) 田尾雅夫：看護マネジメントの理論と実際――人的資源論の立場から，p.64-74，医療文化社，2005
6) 前掲5)，p.64-74
7) 辻　ちえほか：中堅看護師の看護実践能力の発達過程におけるプラトー現象とその要因．日本看護研究学会雑誌 **30**(5)：31-38，2007
8) エドガー H. シャイン，ジョン・ヴァン＝マーネン：キャリア・マネジメント，変わり続ける仕事とキャリア．パーティシパント・ワークブック，p.12-15，株式会社プロセス・コンサルテーション，2015
9) 前掲8)，p.24-55
10) Drucker PF：Management：Tasks, Responsibilities, Practices (1974)．邦訳 P. F. ドラッカー：マネジメント（エッセンシャル版）―基本と原則，上田敦生(訳)，p.22-36，ダイアモンド社，2001
11) 厚生労働省「看護師等の人材確保の促進に関する法律（抄）」〔http://www.mhlw.go.jp/stf/seisakunitsuite/bunya/0000077190.html〕（最終確認：2023年1月25日）
12) 久保真人ほか(編著)：よくわかる看護論，p.78-79，ミネルヴァ書房，2017
13) 公益社団法人日本看護協会「専門看護師・認定看護師・認定看護管理者」〔https://nintei.nurse.or.jp/nursing/qualification/cns〕（最終確認：2023年1月25日）
14) 一般社団法人日本看護系大学協議会「高度実践看護師情報（CNS/NP）」〔https://janpu.or.jp/activities/committee/cnsnp/#link02-01〕（最終確認：2023年1月25日）
15) 前掲14)
16) 上林憲雄ほか：人的資源管理，p.150-153，中央経済社，2016
17) ライル・M・スペンサー，シグネ・M・スペンサー(著)，梅津祐良ほか(訳)：コンピテンシー・マネジメントの展開，p.12-13，生産性出版，2011
18) 武村雪絵(編)：看護管理に活かすコンピテンシー，2014，メヂカルフレンド社
19) 看護管理コンピテンシー研究会(編)：看護管理者のコンピテンシー・モデル事例集―書き方とその評価，医学書院，2015

2-3 組織文化と人的資源のかかわり

組織文化とは，組織に共有された価値観や行動規範，あるいは信念のことである[1]. 簡単にいうと，組織の中で当然視される決まり事であり，組織員が意識せずに行動をするその基盤にある文化であり，マネジメントで考慮しなければならない考え方である. たとえば，「人はもともと怠け者だから隙をみれば遊んだり，さぼろうとするものだ」と考えている組織と「人が仕事をするのは遊んだり,休んだりすることと同じくごく自然のことだ」と考えている組織では管理の方法が違う. 前者は，さぼる隙を与えないよう仕事を組みたて**「マニュアルなどを作り，怠けたら罰を与える」**という管理方法になり，後者は，仕事のことは従業員に任せようという**「自立を尊重した」**管理方法になるだろう.

ピーターズとウォーターマンは**「エクセレント・カンパニー」**(1982) という本の中で，**「強い組織文化」**を持つ企業（すなわちトップの価値観が従業員の末端まで浸透し，組織員に共有された文化（価値観，行動規範，信念）を持っている企業）は**コミュニケーション**が簡素化できるというメリットがあると述べる. 看護の組織も同様である. 強い組織文化を持つ看護組織は，「患者の話をよく聞く」「患者中心の看護を実践する」ことが大事だよ，といちいち説明をしなくとも先輩の背中をみてそれらが自然と身に付くというメリットがある. 組織文化は目に見えないが，人的資源管理には効果をもたらしているのである.

組織の中にはいくつかの部署・部門があり，それぞれに特有の文化があることも研究 (Lok and Crawford, 2001)[2] で明らかになっている. 病院組織においても各職種（医療部門や事務部門，看護部門など）の組織文化があり，看護組織には病棟ごとに特有のルールが存在している（ウイリアムソンら，2012)[3]. そのため，組織の持っている特有のルールや文化を理解せずに，安易に看護方式や仕事の仕方を変更することは，働く人々の組織コミットメントや動機づけを下げるだけではなく，看護の質をも脅かすため危険だとされている. 北居ら (2020)[4] は 1 病院の 13 の病棟の組織文化の特徴について調査を行い,「互いに配慮しながら仕事を依頼している」「管理職が率先して部下の規範となっている」などの「積極性文化」が，人々にとって働きやすいという面で組織コミットメントを高め，組織コミットメントが高まったメンバーに成長・学習する機会や環境を提供することで，仕事に対する内発的動機づけを高めることにつながったと述べた. このように，組織文化は組織の人的資源管理を考える際の重要な要素となっている.

学習課題

1.　組織文化とはどのようなものか，説明してみよう

2.　組織が持つ文化を考慮することの意味を考えてみよう

●**引用文献**

1）北居　明：学習を促す組織文化，p.i-iii，有斐閣，2014
2）Lok P, Crawford J：Antecedents of organizational commitment and the mediating role of job satisfaction, Journal of Managerial Psychology 16(8)：594-613, 2001
3）ウイリアムソン彰子，勝原裕美子：組織文化とは何か．看護組織論，井部俊子，勝原裕美子（編），p.46-55，日本看護協会出版会，2012
4）北居　明，池邊美佳：病院における各セクションの組織文化と個人行動の関係についての実証研究．甲南経営研究 60(4)：81-103, 2020

2-4　ワーク・ライフ・バランス

この項で学ぶこと

1. 看護職のキャリアをいかし，働き続けるためのワーク・ライフ・バランスについて理解する

A. 海外の状況

　　ワーク・ライフ・バランス（work-life balance：WLB）とは欧米で少子化対策や人手不足対策から普及した概念である．英国では，1997年労働時間が長いにもかかわらず生産性が非常に低いという経営上の問題があり，より魅力的な雇用環境を整備する必要性から2000年に5年間を期限とする「ワーク・ライフ・バランスキャンペーン」が展開された．一方，米国では英国とは異なり，1980年代後半から働く女性の増加や家族形態の多様化等を背景に，いかに優秀な人材を確保し生産性を向上させるかという観点から就業環境の整備に取り組んだ[1]．両国とも，働く人の意識が変化し，企業の活力，競争力維持のためには従業員の生活に配慮した働き方がきわめて重要であるとの認識が高まったことがその背景にある．

B. わが国の現状

　　わが国においては急速に進む少子化による労働力人口の減少に対する政府の危機感から，1986年に男女雇用機会均等法が定められ，1990年代から育児休業法・介護休業法の整備や保育所の拡充などを進めてきたが，出生率の低下の改善にはいたらなかった．そこで2003年に「少子化社会対策基本法」と「次世代育成支援対策推進法」を策定し，2004年に「少子化社会対策大綱」の重点課題の1つに「仕事と家庭の両立支援と働き方の見直し」が掲げられた．そして2007年「仕事と生活の調和（ワーク・ライフ・バランス）憲章」と「仕事と生活の調和推進のための行動指針」が内閣府の男女共同参画会議[2]の仕事と生活の調和に関する専門調査会において定められた．ワーク・ライフ・バランスは「誰もが，仕事，家庭生活，地域活動，個人の自己啓発など，さまざまな活動を自分の希望するバランスで実現できる状態」と定義され，法的整備から企業への圧力となった．2009年には，社会全体での取り組みを効果的に推進するため，「カエル！ジャパン」[3]によりシンボルマーク，キャッチフレーズを公表し，運動全体を統一的に推進している．

　　個人の価値観やライフスタイルの変化に対応できない組織は，人材の確保や職員の仕事への意欲を高い水準に維持することが困難な時代となってきており，こうした取り組みは急速に展開されている．

　　日本看護協会は，この動きに先駆けて2007年度「看護職確保定着推進事業」の中で，看護職員実態調査を実施し，生活時間の確保に関する要望が多くなっていることを報告しており[4]，その中で楠本は「看護職も生活者であり，その個人としての生活が成り立たなければ，就業継続や専門性（生産性）の向上は望めない．子育て以外の看護職員について

も，個々のニーズに応じた働き方やキャリア継続の支援が重要である」と述べている[5].また，2017年看護職員実態調査では，もっとも多く適用されている夜勤形態は「二交代制（夜勤1回あたり16時間以上）」56.5％と前回調査（2016年）と比べ，増加している．このことは長時間の労働ではあるが，休憩時間を確保しつつ，まとまった休日を確保することのメリットを優先していると考えられる．育児支援をはじめとする支援策だけではなく，看護職員への職業キャリア支援から生涯キャリア支援のためのしくみが必要となったのである．

C. キャリア発達とワーク・ライフ・バランス

　人間のキャリアはシャイン（Schein EH）によると，『生涯を通しての人間の生き方・表現であり，キャリアは，「個人」「組織」「家族」のバランスの中で発展させることができる』[6]と述べている．看護職としてのキャリアは看護師としての「個人」，仕事をする場所である「組織」，そして生活のある「家族」とライフサイクルにおいて，仕事と生活が自己の内部で強く影響しあって個人と組織と社会との調和を図っていくものである．したがって，看護職員が人間としての生涯キャリアを形成する中で，自己のキャリアを描く，すなわちキャリアデザインすることによって，現状の課題や諸問題が困難な状況にあっても夢や希望の原点に戻ることができる[7]といわれている．その個人のキャリアデザインを明確にすることで組織は支援することができ，そのキャリア支援のための手段としてワーク・ライフ・バランスの推進がある．

　女性が多い看護職は，ベナー（Benner P）の理論によれば一人前（competent）から熟達者（proficient）へと成長し，優先度を考えながら多くの仕事ができ，指導的立場となるキャリア中期である25〜35歳に結婚，出産という大きなライフイベントを迎える．この間，ワーク・ライフ・バランスを図りながら看護職を継続していくためには，基軸となる支点（キャリアアンカー）が重要となる．

　このキャリアアンカーをシャインは以下の8つに分類している[6].

キャリアアンカーの分類（シャイン）
①専門・職能的能力　②管理能力　③保証・安定　④創造性
⑤自律・独立　⑥奉仕・社会貢献　⑦純粋な挑戦　⑧ライフスタイル

　個人にとって真のキャリアアンカーは，変化する環境の中で，個人と組織の相互作用により，ライフサイクル，役割によって優先順位をつけ，仕事を通じて，経験を重ねながら成長と変化を繰り返し，10年以上をかけて真のキャリアアンカーをもつようになるといわれている．

D. 労働安全衛生とワーク・ライフ・バランス

　労働安全衛生とは，職場における労働者の安全と健康を確保するとともに，快適な職場環境の形成と促進を目的としている．これを反映し，1972年に労働安全衛生法が制定された．これは，元々労働基準法の中で規定されていたものが，労働者保護の観点から労働安全衛生に関する規定を独立させたものである．この法律の一番の目的は，労働基準法の

各種規定と相互関連して，労働災害を未然に防止して労働者の安全と健康を確保することで，職場での危険を防止し，健康障害を防止することである．さらに2006年には改正され，過重労働・メンタルヘルス対策や，自主的な安全衛生活動促進のための危険性・有害性の調査，安全衛生管理体制の強化などが追加された．2015年12月からは労働者が50人以上いる事業所では毎年1回，「ストレスチェック」を実施することが義務付けられている．さらに，2019年4月からは①産業医・産業保健機能の強化，②長時間労働者に対する面接指導の強化が加わった．

　看護職がもっとも多く就業している病院においては，在院日数が短縮し，医療が高度化する中で複雑な治療・処置が24時間継続しており，交替制勤務で看護ケアサービスを提供している．このような労働条件の環境で働く看護職は，日本看護協会『看護者の倫理綱領』第12条に明記されているように，自らの健康を守ることが重要である．看護管理者においては労働基準法や労働安全衛生法などの法令の遵守を基礎に人員配置および業務整理，労働時間管理を適切に行い看護職が勤務を継続できるような働きやすい職場の環境づくりをしなければならない．したがって，管理者は，労働基準法のみならず労働安全衛生法も十分に理解しておく必要があり，その教育も重要である．

　看護職は看護を通して社会に貢献している専門職である．健康や子育て，介護などの不安がなく，集中して効率的に働き，社会や地域との活動を通して視野を広げ，定年退職後においてもキャリアをさらに充実し働き続けるためにもワーク・ライフ・バランスは重要である．

学習課題

1. 看護職が精神的，身体的，社会的に健康で働き続けるためにどのような法律や政策があるか調べてみよう

●引用文献
1) 厚生労働省(編)：平成19年版　労働経済の分析, p.172-178, 2009
2) 内閣府男女共同参画局：「仕事と生活の調和（ワーク・ライフ・バランス）憲章」〔http://wwwa.cao.go.jp/wlb/government/20barrier_html/20html/charter.html〕（最終確認：2023年1月25日），および「仕事と生活の調和推進のための行動指針」〔http://wwwa.cao.go.jp/wlb/government/20barrier_html/20html/indicator.html〕（最終確認：2023年1月25日）
3) 内閣府：仕事と生活の調和レポート2009；日本の「働き方」が変わり始めた．変えるのは，今．2009, 〔http://wwwa.cao.go.jp/wlb/government/top/hyouka/report-09/index.html〕（最終確認：2023年1月25日）
4) 岡戸順一，鈴木理恵：「2007年病院看護実態調査」解説．看護 **60**(8)：66-73, 2008
5) 楠本万里子：現在の病院看護基準と看護師不足解消の方向性．病院 **67**(6)：490-493, 2008
6) Schein EH：キャリア・ダイナミクス, p.1-15, p.142-200, 白桃書房, 1991
7) 金井壽宏：働くひとのためのキャリア・デザイン, p.109-123, PHP研究所, 2002

3 情報の管理

3-1 情報の取り扱い

> ■この項で学ぶこと■
> 1. 病院に導入されている情報システムの全体像を把握し，看護と情報とのかかわりを理解する
> 2. 情報システムに蓄積された様々な情報が，看護管理に活用できることを理解する
> 3. 電子カルテを運用するために必要な3基準について理解する

　看護師は，看護実践や看護管理業務の中で，患者情報，職員情報，病院の運営指標や診療報酬にかかわる情報など，多種多様な情報を取り扱う．現代の病院ではそれら情報の多くは，コンピュータに入力され，情報システムを通してその情報を利用することになる．ここでは，電子化が急速に進む現在の病院における，看護と情報との関わり，看護師が情報を取り扱うために利用する様々な情報システム，そして電子カルテを利用する際に看護師に求められる要件について述べる．

A. 看護と情報

　入院時に患者の情報を収集し，看護問題を抽出し整理し，看護目標に向けた計画を立てたり，バイタルサインや検査値を記録したり，また様々な説明を患者に対して行うことは，すべて，情報を取得し，加工し，推論し，記録し，伝達するという情報処理行為を行っているということができる．ケアの技術は看護実践の重要な要素であるが，適切な看護ケアを行うには，適切な情報処理が必要である．

　さらに，昨今のチーム医療に代表されるように，単に看護職同士で患者情報の共有を行うだけでなく，医師や病棟薬剤師，理学療法士や管理栄養士など多職種との情報共有も必要である．情報共有には，適切なタイミングの適切な情報伝達方法を用いたコミュニケーションが重要であり，これも情報処理の一つである．

　このように，一連の看護実践の中で，意識するとしないとにかかわらず，看護師は状況に応じた様々な情報処理を行っているといえる．そして，処理される情報の質を上げ，その処理を効率化する役割を担うのが，情報システムである．現代の病院では，様々な院内の業務が電子化され情報システムを利用して行うことがほとんどである．情報システムは，大量の診療情報・患者情報を扱う看護師のための情報処理ツールでもある．

B. 医療情報システム

　現代の病院には，様々な情報システムが導入されている．代表的なものとして，医事会計システム，オーダーエントリーシステム，電子カルテシステム，薬剤や検査などの部門システム，看護支援システム，地域連携システムが挙げられる．これらのシステムは，個々に独立したものではなく，相互に連携し，診療全体を支えている（**図Ⅱ-3-1**）．ここでは，これらのシステムの概要を紹介することで，病院の中での電子的な患者情報の流れを説明する．

1 ● 医事会計システム

　診療報酬の計算を自動化し効率化するためのシステムが，医事会計システム（レセプトコンピューター）である．大学病院などの大規模な病院では，1970年代から導入が始まっている．診療報酬点数は，診療行為一つ一つに定められているだけでなく，各種加算や複数項目を一括する"まるめ"などがあり，正確な計算には，複雑な算定作業が必要である．2年に1回の改定に加え定期・臨時あわせると診療報酬や薬価は毎年のように改定されるため，病院は常にそれに対応しなければならない．しかし，医事会計システムが導入されていれば，システムのプログラムを改修するだけで，大部分の改定内容を吸収できる．診療報酬改定の詳細について医療従事者が知る必要はないため，臨床現場の負担軽減にも貢献している．

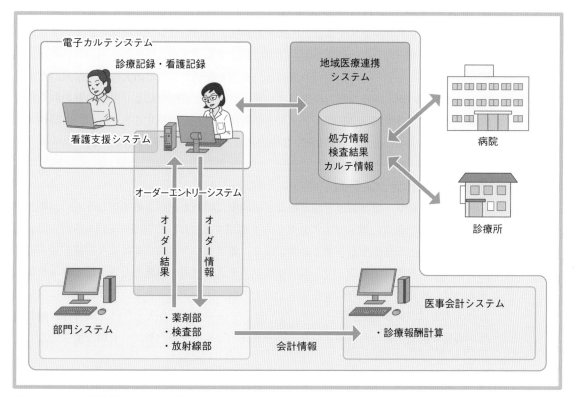

図Ⅱ-3-1　医療情報システムを構成するシステム

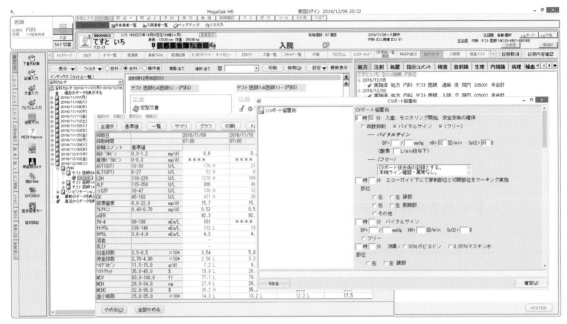

図Ⅱ-3-2　電子カルテ画面の例
患者に関するあらゆる情報が一元管理されている．画面上のアイコンやタブを操作して，指示を出したり，患者情報の閲覧や記録が可能である．画面中央は，検査結果を時系列で表示している画面で，基準値より高い項目は値の後ろに"H"が付き赤く表示され，低いと"L"が付き青く表示される．画面右は，電子カルテのテンプレート入力の例．より少ない入力で記録を作成することができる．

2 ● オーダーエントリーシステム

　オーダーエントリーシステムは，医師や看護師の指示をコンピューターに入力することで，薬剤部や検査部などの必要な業務部門に伝達するシステムである．当初の目的は，部門間の連携に使用していた伝票類の削減と，伝票を配送する人員の人件費の削減のためであったが，その後，様々な警告機能やオーダ入力時の支援機能により医療の質の向上にも貢献している．看護師は，処置やケアなどの看護オーダを利用するとともに，医師がオーダした検査結果などを参照（**図Ⅱ-3-2**中央）し，病棟業務に利用している．

3 ● 電子カルテシステム

　医師の診療録や，看護師の看護記録などの診療に関わる記録を電子化したものが電子カルテシステムである．電子カルテシステムを運用するには，D項2（p.134参照）で説明する電子保存の三基準を遵守する必要がある．電子カルテシステムにより診療記録が電子化され，それを共有することで，地域連携システムの運用も可能となる．電子カルテシステムには，キーボード入力による文章の入力の他，テンプレートという項目ごとに区切られた入力方式（**図Ⅱ-3-2**右下）があり，テンプレートにより入力された項目は，情報処理が容易な構造化された情報となり，病院管理や臨床研究の分析にも有用な情報となる．

4 ● 看護支援システム

　看護師が扱う情報の流れは，「アセスメント」，「診断」，「計画」「実施」，「評価」という

プロセスからなる看護過程を利用することで，可視化することができる．病棟における看護実践を支援するシステムとして看護支援システムがあるが，多くのシステムは，この看護過程をモデルとして構築されている．通常，「アセスメント」，「診断」，「計画」と「評価」をシステム化した看護計画システムと，「実施」部分をシステム化した実施入力システムで構成される．看護支援システムは，患者に対する計画を立て，その実施情報が記録されるため，電子カルテシステムの一部を構成するものであると言える．

その中で，実施入力システムは，看護や診療行為を記録するだけでなく，医療安全の向上にも活用されている．例えば，注射・点滴などを実施する際に，バーコードを利用した三点認証システムが多くの病院で採用されている．三点認証システムとは，点滴ボトルと，患者のリストバンド，処置実施者のネームカードに印刷されているバーコードを読むことで，患者の取り違えの防止と実施者を記録するものであり，実際に注射関連のインシデントが減少することも報告されている[1]．

5 ● 部門システム

薬剤部，検査部，放射線部，手術部などの病院の中央部門で利用される情報システムが部門システムである．オーダーエントリーシステムでオーダーされた情報は，部門システムに取り込まれ，部門の業務や管理業務に用いられる．例えば，オーダーエントリーシステムでオーダーされた検査項目は，検査部門システムを通じて，患者IDと連携した形で検査機器に取り込まれ自動的に検査が実施される．測定された検査値は，オーダー結果としてオーダーエントリーシステムに送信され，外来や病棟の端末から迅速に確認することができる．

6 ● 地域医療連携システム

電子情報は，紙などの物理的な媒体を用いることなく，情報共有を行うことができる．各病院で導入されている電子カルテの患者情報を共有化することで，病診連携や病病連携などの地域医療連携を行うことができる．その際に必要な機能は，プライバシー保護と同意取得の機能である．地域医療連携システムを活用している病院では，地域医療連携に同意した患者を登録し，本人の意向を確認したうえで診療情報の閲覧が可能な医療機関を限定するという運用を行っている．

C. 看護管理と医療情報システム

前項で説明したように，現在の病院では，その業務のすみずみにまで，情報システムが活用され，そこで取り扱われている情報が電子化されている．病院管理や看護管理に必要なデータは，これら情報システムの中から容易に抽出し活用することが可能な状況にある．

例えば，病棟の業務量調査に関連して，どのような処置行為がどの程度行われているかを実施入力システムから取得可能である．看護記録にどの程度時間が費やされているかは，ログイン時間や電子カルテの看護記録の記載日時，各勤務帯の終業時間の情報などから推計することもできる．病棟の重症度は，処置の多さに加えて，点滴注射のオーダーの内容や回数からも推計することができる．地域医療連携システムの連携先病院の登録患者数か

らは，医療圏の広がりと厚みを把握することが可能になり，退院支援にも役立てることができる．

　これからの看護管理者は，看護業務で用いる看護支援システムや勤務管理などの看護管理システムだけでなく，病院の中にどのような情報システムが導入され，そこでどのような情報が取り扱われているかを知ることが重要である．データ分析作業の中では，データ取得のための労力は非常に大きく，適切なシステムから適切な情報を抽出して利用することができれば，情報分析のスピードと質は格段に向上する．

D. 電子カルテの運用に求められる要件

1 ● 診療録の電子保存のための通知の背景

　医療情報システムが利用される前は，看護記録を含む診療の記録は，紙の用紙に記載され，紙が原本として保存されていた．オーダーエントリーシステムをはじめとした医療情報システムの活用が盛んになってきた1980年代から1990年代においても，患者情報の原本は紙であり，情報システムに入力された情報はその複写に過ぎないという解釈が一般的であった．そのため情報システムに記録されている患者情報も，法的に要求される診療情報として保管する場合には，紙に出力し，それを原本として保存するということが行われていた．

　医療情報システムに電子的に保存されている患者情報も法的な保管のためには，紙面で記録しなければならないという状況は，紙に出力するあるいは紙に転記する労力の面，リアルタイムで更新される電子情報と一度記載するとその時点で固定化される紙の記録との二重記録による情報の齟齬の可能性，また印刷コストや用紙のコストなどのコスト負担の面から，病院に大きな負担を強いるものであり，電子カルテ普及の妨げになっていた．

　そのような状況を改善するために，1999年に，厚生省（当時）から，「診療録等の電子媒体による保存について（健政発第517号，医薬発第587号，保発第82号）」の通知[2]が出された．この通知は，ある一定の基準を満たす場合，患者情報を紙に出力することなく，電子情報のまま保存することを認める通知であった．また，これは3局長連名の通知であり，様々な医療の制度で求められる紙の様式のほとんどすべてについて，電子的な保存が可能となった．

2 ● 電子保存の三基準

　電子的に患者情報を保存するための基準は，一般に電子保存の三基準と呼ばれ，「真正性」「見読性」「保存性」の三つの基準がこの通知により示されている．

　「真正性」：保存義務のある情報の真正性が確保されていること．
　　●故意または過失による虚偽入力，書き換え，消去及び混同を防止すること．
　　●作成の責任の所在を明確にすること．

　紙の記録の場合，書き換えや削除は難しく，悪意があった場合でも修正等の痕跡は残る．また，紙の記録では，記載者は自ら記載したことの証明のためにサインを記入する．サインによって記載者が特定される根拠は，その筆跡である．電子的な情報は，コンピュータ

に入力された単なる文字情報であり，電子情報として保存する場合には，なんらかの機能により紙と同等の証明力が求められる．

　現在利用されている多くの電子カルテシステムは，本人を特定する機能として，IDとパスワードを利用し，また修正履歴を記録するシステムを採用している．最近では，失念しやすいパスワードに代わって，顔，指紋，静脈や虹彩などの個人を特徴づける身体の一部分を認証情報として利用した，生体認証を利用するシステムも増えている．

「見読性」：保存義務のある情報の見読性が確保されていること．
- 情報の内容を必要に応じて肉眼で見読可能な状態に容易にできること．
- 情報の内容を必要に応じて直ちに書面に表示できること．

　紙の記録の場合，特別な装置を用いることなく肉眼で，紙に記載された情報を読み取ることが可能である．一方，電子的な記録の場合，USBメモリに保存された情報を例にとると，USBメモリ内の情報は人間がどのような努力をしようとも肉眼で読み取ることは不可能である．USBメモリと接続可能なコネクタを備えた機械を用いて，その情報を読み取るソフトウェアがあって，そして情報を表示するディスプレイや印字するプリンターがあって，初めて人間が肉眼で情報を読み取ることができる．電子カルテシステムは，当然のことながら，そのような機能を常時提供可能なシステムである必要がある．

「保存性」：保存義務のある情報の保存性が確保されていること．
- 法令に定める保存期間内，復元可能な状態で保存すること．

　見読性の項で，情報システムの様々な機能を組み合わせることで初めて，電子情報は，人が読むことができる形で復元可能になると述べた．情報技術は，他の産業分野に比べて現在も急速な進歩を遂げており，個々の技術が陳腐化し，利用できなくなるリスクも大きい．したがって，バックアップによる情報の保全に加えて，様々な技術的対策や運用上の対策を行い，システムの変更があっても必要な期間内は常に情報を復元し利用できるような対応が求められている．

3 ● 電子保存の三基準と看護師の責務

　「診療録等の電子媒体による保存について」の通知では，上記の三基準を満たすための具体的なシステムの機能や性能要件は示されていない．それは，情報技術が急速に進歩しているため，具体的な要件を示すことは現実的ではなく，その時点での最新の技術をもって，この三基準を満たすことを求めるためである．

　したがって，三基準を満たすシステムの機能・性能要件を決めて電子カルテを導入し適切に運用する責任，また，その電子カルテシステムがこの三基準を満たしていることを第三者に説明する責任，そして電子保存によって生じた事態に対する結果の責任は，すべて病院側が負うことになる．

　三基準の中でも特に「真正性」は，IDとパスワードの適切な運用を求めており，システムを利用する看護師にも大きな責任と義務が生じる．つまり，他人のIDを使用したり，他人にIDを貸すという行為は，電子カルテ運用の基準から逸脱することになる．電子カ

ルテを利用するためのIDとパスワードは，システムを使うための単なる文字列ではなく，病院全体での電子カルテ運用の可否にかかわる重要な個人識別符号であることを認識する必要がある．

学習課題

1. 電子カルテには，どのような種類の患者情報が記録されているか，調べてみよう
2. 病院に導入されている情報システムを複数挙げ，それぞれの役割を説明してみよう
3. 電子保存の三基準について，それぞれ説明し，看護師として特に気をつけるべき点について，説明してみよう

●引用文献

1) 山口　泉，横田慎一郎，田中勝弥ほか：病棟注射実施入力システムの導入効果・評価；現状と課題．医療情報学 31（Suppl）：203-206，2012
2) 厚生労働省：診療録等の電子媒体による保存について，〔https://mhlw.go.jp/www1/houdou/1104/h0423-1_10.html〕（最終確認：2023年1月25日）

3-2 情報の管理

この項で学ぶこと

1. 電子情報には，紙に記録された情報にはないリスクがあることを理解する
2. 電子情報を適切に管理するための方法を理解する
3. 医療における個人情報保護の特徴を理解する

情報の適切な管理には，リスクを認識し評価したうえでの対策が求められる．ここでは，電子化された情報のリスクと，そのリスクを最小化するための対策やスタッフ教育について述べる．

A. 電子情報のリスク

電子的に記録された情報は，紙に記録された情報に比べ，高い情報密度でコンパクトに保存できる点や遠隔地への高速な情報転送，情報共有などのメリットがある．一方で，そのメリットが情報保護の観点からはデメリットとなりうる．数万人分の診療情報をUSBメモリに保存し紛失する事例や，遠隔操作により情報が詐取される事例，また不適切な情報共有による情報流出などの事例が報告されている．電子情報の利用者には，リスクを知ったうえでメリットを最大限に生かしつつ，その裏返しでもあるデメリットを最小限に抑える情報管理が求められる．ここでは，看護管理者や看護スタッフが，情報機器を利用するうえで想定されるリスクについて説明する．

1 ● マルウェア感染

プログラムへの感染能力を持つコンピューターウイルスや，セキュリティ上の弱点を攻撃するソフトウェアなど，コンピューターに対して様々な脅威を与える悪意あるソフトウェアを総称してマルウェア（malware）と呼ぶ．マルウェアには，一般的なコンピュータウイルスと呼ばれるもののほかに，パソコンの遠隔操作を可能にする遠隔操作ウイルスやパソコンの中身を勝手に暗号化することで解読不能にし，それを解除するための費用を要求するランサムウェア（ransomware），キーボード操作を記録しIDやパスワードなどを盗むキーロガー（key logger）などがある．

マルウェアの多くは，電子メールに添付ファイルとして添付され，利用者がそれを開封することで感染する．マルウェアが添付された電子メールの内容は近年特に巧妙化され，例えば，宅配便の不在通知を装ったり，裁判所からの通知を装うなど，一見して不審なメールと判別できないような内容が増加している．

2 ● 不適切な情報の取り扱いによる流出

2018年に公表された個人情報漏洩事件を調査したところ，その原因で最も多いものは「紛失・置き忘れ」（26.2%）で，次いで「誤操作」（24.6%），「不正アクセス」（20.3%），

「管理ミス」（12.2％）であった[1]．不正アクセスなどの外部要因が1/5程度あるものの，事件全体の2/3近くが，第三者の関与のない不適切な情報の取り扱いによる情報流出であった．この調査結果からは，情報漏洩防止の対策として不正侵入やマルウェアに備えるのは当然のこととして，日常的な情報の管理が重要であることがわかる．

　USBメモリは大容量化の一方，非常に小型化しており紛失のリスクが高くなっている．組織としては，原則USBメモリなどの持ち運び可能な記録媒体の使用禁止，また個人的な利用であっても必要以上の情報を持ち歩かない等の対策が必要である．また誤操作では，誤った送付先へのメール送信や，本来秘匿すべき顧客のメールアドレスを，知識不足により同報メールとして開示した状態で送付してしまった事例などがある．組織的な操作教育やメール送信時の確認手順の導入なども求められる．

3 ● 無償ソフトウェアや不正ソフトウェアの利用

　インターネット上には無償で提供されるソフトウェアが数多く存在する．無償で提供されるソフトウェアの中には，利用者から利用料を徴収しない代わりに個人情報，情報閲覧履歴，通信記録など何らかの対価を利用者から取得することで成り立っているものも多い．したがって，無償のソフトウェアやサービスを利用する場合には，契約内容をよく確認し，理解して利用する必要がある．

　また，ファイルを不特定多数で共有するファイル共有ソフトの利用も大きなリスクがある．ファイル共有ソフトは，本来の機能として，情報を拡散させる機能を持っているため，ウイルス感染等をきっかけに，パソコン内に保存してある個人的な文書や写真などが大量に流出することがある．現在利用者は減少しつつあるものの，2018年時点での主要なファイル共有ソフトの利用者は9万人と言われており[2]，流出情報をそのすべてから回収することは事実上不可能である．個人のパソコンであってもファイル共有ソフトの利用は控えるべきであり，重要情報を扱うパソコンの場合には，絶対に利用してはならない．

B. 電子情報の適切な管理のための対策と教育

　電子情報は，様々な経路・手段で情報漏洩する可能性があり，これらを防ぐには単一の手段ではなく，多重の対応策が必要である．また，対応策には，情報管理部門が中心となって病院として組織的に行う対策と，職員個人個人がとるべき対策がある．ここでは，看護管理者や看護スタッフが個人として実施すべき対策を説明する．看護管理者はスタッフに対して，これらの対策の重要性を啓発していく必要がある．

1 ● コンピュータウイルス対策

　マルウェア対策や不正ソフトウェアの対策として，コンピュータウイルス対策ソフトウェアの導入が不可欠である．また，新しいウイルスに対処するために，パターンファイルと呼ばれるウイルスの定義ファイルを常に更新しなければならない．ウイルス対策ソフトは，年間契約の場合がほとんどであり，契約期間が切れるとパターンファイルが更新されないため，契約期間にも注意が必要である．

　マルウェア感染で特に大きな被害をもたらすのが，ネットワークに接続された他のパソ

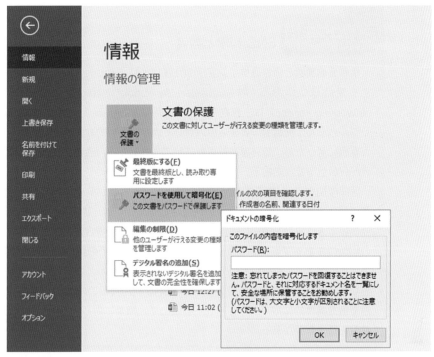

図Ⅱ-3-3　文書作成ソフトによる暗号化設定の例
文書を保存する前に，パスワードにより暗号化しておくことで，万が一の流出にも情報漏洩のリスクを
低減することができる．

コンへの水平感染である．現実のウイルスと同様に，コンピュータウイルスも自らが感染するだけでなく，他者へと感染を広げてしまう．組織内で水平感染した場合には，情報ネットワークの混乱による業務停止や大量の情報流出リスクがある．また，システムのセキュリティ対策がなされる前に，先制して行われるゼロデイ攻撃（zero-day attack）と呼ばれる攻撃の場合は，コンピュータウイルス対策ソフトでも検知することはできない．したがって，水平感染を防止するためには，対策ソフトで検知された場合だけでなく，感染が疑われる場合やコンピュータの挙動がおかしい場合には，直ちにネットワークから該当コンピューターの配線を引き抜くことが重要である．

2 ● ファイルの暗号化

ゼロデイ攻撃のような既存のセキュリティ対策をすり抜ける攻撃や，メールソフトの誤操作による情報流出，盗難・紛失による流出など，情報の流出の可能性を完全に排除することは現実的にはむずかしい．したがって，あってはならないことではあるが，人間はミスをするという前提のもと，万が一の流出を考慮に入れた対策が必要である．

万が一流出した場合でも，文書そのものを保護する仕組みとして，文書の暗号化がある．業務に利用される文書作成ソフトや表計算ソフト，プレゼンテーションソフトには，標準機能として暗号化機能が付加されている製品も多い（**図Ⅱ-3-3**）．機密性の高い文書については，十分な強度[*1]のパスワードを設定することで，保護することができる．

また，看護管理者が利用する機会の多い電子メールについても，その利用には注意が必

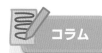

コラム　SNS 利用と教育

　情報通信機器と情報通信インフラの発展により，人と人とのコミュニケーション手段が大きく変わりつつある．特に，twitter, facebook, instagram, LINE などの SNS（social networking service）は，現在では広く利用されている．一方で，これら SNS に関わるトラブルも多く，発信者の書き込みに対して大量の批判的な意見やコメントで溢れる炎上という事態に至ったり，管理者や監督者に対する外部からの通報により発信者である職員への処分が行われることもある．

　医療機関側では SNS の利用規定を定めている場合が多く，そこには，公序良俗や思想信条に関わる書き込みの禁止などの規定がある．しかし，現実に問題となった書き込みでは，発信者本人は規定を遵守し問題ないと考え書き込んだ場合が多い．これは，発信者と受け手の認識のギャップによって生じる問題である．SNS での発信は，友人や同僚など仲間内での発言に比べて，数段階高いモラルが社会から求められており，特に医療関係者の場合はさらなる慎重さが求められる．管理者は，SNS 利用規程の内容の説明だけでなく，過去の問題事例を具体的に取り上げて解説することで，職員に対して，適切な SNS の利用について教育を行う必要がある．

要である．電子メールは容易に盗聴可能な通信手段とされており，機密性の高い情報の送受信の手段としては推奨されない．ただし，どうしても電子メールで重要文書を送信せざるを得ない状況になった場合には，対象の文書を暗号化したうえで送信する必要がある．

C. 医療と個人情報の保護

　21 世紀に入り，コンピュータの高機能化や情報ネットワークの広範囲な普及により様々な個人情報を電子的に大規模に蓄積し，容易に流通させることが可能になった．このような状況から，より適切に個人の情報を管理するために，2003 年に個人情報の保護に関する法律（個人情報保護法）が成立した．この法律では，患者情報の保護をうたうだけでなく，患者情報の収集から利用までに，個人情報取扱事業者に求められる責務が盛り込まれている．

　具体的には，経済協力開発機構（Organisation for Economic Co-operation and Development：OECD）によるプライバシーガイドラインの 8 原則[2] が反映されている．8 原則を要約すると，個人情報の取り扱いに当たっては，目的を明確化し，目的の範囲内で収集を行い，目的にあったデータ内容とすること，目的外の利用を制限し，情報の保護および，個人の求めに応じて情報を公開すること，そして責任をもって管理することである．

---

[1] 十分な強度：パスワードの強度は，文字数および使用する文字の種類の多さ，類推のしにくさで決まる．「医療情報システムの安全管理ガイドライン第 5.1 版」〔https://www.mhlw.go.jp/stf/shingi/0000516275.html〕（最終確認：2023 年 1 月 25 日）では，定期的に変更しないパスワードの要件として英数字，記号を混在させた 13 文字以上の推定困難な文字列としている．

[2] OECD プライバシーガイドラインの 8 原則：収集制限の原則，データ内容の原則，目的明確化の原則，利用制限の原則，安全保護の原則，公開の原則，個人参加の原則，責任の原則．

　医療機関では，目的明確化の原則から，外来の待合等に，治療，診療報酬請求，臨床研究，業務改善や医療安全のために患者情報を利用するといった，個人情報の利用目的を掲出している．また，公開の原則および個人参加の原則から，保有する個人情報の種類や管理者の情報の公開を行っており，その中から患者の求めに応じて診療情報等の開示を行っている．医療者は，患者情報の利用にあたり，各医療機関で定められている個人情報の利用目的に合致した利用かどうかを常に意識し，確認しなければならない．また，看護記録は，保有個人情報として対象者へ開示される可能性があることを認識し，適切な記録内容となるよう，教育を行っていく必要がある．

学習課題

1. 最近の個人情報の流出事件や事故について，調べてみよう
2. 電子情報の流出を防ぐための対策について，いくつか説明してみよう
3. 個人情報保護のために，病院が行っている取り組みについて，調べてみよう
4. 一般の立場での SNS での発言と，看護師の立場での発言とでは，世の中の受け止め方がどのように変わってくるのか，説明してみよう

●**引用文献**
1) 日本ネットワークセキュリティ協会．2018 年情報セキュリティインシデントに関する調査報告書【速報版】，〔https://www.jnsa.org/result/incident/2018.html〕（最終確認：2023 年 1 月 25 日）
2) ネットエージェント株式会社．2018 年最新 P2P 利用状況調査，〔https://www.netagent.co.jp/product/p2p/report/201806/01.html〕（最終確認：2023 年 1 月 25 日）

管理行動

この節で学ぶこと

1. 看護管理者が身につけるべきコミュニケーションについて理解する
2. 部下や多職種と良好な関係性を構築するためのアサーションについて理解する
3. 指示・交渉において，看護管理者が活用および注意すべき点について理解する
4. 葛藤が起こる場面を知り，解決するための方策を理解する

A. コミュニケーション

　近年医療現場では，在院日数の短縮や，急性期化に伴い，病棟や外来で，患者と医療者が，短期間に良好な関係性を構築することがむずかしくなってきている．その一方，患者の背景は多様で複雑なケースもあり，患者の権利を尊重した療養環境を早期に整備することは医療者の責務である．このような状況の中，医療者は，患者個々のニーズを引き出し，的確かつ早期に対応できるような人間関係を構築する必要がある．患者と医療者の良好なコミュニケーションは，患者満足度，治療のアドヒアランス，患者の知識の向上，臨床試験の参加患者数の増加，積極的治療から緩和医療への移行の円滑化，さらに医師のストレスや燃え尽き症候群の減少をもたらすともいわれており[1]，医療者は，高度なコミュニケーション力を身につけることが必要である．

　看護管理者においては，患者・家族とのコミュニケーションに加え，部下である看護師や看護補助者への指示命令や助言，指導，医師やその他の医療スタッフとの交渉や調整等，あらゆる場面で多様なコミュニケーション力を求められている．そのため看護管理者はコミュニケーションにおける自己の特徴や傾向を知り，対象や状況に応じた適切なコミュニケーションを駆使し，リーダーシップを発揮する必要がある．

1 ● コミュニケーションとは

　コミュニケーションとは，二者間または複数間で，送り手が受け手にメッセージを伝達したり，交換したりする過程である．人はコミュニケーションによって，意思，欲求，願望を伝達し，明らかな，あるいは無意識のニーズを表明し，悩みや困難に感じていること，置かれている状況，大切にしていることなどを交換することで，信頼関係を築いている[2]．

　また，コミュニケーションは言語だけでなく，非言語的コミュニケーションとして，顔の表情，視線，声の調子，ジェスチャー，体の動き，緊張など，五感で表されるものすべてが含まれ，これら非言語的コミュニケーションこそが人間の「気持ち」を真実に伝えている場合がある．

2 ● コミュニケーションの機能

　看護管理者が組織の中で扱うコミュニケーションの機能として，統制，動機づけ，感情表現，情報などがある．例えば，組織における指示命令系統をふまえた部下への職務命令では，「統制」としてのコミュニケーションが機能し，部下の目標管理における，現在の業績や改善方法の助言や指導は「動機づけ」として機能する．また部下が仕事の不満や満足などの社会的欲求を満たす手段としてコミュニケーションを行使する場合は，「感情表現」の機能となり，部下に意思決定を促す際に，選択肢を特定・評価するためのデータを伝達する場合は，「情報」提供の機能を持つ[3]．看護管理者は，コミュニケーションには多様な機能があることを理解し，部下との関係性や組織の醸成をふまえた管理行動に生かす必要がある．

3 ● コミュニケーションのプロセス（図Ⅱ-4-1）

　看護管理者は，他者への指示・命令・交渉など，むずかしいコミュニケーションを担う機会が多い．その際，自分の意図しない方向や誤解につながるケースや，思いがけず相手を不愉快にさせてしまうことがある．これらは，コミュニケーションのプロセスに生じた問題が原因である可能性が高いため，コミュニケーションのプロセスを十分に理解しておくことが重要である．

　コミュニケーションは，まず送り手から受け手に向けて，ある目的を持ったメッセージとして送られ，この過程でメッセージは記号化される．記号化とは，会話の場合は言葉，書面では書かれたもの，身振り手振りでは，腕の動きや顔の表情など，言語的，非言語的なメッセージが物理的産物に変化することをいう．記号化されたメッセージは，送り手によって選択された公式・非公式な伝達経路を通り，受け手に送られ，解読される．そして

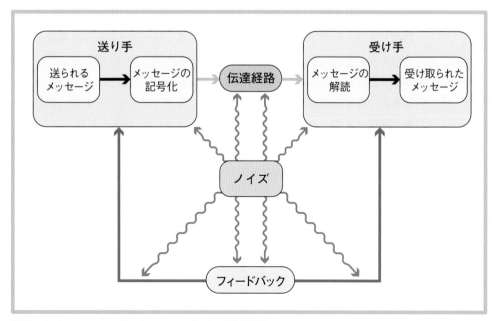

図Ⅱ-4-1　コミュニケーション・プロセスのモデル
［スティーブン P・ロビンス（著），高木晴夫（訳）：組織行動のマネジメント，p.228，ダイヤモンド社，2011 より引用］

最終段階のフィードバックでは，送り手のメッセージがどれだけ受け手に伝わったかが判断される．この一連のプロセスにおいて，メッセージの明確さをゆがめ，コミュニケーションの障壁となる，ノイズを受ける．ノイズの原因は知覚に関する問題，情報過多，意味の難解さ，文化の相違などがある．

4 ● 効果的なコミュニケーションの要素

対人関係における効果的なコミュニケーションの要素として，①肯定的な自己概念を持つこと，②傾聴すること，③自分の考えていることやアイデアをはっきり表現すること，④感情を効果的に取り扱うこと，特に怒りの感情は押さえこむのではなく建設的な方法で表現すること，⑤真実をもって自分を相手に開示すること（自己開示），の5つが示されている[4]．

① 肯定的な自己概念を持つ

自分の立場や，持ちうる能力・権限，信念等を自分自身で認識しておくことであり，相手との信頼関係構築や課題解決に向けて重要になる要素である．医療現場で起こることや対人関係などは，目に見えにくく，複雑な課題が多いことから，自身の大事にしている信念や，目標を明確に持ち，それらを否定的ではなく肯定的に意識しておくことが大切である．

② 傾聴する

ここでの「きく」は，自然に聞こえてくる意味の"聞く（hear）"ではなく，注意深く能動的に"聴く（listen）"を示す．相手が何を言おうとしているのか，真意を知ろうとするために，アイコンタクト，うなずき，相槌（あいづち），反復（相手の言葉をそのまま繰り返すこと）などのスキルを駆使し，言葉だけでなく，表情や身振り手振り，沈黙なども総合して，理解することに努める．

③ 自分の考えていることやアイデアをはっきり表現する

コミュニケーションは，相互の伝達があって初めて成り立つものである．相手の思いを把握したら，今度は，こちらの意向を伝える．そしてその反応を確認し，さらに発展させていく．その過程で，感情のコントロールと表現は非常に重要であり，対話が効果的になるか，物別れにおわるかを左右することにもなる．効果的に伝えるためには，深く多角的に考え，自分の言いたいことを心の中ではっきりとイメージして，同時にそれを明確な言葉で表現する工夫をすることが大切である．そして，相手から返ってくる反応をとらえて，自分のいったことがどのように伝わっているかをチェックしていくことが必要である．

④ 感情を効果的に取り扱うこと，特に怒りの感情は押さえこむのではなく建設的な方法で表現する

看護師は，患者への対応に関して，自身の感情を持つことや表現することはいけないことであると考える傾向にある．また看護師同士や多職種との関係性においても，感情を抑え，当たり障りのない会話や，我慢をくりかえす．逆に対患者でない場面では，感情をむき出しにし，喧嘩別れするなどのケースもある．

対患者では看護師自身が感情的になり，客観的な判断を逸脱することで，患者の不利益になることは望ましくない．また職員同士でも，怒りを我慢することも，逆に怒りをむき出しにすることも決して真意にはたどり着けないという点では建設的とはいえない．

⑤ 真実をもって自分を相手に開示すること（自己開示）

　自分の考え，気持ち，意見，特徴などを包みかくさず相手に開示することで，相手も自分を開くきっかけになり，信頼関係を築く第一歩となる．自身のよい部分だけでなく，弱い部分や苦手なこと，失敗などを表出することは，不利になる可能性もあるが，一方で，その先にある相互の成功や組織醸成の前提となると考えて，自身を正直に開示する力を持つことは重要である．

B. アサーション

1 ● アサーションとは

　看護管理を行う場面では，組織の目標を達成するためにメンバー間で合意形成をすることがあるが，その過程で問題や対立が生じることも少なくない．それらに対して解決のための対話や，管理者からの説明や断言，ときに対立する双方での討議などが行われることもある．その場面ではアサーションという，自他尊重の自己表現，自分も相手も大切にする自己表現[5]を意味する技法を取り入れたコミュニケーションを活用することが効果的である．

> アサーション：自分と相手を大切にする表現技法
> アサーティブ：「アサーションが実現されていること」を示す概念
> アサーティブネス：他人の権利を尊重しながらも自分の権利を守ることを念頭に置き，無理なく自分を表現するためのコミュニケーション能力[6]

2 ● DESC 法

　DESC法[7]は，問題解決をするための話し合いをアサーティブにするための方法で，D（describe：描写する），E（express, explain, empathize：表現する，説明する，共感する），S（specify：具体的な提案をする），C（choose：選択する）について，この順番にセリフを作っていくことで，問題解決に役立つアサーティブなセリフを準備することが可能になる．これは単に伝える内容の準備ではなく，まずは，「問題要素の明確化」により，自分は何を問題と考えているのか，その問題をどのように感じているのか，どうなってほしいのかなどを明確にし，次に相手からかえってくる「反応を予測した準備」を行うという段階を踏む．

> **事例 ①**
>
> 　Bさんは，がんの再発で入院し，入院が長期化している．完治の見込みはなく，これから病状が悪化していくものと考えられる．主治医のA医師は，手術から，再発後の化学療法，終末期の患者まで幅広く担当しているがん専門医である．治療経過が長い患者も多く，在院日数が長期化することもあり，また患者の希望で急な退院となるケースもある．看護師長は病床稼働率の高い病棟を管理していることから，担当患者の退院予測が立たないA医師に「Bさんの退院はまだですか」と聞くことが多く

なっていた．あるとき看護スタッフから「A医師が師長は退院ばかり迫るので話を
したくない」といっているとの報告を受けた．看護師長は，Bさんの今後について
A医師と話し合いたいと考えている．看護スタッフたちによると，Bさんやそのご
家族はA医師をとても信頼しているとのことである．

準備：

「問題の明確化」安定した病床稼働率を維持させるために，退院予測が立ちにくいA医
師と計画的な入退院について情報共有や相談ができていない．医師の考えも理解したうえ
で，患者を尊重した病棟運営につなげたい．

「反応予測の準備」医師は自分が退院ばかりを迫ることに嫌悪感を抱いている．患者の
生活や療養を第一に考えていることを伝えられるようにする．

① **描写する(D)**：自分が対応しようとする状況や相手の行動を描写する．解釈や推
測したこと，自分が感じたことではなく，客観的，具体的な事実を述べる．主観
的な感覚でも相手が納得できれば描写に含める．話し合いの前提条件が整う．看
護管理者は，客観的な情報を収集し事実を確認のうえ準備をする．

まず初めに，A医師の状況を描写すると「A医師は，手術から再発後の化学療法，終末
期の患者まで幅広く担当している．治療経過が長い患者も多く，在院日数が長期化するこ
ともあり，また患者の希望で急な退院となるケースもある」また，Bさんについての描写
として「病状が悪化していき終末期に向かう状況にある．」またカルテ記載や看護師から
の情報で，「残された期間は在宅療養を望んでいる」ことがわかった．

次に患者への日々のラウンドや，家族との対話，カンファレンス等で情報を集める中で，
A医師は，手術から再発後の治療困難な時期，そして終末期まで，患者の人生に向き合っ
て診察をしていること，一方，多忙である診療において，退院調整や在宅支援までは手が
回らず困っている様子であることがわかった．

このように多角的な情報収集から，A医師の状況を理解するとともに，Bさんの状況に
ついては医師の指示だけでなく，看護の側面で，病状を予測的にアセスメントし，現時点
での患者の真のニーズを抽出することが重要である．これらによって医師に何をどのよう
に提示していくかが明確になる．

② **表現する・説明する・共感する(E)**：第二段階で，状況や相手の行動に対する自
分の主観的な気持ちを表現，説明し，相手の気持ちに共感するように努める．特
定の事柄，言動に対する自分の感情や気持ちを建設的，明確に，あまり感情的に
ならずに述べることが肝心である．

医師の状況を理解したら，言語的コミュニケーションによって，客観的かつ真実を伝え，
自身の思いも伝える．例えば，「多岐にわたる診療のプロセスで，A先生は，患者さんを
人として人生を支えているのですね．患者さんのBさんやそのご家族も，先生を信頼し
ているとおっしゃっているのを多くの看護師から聞いています．」「ところでBさんは最

近お家に帰りたいとしきりにおっしゃっているようですね．B さんの病状では，今後いつまでも今の体力でいるとは思えないのですが，いかがでしょうね」など，医師への努力や信念をたたえると同時に，患者の現状について一緒に考えたいという姿勢を表現することで，医師は，自身のことが認められたことに加え，患者のことを客観的にアセスメントできる相手だと思うだろう．

③　**具体的な提案をする（S）**：第三段階で，相手に望む行動，妥協案，解決案などを提案する．具体的，現実的かつ小さな行動の変容の提案を明確に行うことが重要である．

　看護師による患者，家族の観察やアセスメントを駆使し，多角的な側面から「患者さんは今の段階から，のちに訪れる病状悪化に向けて準備をする必要があるとお話しされています．またご家族もそれを望んでいらっしゃるようですね．退院の準備や在宅支援を進めるには今がチャンスかも知れませんが，まずは A 先生にご相談したいと思いまして」など，具体的な事実を患者家族の言葉で表現するとともに，勝手にこちらが進めるのではなく，相談・提案をする．あくまでも選択権は先方にあることを強調する．

④　**選択する（C）**：相手が出す結果が肯定的，否定的な場合をそれぞれ想定し，それに対して自分はどういう行動をするかの選択肢を示し，場合によっては代案を提案する．その選択肢は具体的かつ実行可能なもので，相手を脅かすものにならないように注意する．

　医師の選択が退院調整に向けた方向に行く場合と，そうではない場合を想定しておく．提示された結論が，患者の利益になっているかという視点が大切である．もし医師が退院をすすめないようであれば，医師の懸念を確認し，今の B さんにとって何かできることはないかといった提案をする．

C. 指　示

　指示には，看護管理システムを構築するためのプロセスとしての段階と，効果的なリーダーシップを発揮するうえで重要な対象に合わせた支援という側面がある．管理者は，対象や状況に合わせた指示を行使する必要がある．また管理的な側面からは必要だとしても指示を行う場合に管理者は葛藤を感じることも少なくない．さらに，指示においては，対象の特性や感じ方などによって，管理者の意図に反して，強制やハラスメントと判断されることがあるため，コミュニケーションの取り方には，十分な注意も必要となる．

1 ● 看護管理システムにおける指示

　看護管理は，看護過程のように，過程をたどって計画的に実施される[8]（p.66 の図Ⅰ-4-1 を参照）．看護師長は看護部長から管理を委任されている部署全体を把握するために，「人」「物」「金」についての情報収集を多角的，客観的に行い，病院・看護部の理念に基づいた目標設定と，現場の課題が的確に反映された計画立案を行う．立案した計画に従って，課題に合わせた役割分担やチーム編成によって組織化し，職員個々の特性に応じた安

全な組織形成のための職員配置を行う.

　立案した計画を実施する段階で重要なのが, 指示・指導であり, 計画に沿って実施する中で, スタッフを目標達成に向けて, 導くものである. この経過をたどり最後に統制という方略によって評価する. 中でも実施中の指示については, その概念, 管理者が抱える葛藤の存在, 注意点などを押さえておく必要がある.

a. 指　示

　看護管理者の管理行動において, スーパービジョンすなわち, 仕事の割り当て, 指示, 指導は管理方針や立案した計画の実行の中核的な部分にあたる[9]. スーパービジョンは, スタッフの行動観察やスタッフからの報告, 事故やミスなどの予測外の出来事の発生などによって必要性を判断し, 適宜行われる. またスーパービジョンは看護が患者のために行う, 直接的ケア, 間接的ケア, 管理的ケア（報告, 連絡, 連携）などの看護行動すべてにわたって行われる.

b. 指示をする際のポイント

●わかりやすく明確に

　指示は, 相手がわかりやすい言葉で明確に, また何を行動するべきなのかが理解できるように伝える. 相手の特性や年代, 性別によって管理者の言動が理解できなかったり, 意図を正確にとらえられなかったりする場合がある. 伝わる内容が中途半端では, 相手もそれだけの内容しか仕事を行うことができないことを認識して指示をする. 特に若手の看護師は, 学生時代に指示通りに行うことを求められ, 実習や就職によって急に判断を求められるというギャップを経験しているほか, 言葉を額面通りに理解してしまうことがある[10]ため, 指示を明確に行うことや, 誤解, 解釈に齟齬がないかを確認することは非常に重要である.

●指示によって部下が適切に行動できるために以下を注意する

　①相手が指示の内容について確認のための質問をしやすい状況や雰囲気の中で指示する.
　②一度に多くの指示を出さない.
　③相手が指示に注意を向けているかを確認する.
　④指示を出す場所, タイミングを確認する.
　⑤指示する人の選定をする（自分がよいか他者に委譲することが望ましいかを検討）.

●指示を理解しているかを確認

　相手が指示の内容を理解しているかについての確認が必要である. 指示を十分に理解していない場合には, 仕事の成果は理解したレベルにとどまるので, 必ず指示の後には理解の有無を確認する.

●不公平な対応をしない

　指示では, 部下の望ましくない行動や態度を指摘し, 改善方法などについての助言を与える場合もある. その際管理者は, 一方的な先入観や一部のスタッフの意見だけを尊重するなどの不公平な対応をしないことが重要である.

　看護管理者は普段から, アサーティブなコミュニケーションを心掛け, スタッフとの人間関係を構築し, 民主的なリーダーシップ（後述）を発揮することが望ましい. 民主的なリーダーシップの下では, スタッフに厳しい指摘や叱責ではなく, スタッフの行動変容を

促すような，アサーティブなコミュニケーションによって管理者の意図が正確にスタッフに伝わり，組織が健全に成長する．また民主的リーダーシップについては，最も古典的な研究といわれる「アイオワ実験」で，意思決定に部下（フォロワー）の参加を許容する民主的リーダーシップと，許容しない専制的リーダーシップでは，民主的リーダーシップの下にいる集団のほうがモチベーションが高いという結果が出ているように[11]，普段から組織内で正当で公平なリーダーシップを発揮しスタッフとの関係性を構築しておく必要がある．

2 ● 対象に合わせたリーダーシップ支援の側面での指示

ハーシィとブランチャードが提案する基本的リーダーシップスタイルによれば，指示的行動は，リーダーが，率いる集団のメンバー（フォロワー）の役割を組織・規定し，各人がどのような活動を果たすべきか，いつ，どこで，いかに課題を達成すべきかを説明することの程度であるとしている[12]．特に，対象の経験値が低く，自律していない場合に用いると効果的とされるアプローチである．また，患者の緊急事態や，重大事故，災害など，突発的なアクシデントの場面では，対象の特徴にかかわらず明確に指示的な支援を行う必要がある．

3 ● 指示を行使する際の注意

a. ハラスメント

看護管理者が部下に指示をする際，指示や指導に熱が入るあまり，ハラスメントになっていないかということに注意を払う必要がある．特に職場では，職務上の地位や人間関係などの職場内の優位性を背景に業務の適正な範囲を超えて精神的・社会的苦痛を与えたり，職場環境を悪化させる行為であるパワーハラスメントに注意すべきである．管理者が意図していなくても受け手が認識すればパワハラの行為になる．これらを避けるためにも，アサーティブなコミュニケーションを十分に身に着けて臨むことが管理者には必要である．

b. 心理的葛藤

看護管理者は部下への指示に関して，立場上，言わなければならないことと，対象者の気持ちを思い，その狭間に悩むという経験をすることが多いのではないだろうか．これが心理的葛藤である．今は何を誰に何のために伝える必要があるのかというガバナンスや，その先の目的や目標の軸は揺らいでいないかなどを念頭に置いて行動することが重要である．病院の組織であれば，職員に関する問題であっても，その先には患者家族を尊重した課題につながっているのかという，医療者としての軸がぶれないようにすることが大切である．看護管理者はこの視点を常に念頭に置いて，心理的葛藤が生じた場合は，そのときそのときの"ぶれてはいけない軸は何か"ということに立ち返るとよい．

c. 自身の考えを伝える

看護管理者は，施設の方針や看護部の決定事項を部下に伝達や指示命令をする機会があるが，単に事実だけを伝えトップダウンで命令するのではなく，管理者である自身が，決定事項をどのように解釈したのか，部下にはどのように行動してほしいと考えているのかを明確に伝えることが重要である．

d. フィードバック

　管理者の与えた指示によってメンバーが活動を推進する過程で，メンバーは目標をもつことに加え，自分が前に進んでいるのか，停滞しているのかを知る必要がある．指示によって目標を示すだけでは，メンバーは正しく行動できているのかわからず，自分の立ち位置だけでなく，必要な支援や他者のために何ができるかなどもわからない．これでは組織の生産性が上がらずその意欲もわかなくなる[13]．

　看護管理者が担当する各部署では年間計画を立案し，共通の目標を示しつつ，向かう方向性を示し，各担当者を決めて推進していく．しかし，目標が現場を反映していない場合や，目標を提示するだけで，その後の進捗管理を怠れば，たとえ表面上の目標を達成したとしても，部下は達成を実感できないばかりか，内省することもなく，スタッフ間の協力の必要性や機会を認識せず，結果的には組織の成長には結びつかない．看護管理者は定期的に数値の推移を確認し，目標に沿っているのか，立案した目標や評価指標の妥当性も含め，常に確認し，修正が可能な形成評価を行い，適宜部下にフィードバックしていく．その際，できていない部分を指摘するだけでなく，よかった部分やどうすれば達成できるかなどを具体的に伝え，その後の継続的なやる気につながるよう，ポジティブ（肯定的な）フィードバックを心掛けるとよい．フィードバックが部下に与える影響については，二要因理論でハーツバーグが述べている「部下の仕事に対するモチベーションは，達成，表彰，仕事自体，責任，成長につながるもの」や，マクレランドの欲求理論で，成功の報酬より自身がそれを成し遂げたいという意思から人は努力するなど[14]，人は，仕事に対する内的動機づけによってモチベーションが向上する側面があるため，指示に対する行動や反応，成果に対して適切にフィードバックすることは動機づけになり，さらには組織の活性にもつながる．

D. 交 渉

　医療現場では，様々な場面で交渉が行われている．看護部長は，病院の経営に関して，幹部職員や関連部門の管理者との交渉を行い，医療現場における看護スタッフの適正配置などについて看護師長に交渉を行う．

　看護師長は，患者の安全と尊厳を守り，看護スタッフの健全な業務遂行を支援するために，医師，他部門，他部署の看護管理者，看護スタッフとの交渉を行う．

　看護スタッフは日々の看護業務の遂行と個々の患者への対応や方向性などについて，医師やその他の医療スタッフとの交渉を行う．

　交渉においては，双方が，正しい交渉を理解していないと，単なる勝ち負けや，一方の利益が他方の不利益になる，その後の関係性が劣悪になるなどに陥る可能性がある．昨今の医療現場において，チーム医療が推進される中，看護管理者は，交渉の意味や方法を理解し，自身の強み弱みを知ったうえで取るべき行動を判断して臨む必要がある．交渉によって価値観や組織の方針の違いがあっても，双方に利益をもたらし，よい関係性が構築される．

1 ● 交渉とは

　交渉とは，二人以上の人間が協力して行動する未来のことがらについて，話し合いで取

り決めを交わすこと[15]であり，互いの立場の違い，価値観や文化の相違，利害の違いを前提にしたうえで，何らかの解決策を作り出す議論の技法である[16].

フィッシャーらは，「共同決定に至るまでの意志の交換と疎通のプロセスである」[17]と述べているように，双方の目的や意図に加え，感情を視野に入れ，十分に話し合うことで意思の疎通を図り，相互の達成を目指すことが重要であることから，高いコミュニケーション力が求められる.

2 ● 交渉の基本的な考え方

交渉に携わるうえで，感情的になるのではなく，交渉の意味や目的を理解して臨むことが重要である．フィッシャーらは，交渉における4つの要素と対処について示している[18].

a. 人と問題を分離する

われわれ人間は皆強い感情を持っている．相手の役職や功績，それまでの他者評価などによって勝手に優劣を決めたり，交渉の内容ではなく誰が交渉しているのかが焦点化されたりすることがある．これは正当な判断を狂わせる原因になるため，まずは，交渉相手と，その問題を分離することが重要である.

b. 立場ではなく利害に焦点を合わせる

表向きの要求ではなく，その先にある真の目的に着目することである．交渉の第一声は，人員確保や，業務委譲など，表面だった内容であることが多い．そして，その着眼点だけで議論をしていると，人員確保では，人員を確保する立場と人員を割かれる立場に分かれ，業務委譲では，業務を与えられる立場と明け渡した立場で数値の差が表れることになる．これが「立場」であり，不公平感の感情を助長することになる．しかし，表面上の「立場」ではなく，人員確保や業務委譲の先にある真の目的を考えると，たとえば，急性期化する臨床現場で患者への安全を第一に考えたチーム医療推進の一環であり，資格に基づいた業務の流動化であることがわかる．このように表面上の内容ではなく，その先にある真の理由や目的に到達し相互に理解しあうために，相手の話をよく聞き，興味を持って掘り下げていくようなコミュニケーションをとることが重要である.

c. 行動について決定する前に多くの可能性を考え出す

交渉場面では，双方に緊迫した感情が存在するため，視野が狭まる．早急に決断するのではなく，複数の選択肢を掲げることも必要であり，そのことでさらによい案が生まれる可能性もある.

d. 結果はあくまでも客観的なルールに従うことを強調する

どちらか一方が打ち出した基準に従うのではなく，市場価値，専門家の意見，慣習，法律などの公平な基準によって結論を出す.

事例 **2**

　CT室では，放射線科医師による造影剤投与を基本業務として行っていた．病院の方針で，CT実施および読影件数を増やすことが，病院経営およびCT稼働増加のための喫緊の課題として浮上した．この課題を達成するには，造影剤投与を担当していた医師の読影の時間を確保すること，造影剤投与を担当するスタッフを増やし，効率的にCT検査を行うことであり，放射線科から看護部にCT造影剤投与のための看護師をCT室に人員配置してほしいという．一方の看護部は入院基本料の算定基準には達するものの，他の部署への人員を配置するほどの余剰はない状態である．

＜事例解説＞

① 人と問題を分離する

　放射線科の医師は最近赴任し，看護部との接触がほとんどなく，人間関係もできていない状況での急な人員交渉である．しかし，問題は病院全体でも課題になっているCT検査数増加についてであることを認識する．

② 立場ではなく利害に焦点を合わせる

　人員配置という「立場」ではなく，「利害」である当院の経営に即したCT件数増加の案件であり，このことは，患者が治療を受けるための確定診断や治療効果の判定を早急に行うことで，患者の病状管理および治療を予定どおりに行うという本来の目的にも合致することを認識する．

③ 行動について決定する前に多くの可能性を考え出す

　人員配置において，どのような人員が必要なのかを考える．本来なら，優秀で経験年数も高い看護師がベストである．しかしそれらの人員は臨床現場で活躍しリーダーシップを発揮していることから，どの現場でも引き抜きはむずかしい．そこで，放射線科の医師は，CT室において，ルート確保困難症例への医師の支援体制の整備，また短時間勤務者や病気休暇復帰者，多重課題困難者などでも実施可能な手順書の準備および支援体制，トレーニング体制整備を提案した．また看護部からは，この業務への差別化を図ることで，目指したい部署としていくことを提案し，院内認定制度として確立する案を提示した．

④ 結果はあくまでも客観的なルールに従うことを強調する

　今回の提案は，チーム医療における医師の業務軽減と看護師の業務拡大として，病院全体での検討事項として経営会議にはかり，そこでの合意に従うこととした．経営会議で提言が認められ，CT室での静脈確保を行う看護師には院内認定の称号を院長から与えるようなルールが策定された．

3 ● 交渉に関する感情

　交渉に携わるのは人間同士であることから，双方に感情が存在する．またその感情がよくもわるくも交渉の過程に影響を及ぼす．近年，具体的な感情（怒り，悲しみ，失望，不安，嫉妬，高揚感，後悔）が交渉者の言動に与える影響についての研究も進んでいる[19]．

交渉を行ううえで，感情について視野に入れておくことで，必要なコミュニケーションが導き出されるだろう．

a．不安を回避する

不安は，脅威を与える刺激に対して苦痛を感じている状態である．怒りが対立の激化のきっかけになるのに対し，不安はその場から逃げ出したい気分にさせる．

不安を抱えた交渉者は希望や期待値が低く，最初の提案が弱気な内容になる．しかし本来不安は新しい刺激への反応として表れることが多いため，その新しい刺激について認識していれば，気持ちが落ち着いて不安が和らぐ．

交渉にあたっては，相手がそのことに不安を感じているようだったら，交渉の意図を明確に伝え，不安を解消するよう努めるとよい．

b．怒りを制御する

怒りは対立の激化や認知のゆがみ，交渉の行き詰まりの可能性を高める原因となり，交渉プロセスを阻害する．また怒りがあると共同利益が抑制され，対抗意識を表す言動が増え，提案を却下する傾向が強くなる．

何に怒りを感じているのか，怒りの原因を探るために，話を傾聴し，共感する．相手の行動を尊重するような態度で接し，まずは怒りを鎮める．そのうえで，交渉内容が本当に怒りを助長するものなのかを明確にしていく．

c．相手の感情をコントロールする

交渉においては，双方にマイナスの感情や方向性を抱いていることが多い．前述の不安回避や怒りの制御のほかにも人は様々な感情を抱く．交渉においてはそれらをコントロールすることが大切である．このコントロールとは，相手に関心を持ち，尊重するということが大前提となることを忘れてはならない．同時に相手の感情をコントロールするためには，当然，自身の感情を認識しコントロールすることも重要である．共鳴的リーダーシップに不可欠なスキルとして，「自分の感情を認識する」「自分の感情をコントロールする」「他者の気持ちを認識する」「人間関係を適切に管理する」という4つの領域がある．怒りを代表とする自分の感情を認識しコントロールすることや，他者の感情を理解し共感する能力が必要である[20]．まずは自身の感情をコントロールしたうえで相手の感情に入っていく．

① よく観察する

ⓐ 言語だけでなく，しぐさ，声のトーンなどの非言語的コミュニケーションを通じて，相手の感情を観察する．特に言葉の選び方から，怒りや不安など，どのような感情を抱いているのかを理解するためにも，注意深く観察する．

ⓑ 相手の言動的/非言動的なシグナルにちぐはぐな部分があったら，質問を投げかける「望ましい結果だとおっしゃいましたが，なんだか不安そうですね．気になるところがありますか」「頭にきているとおっしゃいましたが，満足している部分もあるのではないですか．本当に怒っていますか？」

② 相手の感情に直接影響を与えることを恐れない

③ 自分の感情を表に出して相手に見せ，それに対する解釈をこちらが誘導する

アイメッセージ（私メッセージ：自分の気持ちを明確にして伝えること）の重要性．「あなたは間違っている」というのは相手のことをいっている．しかし「あなたの決定を私は

残念に思います」というのは，私の感情であるから，相手にとっては嘘ではないうえに，他者を失望させたという感情がわく．事実を明確にすることも重要であるが，交渉は意思疎通のプロセスであることからもこちらが何を感じたのかを明確に示すことも非常に重要な要素となる．

4 ● 看護管理者としての交渉の注意点

　他職種とのコミュニケーションにおいては，互いの立場や役職，持ちうる権限の違いをふまえた対応が相互の理解を深めるうえで非常に重要になることもあるため，交渉においても違いをふまえることが必要である．

　患者に関することについて医師と交渉する際には，病状や治療に関する確かな知識とともに，患者・家族とのコミュニケーションと確かな看護行為による信頼関係の構築が大前提となることを看護管理者は忘れてはならない．そして，患者自身の利益になることを伝え医師に納得してもらうことが大事である．

E. 葛藤の解決

　看護管理を行ううえで，患者，スタッフ，多職種との関係など様々な側面において，葛藤や対立は避けられない現象である[21]．葛藤を意味するコンフリクトは，「コンフリクトは悪」といわれた時代から，「避けられないもの」や「メリットをもたらす場合もある」を経て，今日では，「相互作用論的見解」が一般的で，コンフリクトを奨励している．つまり，一見平和で仲のよい職場は，変化や改革に対し無関心で鈍感になりやすく，一方葛藤や対立という相互のやり取りがある職場は，組織の活性化につながるという考え方である．

　看護管理者は，コンフリクトについての知識を得るとともに，組織の活性には，コンフリクトは起こりうるものと理解し，その経過をマネジメントすることが必要となる．

1 ● コンフリクトとは

　一方の当事者が，他方の当事者が自分にとって重要な事柄に悪影響を及ぼした，あるいは及ぼそうとしていると認知した時点で始まるプロセスである（図Ⅱ-4-2）．

2 ● コンフリクトのプロセス

a. 第一段階：潜在的対立

　コンフリクトが発生する先行条件であり，コミュニケーション，構造，個人的変数に分類される．

・「コミュニケーション」：コミュニケーション不足や伝達経路の不徹底，両者間に生まれる誤解やノイズの存在．
・「構造」：離職率，リーダーシップスタイル（中央集権化の度合いや権限委譲，依存度の偏りなど），報酬制度．
・「個人的変数」：個人的な常識や価値判断の基準．

b. 第二段階：認知と個人化

　当事者同士，あるいは一方がその差異を認知し感情に影響を及ぼしたとき，コンフリク

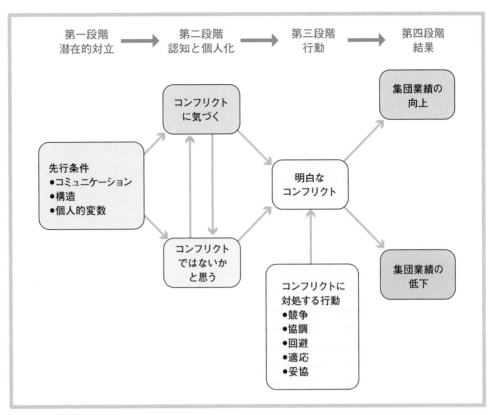

図Ⅱ-4-2　コンフリクトのプロセス
［スティーブンP．ロビンス(著)，高木晴夫(訳)：組織行動のマネジメント，p.321，ダイヤモンド社，2011 より引用］

トは発現する．

c.　第三段階：行動

　互い，あるいは一方が相手の行動を妨害する行動に意図的に出たときのこと．行動が起こることでコンフリクトは顕在化し，対応策として，処理行動も行われるようになる．処理行動には一般的に，「競争」「協調」「回避」「適応」「妥協」の 5 パターンがある．

・「**競争**」：ある当事者が，他者への影響を顧みず，自身の利益のみを重視し支配すること．勝つか負けるかの闘争となるため，共通の上司の公式権威が支配力として利用される．

・「**協調**」：各当事者が全当事者の利益をすべて満たそうとして，協力し互いに利益をもたらそうとする．多様な見解の収束よりも，問題解決や差異の明確化を目指すため，参加者はあらゆる選択肢を検討する．その結果，見解の類似点や相違点が明確化し，論点または相違点が明らかになる．すべての当事者にメリットをもたらす解決策が求められることから，協調はしばしば，敗者のないコンフリクト解決法とみなされる．

・「**回避**」：当事者はコンフリクトの存在に気づくと，身を引いたり，抑制しようとする．物理的な距離を置く方法や，それが無理な場合は，相違点を抑制する方向に向く．

・「**適応**」：敵対者と融和しようとする当事者が，自己の利益より相手の利益を率先する．一方の当事者が進んで自己犠牲になるスタイル．

・「**妥協**」：すべての当事者が何かをあきらめることで，明白な勝者も敗者もない．

d. 第四段階：結果

　生産的，非生産的によって，業績が左右される．

　問題を発見する能力は，問題意識があることを前提とする．問題意識があれば様々な矛盾や課題に気づいたり，改善策に思い至る可能性が増す．問題意識を持ち，疑問を公言したり，改善策を提案する行為は，批判眼によってもたらされる．批判眼はコンフリクトをもたらす原因にもなり得るが，その目的が自己本位か仕事や顧客本位かが重要である．リーダーにはコンフリクトの生産性を見分け，必要に応じてコンフリクトをコントロールするスキルが必要である．

事例 ❸

　　妊娠中のＡ看護師が，受診している病院から妊娠高血圧症候群の可能性があるので夜勤は控えた方がよいといわれたが，体調不良はないので，次の検査で再度検討することを医師と合意した．
　　看護師長に状況を報告すると，「翌月の勤務表作成に関わるのと，あなたも知ってのとおり病欠者が複数名いるので，診断がついたら早めに教えてほしい」と怖い表情でいわれたので，これ以上何もいえなかった．またこのとき，Ａ看護師は診断書が必要であると聞き違えた．
　　病院で医師から，「夜勤免除について医師の診断書を求めるなんてひどい病院だね」といわれた．釈然としないまま，看護師長に診断書を渡すと，「そういうことではないのだけど．夜勤は外しますね」といわれた．
　　Ａ看護師は泣きながら病棟を去り，人事部に「看護師長からパワハラを受けた」と訴えた．

＜事例解説＞
第一段階：潜在的対立
　潜在的対立において先行条件であるコミュニケーションの問題が，Ａ看護師と看護師長間で起こった（効果的な相互のやりとりから逸脱している）．
第二段階：認知と個人化
　Ａ看護師が，報告に対する看護師長の対応を，好意的ではないと差異を認知し，対立的な感情に影響を及ぼした．
第三段階：行動
　Ａ看護師によって行動が起こされ，コンフリクトが顕在化した．
第四段階：結果
　このケースでは，第１段階のコミュニケーションエラーから発しており，Ａ看護師が看護師長がいっていないことをいわれたと思った勘違いと，主治医の見解が後押しとなり，事態を悪化させていることが原因である．本来看護師長にそのつもりはないことが明白であるため，対処行動としては，「協調」によって，双方が納得する解決策が得られるであろう．

学習課題

1. 看護管理において，なぜコミュニケーションやアサーションを理解する必要があるのか考えてみよう

2. 看護管理者として，交渉を行ううえで重要な内容を，自身の経験に当てはめて考えてみよう

3. 事例3のケースは，コンフリクトのプロセスにおいて各段階でどのようにすべきであったのか考えてみよう

●引用文献

1) Ong LM, Visser MR, Lammes FB, et al：Doctor-patient communication and cancer patients' quality of life and satisfaction. Patient Education and Counseling 41(2)：145-156, 2000
2) 国立がん研究センター東病院(編)；患者の感情表出を促す NURSE を用いたコミュニケーションスキル，p.2-6，医学書院，2019
3) スティーブン・P ロビンス(著)，高木晴夫(訳)；組織行動のマネジメント，p.225-254，ダイヤモンド社，2011
4) 南山短期大学人間関係科(監)，津村俊充・山口真人(編)：人間関係トレーニング，第2版，p.89-92，ナカニシヤ出版，2016
5) 平木典子；アサーション入門，p.16-27，講談社現代新書，2012
6) Alberti RE, Emmons ML：自己主張トレーニング，菅沼憲治(訳)，p.31-32，東京図書，1994
7) 平木典子，沢崎達夫，野末聖香(編著)；ナースのためのアサーション，p.85-95，金子書房，2015
8) Gillies DA(著)，矢野正子(監)；看護管理―システムアプローチ，p.1-6，HBJ 出版社，1998
9) 上泉和子；看護ユニットマネジメント，p.1-12，医学書院，2006
10) 国眼眞理子；いまどきの若者の考え方・育て方，p.20-70，日総研，2003
11) 西田耕三，若林　満，岡田和秀；組織の行動科学―モチベーションと意思決定，p.99-103，有斐閣選書，1986
12) P・ハーシィ，R・H ブランチャード，D・E ジョンソン(著)，山本成二，山本あづさ(訳)：入門から応用へ―行動科学の展開，p.118-140，生産性出版，2004
13) ジェームズ・M・クーゼス，バリー・Z・ボズナー(著)，金井壽宏(監訳)；リーダーシップチャレンジ，p.318-348，海と月社，2011
14) スティーブン P．ロビンス(著)，高木晴夫(訳)；組織行動のマネジメント，p.78-103，ダイヤモンド社，2011
15) 松浦正浩：実践！交渉学―いかに合意形成を図るか，p.7-13，ちくま新書，2014
16) 田村次朗，隅田浩司；戦略的交渉入門，p.3-6，日本経済新聞社，2014
17) ロジャー・フィッシャー，ウィリアム・ユーリー(著)，金山宣夫，浅井和子(訳)：ハーバード流交渉術，p.65-72，三笠書房，2016
18) 前掲17)，p.18-35
19) アリソン・ウッド・ブルックス(著)，辻　仁子(訳)；交渉を有利に運ぶ6つの感情の見せ方，ハーバードビジネスレビュー，p.43-53，ダイヤモンド社，2016
20) ダニエル・コールマン，リチャード・ボヤツィス，アニー・マッキー(著)，土屋京子(訳)；EQ リーダーシップ，p.34-49，日本経済新聞社，2012
21) スティーブン P・ロビンス(著)，高木晴夫(訳)；組織行動のマネジメント，p.316-322，ダイヤモンド社，2011

5 自己管理

5-1　ストレス管理

この項で学ぶこと

1. 専門職として必要な自己管理の重要性を理解する
2. ストレスの原因を知り，その具体的な対処行動を理解する

A. 自己コントロールとバーンアウト

　看護師は日頃から体調を整え，交代勤務に耐えうる自己管理能力が求められる．自己コントロールをしなくてはならないものには，「健康」「ストレス」「時間」などがある．健康管理はすべての基本であり，何においても「身体が資本」となるため，よい仕事を継続していくためにも，「健康」であることが大前提となる．

　とくに気をつけたいのが過重労働，すなわち仕事のやりすぎである．仕事が忙しくなると，どうしても不規則な食事や睡眠不足になりがちである．このような状態が習慣的になっていけば，心身のどこかが悲鳴を上げ，体調がわるくなってあたり前である．さらにストレスの多い環境で働く看護師は，**バーンアウト**（burn out）してしまうことも決して珍しいことではない[1]．そのため看護師のバーンアウト対策に向けた効果的なストレス対処は，重要課題といえる．

　バーンアウトとは，元来「エネルギーが過度に消費され，すり減り，疲弊してしまうこと」をさし，1970 年前後からは対人専門職（医師，看護師，教師）などに生じた「長期間人への援助で極度の心身の疲労と感情の枯渇（こかつ）を主とする症候群で，最終的には文字どおり燃え尽きた心身の状態」をいう[2]．具体的な心身の反応（症状）としては，心理的な症状では，不安，イライラ感，無力感，悲哀感，自己卑下など，身体症状としては，睡眠障害，頭痛，胃腸障害，息切れなどがあるとされる[2]．

B. ストレスへの対処

　効果的なストレス対処に向け，ストレスの原因であるストレッサーの認知に影響を与える個人要因，仕事外の要因や緩衝要因等との関連を分析する研究が報告されてきた．個人要因として年齢・性別や自尊心などが，仕事外の要因として重要他者からの要求がネガティブに作用し，緩衝要因として社会的支援がストレス反応の低減に作用していた（**図Ⅱ-5-1**）．

　ストレス研究を概観してみると，ストレス理論は研究者の数だけあるといわれているが，大きくは 2 つの流れが認められる．「ストレスのメカニズム」は，ある「出来事」ストレッ

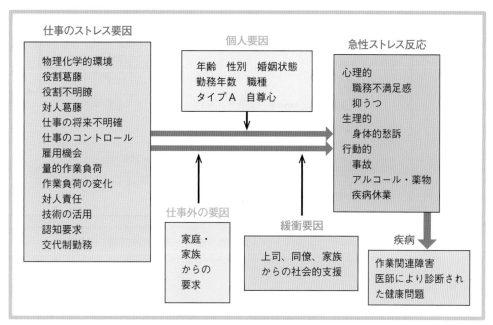

図Ⅱ-5-1 米国職業安全衛生研究所（NIOSH）の職業性ストレスモデル

[Hurrel and McLaney（1988）より引用]

サーを「個人がどう認知・対処」コーピングし，どのような「結果」アウトカムが現れたかで説明される．ストレスとは，セリエ（Selye H）によると「刺激（ストレッサー）にさらされた生体の反応」のことをいう[3]．セリエは，こうしたストレスを引き起こす要因（脅威など緊急事態）をストレッサー，その結果引き起こされる反応（胃潰瘍，過敏性大腸炎など）をストレス反応とよんだ．

一方，生体が刺激を受けると，それが自分にとってどの程度の脅威なのか査定し（一次評価），またどのようにストレッサーに対処すればよいのか（二次評価）という判断をし，それに基づいて具体的な対処行動（コーピング）を実践する[2]．うまくいった場合はそのストレス環境に適応でき成長できるが，うまくいかなかった場合，不安・緊張感（情緒反応）や動悸・下痢（身体反応）や，胃潰瘍，心身症（病理反応），などの不適応行動となって症状（ストレス反応）が現れる（**図Ⅱ-5-2**）．

ストレス対処行動には，「ストレスの回避」とストレスとうまく付き合って「解消」していく方法がある．まず，自分にストレスの原因を与える人から離れ，意図的に近づかないように工夫することが大切である．また，ある程度結果を予測して，ストレスの原因となる出来事を，もとからつくらないですむような行動を意識的にとることも必要であろう．

ストレスをうまく解消していくためには，自分ですべてを抱え込まずに効率よくマイペースで物事が進められるよう，事前にサポート体制を整えて，仕事のペース配分や役割分担を取り決めていくことが必要である．そのためには，常に気持ちにゆとりをもって，リラックスできることも重要である．ストレスマネジメント（自己管理）には，まず自分のストレスレベルを知り（気づき），対処法を具体的に実践することが重要である[4]．ストレス状態からの回復には，週1〜2回程度の趣味や余暇活動などの楽しみと，心身両面

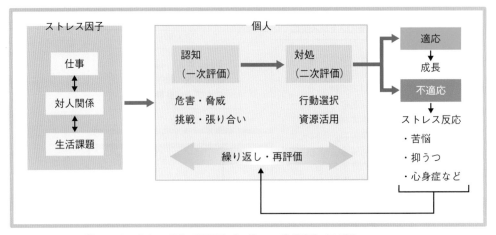

図Ⅱ-5-2 ラザルスのストレス認知的評価（一次・二次評価）モデル
［Lazarus RS ほか，本明　寛ほか(訳)：ストレスの心理学―認知的評価と対処の研究，p.18-44，実務教育出版，1991 を参考に筆者作成］

のリラクセーション法が有効である．リラクセーションには，呼吸法，自律訓練法，漸進的筋弛緩法，ヨガ，アロマテラピーなどがある．身近に活用できる方法を用いることが大切である．

C. 演 習

　ここでは看護師のストレス事例をとおして，身近なセルフマネジメント（自己管理）について考えたい．

演習 3　ストレス出来事とストレス管理

　Aさんは30歳代後半の看護師で，育児が一段落したので十数年ぶりに病院に再就職した．就職してから1年が経ち，毎日慌ただしく時間が過ぎていく中で，緊急時の対応が遅いことを医師に怒鳴られてショックを感じた．とっさの判断に焦って不安となり，患者へのケアに自信がもてなくなり気分が落ち込んでしまう毎日．また，過度に緊張した後は腹痛を起こし，しばしばトイレに駆け込むことが多くなった．さらに，年齢的には経験者とみられるため，新人看護師のように他者に尋ねるにも気が引け，周囲から孤立しがちになってしまった．

◆考えてみよう！

Q1 Aさんは，緊急事態というストレッサーに対して，どう一次評価したか？

Q2 一方ではストレス反応どころか，緊急事態にも平然としている看護師も存在するが，こうした人たちはなんのストレスもないのだろうか？

Q3 Aさんが，効果的なストレス対処に欠けている資源はなんだろうか？

◆さらに調べてみよう！

Q4 いろいろな病院，看護部で取り入れられているストレス解消のプログラムを調べて
みよう．

Q5 職能団体が公表しているストレス緩和につながる取り組みを調べてみよう．

今日の医療現場は高度化し日々知識・技術も進歩しているため，最新の専門知識と確か
な看護実践技術が求められる．そのため長く臨床現場を離れていた看護師が再就職するに
は，臨床を離れた期間に匹敵するだけの相当量の自己学習や自己研鑽が求められる．

　一見，経験豊富でストレスに強そうだと評価される看護師も，十数年振りに臨床現場に
戻った途端に緊急事態のたびに過敏性大腸炎で悩まされることもある．

> ### 学習課題
> 1.　看護管理者のストレスはどのようなものがあるか調べてみよう
> 2.　看護管理者の効果的なストレスへの対処方法について説明しよう

●引用文献
1) 原谷隆史，川上憲人：労働者のストレスの現状．産業医学ジャーナル22(4)：23-28，1999
2) 南　裕子，山本あい子，太田喜久子ほか：看護婦の燃えつき現象とソーシャル・サポートの関係につ
いて．聖路加大学紀要，p.26-34，1987
3) Lazarus RS, Folkman S：ストレスの心理学―認知的評価と対処の研究，本明　寛，織田正美，春木
豊(訳)，p.18-44，実務教育出版，1991
4) 北島謙吾，石井京子：看護学生のストレスマネジメント効果に関する研究，日本ストレス学会6(2)：
91，1991

5-2　時間管理

この項で学ぶこと
1. 効率性と看護の質を追求するための時間管理を理解する

1 ● 時間管理の必要性

　どの業界においても**時間管理**の考え方を当てはめることで，作業の効率化を図り生産性を高める努力をしている．しかしながら，医療の現場において看護師が業とする対象者は人である．そのため，相手の反応や変化に合わせた対応を余儀なくされ，予定していた所要時間どおりに進まず再調整が必要となるケースが多い．またこのような予測を超えた業務が重なると時間に追われた流れ作業の感覚だけが残りやすい．さらに「単に患者と接する時間が長いほどよい看護」と勘違いしている看護師にとってはなおさらである．

　これらを解決するため看護の現場では，この「時間」を主体的にコントロールする意識が重要となってくる．さらに成果を出すにあたっては，おのずと効率性のみならず看護の質を追求していくこととなる．そこで本項における業務とは，単に作業を示すものではなく，人々の普遍的なニーズに応え，健康的な生活の実現に向けた看護業務ととらえてほしい．

　たとえば急性期病院における一般病棟看護師の受け持ち患者は，日勤帯で平均5〜6人である．さまざまな疾患を把握しながら，日常のケア，検査，コミュニケーションなどが展開されていく．その日体調が思わしくない患者については，頻回に観察のための訪床が必要となり時間も取られるだろう．さらには臨時の入院，検査など予定業務以外への対応も求められる．また2022年度診療報酬改定では，入退院時支援加算として，早期の退院に向けて，入院後3日以内に患者の状態を把握し，7日以内に退院に向けたカンファレスが求められている．仮に平均在院日数14日前後を目標とし，医療・介護・経済面などの在宅支援を整えようと思ったら，おのずと入院当日から退院を視野に入れたチーム医療としての役割も発生してくる．このような状況下では「目の前の業務を必死でこなしていけばなんとかなる」という精神論だけで乗り越えるには限界があり，自分に与えられた仕事を終えることが不可能になってくる．その結果，担当したすべての患者へしわ寄せがいき，看護の質の低下へとつながっていく．

　医療保険では，入院患者に提供されるべき看護の必要量をみる「**重症度，医療・看護必要度**」が注目され医療保険でも加算指標となっている．これは看護サービスのより適切な評価をめざし，患者に必要な看護サービスがきちんと提供されていることを評価しようとするものである．これにより，患者が必要とする看護サービスを明らかにし，それに合わせた適正な職員配置，看護師と看護補助者の役割分担の明確化と資質の向上を図り，**看護体制を整えていく**[1]という効果が期待できる．一方現場ではこの指標に加味されていない倫理的問題，インフォームドコンセントへの同席や患者にとって重要な意思決定を支援する対話時間など，相手により変化し正確に評価しえない部分があることを認識している．

そのため，実際にはそれらの対応時間がさらに加わってくる．

　ここで注目すべきは，この指標の看護業務を測るものさしが時間量であるという点である．例として，「エキスパートがやった1時間と新人がやった5時間は同じである」などのような換算方法があればよいが，そのようなものはあり得ない．急性期病棟にいる看護職は，それなりの経験と実績があるということを前提とし，その看護職をもってしても手間がかかるというのは，看護そのものに時間がかかるということであり，個人的にもたもたしているものではない[1]，といわれている．

　看護職として身につけるべき日常の時間管理が当然のように"できているもの"という前提のうえに位置づけられている．言い換えるとこの日常の時間管理については，病棟に赴任したその日から，おのおのの責任でマネジメントされなければならない性質のものとなる．

　そこで本項では，基本的な看護業務を行ううえで，病棟日勤8時間という有限な時間の有効活用，時間管理の具体的な対応方法に言及してみる．

2 ● 業務の進め方

　a. ステップ1——目標設定を行う
　b. ステップ2——朝いちばんの情報収集
　c. ステップ3——段取りと実際
　　1）物理的な段取り
　　　①スケジューリング
　　　②チーム間での調整
　　　③物品準備　など
　　2）心の段取り

a. ステップ1——目標設定を行う

　時間管理にもっとも大事なことは目標設定を明確に行い，自らが提供する看護業務の最終形をイメージしておくことである．意識的に目標を設定したとき，潜在意識のエネルギーが，自動的に私たちの行動をその目標に集中させ，重要でないことにエネルギーを無駄に注ぐことなく，自分にとって重要なことのために全エネルギーを使うことができる[2]といわれている．

　病棟業務の中で，もっとも悩まされるのは，実施すべき計画を立てていても，読めない消費時間（**図Ⅱ-5-3**）で計画の立て直しを余儀なくされることである．そんな状況下においても，与えられた8時間を自分がマネジメントしている意識，主体性をもつのともたないのとでは，結果に大きな差となって現れてくる．そこで今回は「日勤8時間内での業務終了」を明確な目標とする．持ち時間内に「最大限自分の能力を発揮し，質の高い看護を提供する」という意識は，時間管理力を向上させるカギとなる．あわせて自分の予備能力を把握し時間的余裕の程度を考える習慣が身についてくる．

b. ステップ2——朝いちばんの情報収集

　情報収集は，その日の仕事量を測る重要な材料となる．患者の状態変化によっては，予

	予定内 読める消費時間 性質：日常業務で時間が決まっている事柄・予測がつく事柄	予定外 読めない消費時間 性質：状況によってその場で対応すべき事柄
①指定時間業務 時間が決まっているもの 予測がつく事柄	＜日常看護視点＞ 予定検査事前処置，検査室誘導，予定手術事前処置，手術室誘導，時間指定処置，インフォームドコンセント同席，カンファレンス，転科転棟など 他の人に依頼できる可能性である事柄，検査付添，（心電図，エコー，X線など） ＜退院支援視点＞ 退院前カンファレンスなど	電話対応 患者・家族からの突然の相談 必要物品が見当たらない 急な入院受け 面会時の対応 他職種（PT・MSWなど）・他部門から問合せ 上司の急な指示 同僚の相談 医師が出す臨時の指示受け 別の看護師への伝言依頼 ナースコール対応 急変 家族へ各種書類説明・同意など
②流動時間業務 ある程度の幅を持って計画に組み入れることが可能な事柄	＜日常看護視点＞ 環境整備，清拭，バイタルサイン測定，点滴，療養指導，患者との会話，委員会の準備業務，適宜リーダー報告など ＜退院支援視点＞ 既存情報の確認，スクリーニングシート・退院支援計画作成，要早期介入（廃用症候群・がん・リハビリなど），適宜多職種との連携（PT・栄養士・退院支援職員等），経済相談介入，ケアマネ・家族への情報提供など	
③自己意識時間 自己解決業務であり意識しないと流れる可能性がある事柄	休憩，休憩前後の記録時間 看護計画の立案・変更など	調整しだいで読める消費時間に変化する事柄もある

図Ⅱ-5-3　業務を進めるポイント①：業務の消費時間と優先順位

定されていた検査や点滴の変更は当然のことながら，勤務中にどの部分を観察し対応すべきか，さらには入院という時間軸の延長に在宅を見すえて看護を展開していく根拠となる．

基本の情報収集
①担当患者の把握
　（氏名，疾患名，予定検査や点滴，最近の様子など基本的な内容をカルテより収集）
②前日の特記事項を把握
　（指示の変更，患者への特別な対応の必要性など申し送りより収集）
③検査，点滴など患者ごとに実施すべき業務を分解し所要時間を予測
④担当患者に起こりうる事象の予測
　（容態悪化，緊急処置，転倒，点滴抜去などの事故など）
⑤退院支援の進捗把握
　（ゴール設定日より逆算し必要な調整を想定）

情報収集し各業務の所要時間を予測することで,「Aさんの検査は14時からだから,その前の事前処置に20分ほどみておこう」など,主には**図Ⅱ-5-3**の指定時間業務がコントロールできる.業務が細かいところまではっきりすれば,それぞれの業務を終えるのに時間はかからず,より大きな目標に向かって絶えず前進することができる[3]ことになる.

　ここで注意すべきは,業務把握だけの情報収集で終わってはいけないということである.その日得た情報の中から,看護師としてできる"自分の看護"をどのように展開していくかを考えることが求められる.たとえば「患者の疼痛が持続している」という情報に対し,昨日と同じ看護でよいはずはなく,そこには,自分ができる疼痛緩和の看護展開がなされるはずである.昨日から今日にいたる成果の連続性を念頭に置いた情報収集が,次のスケジューリングへとつながっていく.さらには担当患者に起こりうる事象の予測ができると,予防行動がとれ,急な変化に適切に対処する準備と対応も可能となる.

　おなじく在宅復帰を念頭に置いた退院支援についても,日々の判断の積み重ねとその情報連携がチーム医療の成果につながる.例えば状態観察の期間であっても,思った以上の変化に気づいたら関係者との調整を先に進めることができる.その日の病棟看護師が嚥下や咀嚼に疑問を感じた時点で管理栄養士や言語聴覚士につなげることで,入退院支援加算で求められる入院後7日以内のカンファレンスを繰り上げる必要性が高まる.ADLの状態に合わせリハビリを実施するのは理学療法士であるが,日々の変化の点と点を線で結び患者を包括的にとらえることができるのは,ベッドサイドで患者にもっとも近い病棟看護師である.また退院後の生活を受け入れる家族やケアマネジャーにとって,入院中に変化する情報こそが退院準備には欠かせないため,可能な限り早い段階でのカンファレンスを可能にする重要な役割でもある.

　このように病棟看護師は,患者の病状に合わせて看護を提供する日々の時間管理の中に,順調な退院支援を考えた日程管理を組み入れる必要がある.

c. ステップ3——段取りと実際

　情報収集により仕事の総量を把握できた段階で段取りを組むことが可能となる.この段取りは2種類あり,物理的な段取りと心の段取りに分けられる.

(1) 物理的な段取り

　物理的な段取りは,業務前の下準備が主であり,①スケジューリング,②チーム間での調整,③その他(物品準備など)である.

①スケジューリング

　8時間を構造化するための有効的手段の1つにスケジュール表(**図Ⅱ-5-4**)がある.これをみると,複数の患者を受け持ち,限られた時間の中でいくつかの課題を同時並行で進めていく多重課題に対応する能力が求められる.そこで自らの業務を主体的に進めていくうえで,業務を点としてみるのではなく,平面としてとらえよう.これにより自己の動きや空き時間を視覚的に理解し,読めない消費時間(**図Ⅱ-5-3**)への落ち着いた対応が可能となる.自分の好みのテンポいわゆる「パーソナルテンポ」で行動しているときは,生理的負担も少なく,気分は快適だしミスも少なくなる[4]というデータがあることからも,主体的時間を過ごすことへの重要性が理解できると思う.

　スケジュールの変更,その時点での残務量と残された時間を再配分し,優先順位を入れ

患者	A様	B様 安静度フリー	C様 安静度ベット上	D様	E様 寝たきり	F様
状態	消化管出血	胃潰瘍で昨日 止血ずみ	胃潰瘍で 止血ずみ3日目	早期胃癌	誤嚥性肺炎 褥瘡	肝機能障害
指示	輸血2単位	確認のため 胃カメラ	朝食より 三分粥開始	夕方告知		腹部エコー
8：30	ミーティング・カンファレンス					
9：00	環境整備					
9：30	バイタル測定		モーニングケア	バイタル測定	モーニングケア	バイタル測定
	点滴更新				点滴	
10：00	ペア業務　E様・ペア担当者の患者全身清拭　点滴など					
10：30		胃カメラ送り				
11：00	昼食前業務・ステーションにて記録・相互の休憩サポート					
11：30	リーダーへ午前報告		休憩（チームリーダーと相談ずみ）		昼食前血糖測定，配薬，配膳下膳，食事量確認 口腔ケア，休憩前後の部屋まわり・点滴確認	
12：00						
12：30						
13：00	昼食後業務・ステーションにて記録　相互の休憩サポート					
13：30	準備					
14：00	輸血開始	ペアで体位・オムツ交換				
14：30					栄養士へ相談	腹部エコー送り
15：00					皮膚科回診	
15：30	退院前カンファ	リーダーへ午後報告 準夜勤へ申し送り		部屋準備		
16：00				告知同席		
16：30	ペア業務				点滴	
17：00	ステーションにて記録　相互の休憩サポート					
17：30						
18：00						
備考	輸血中 20分ごと 副作用確認	検査前絶食確認 検査後の 昼食許可確認	朝食後様子確認	告知後様子確認	入院2日目で 嚥下の問題発見	腹部エコー室へ 看護補助者に 事前依頼

① 基本的に決まった流れが各病棟にある（指定時間）

② 指定時間項目を埋める（指定時間）

③ その前の事前準備の時間を確保する（指定時間）

④ モーニングケア・要点滴者の時間を確保する（流動時間）

⑤ 休憩可能時間をリーダーと調整（自己意識時間）

⑥ その前後にはできるだけ業務を入れず，相互の休憩サポートを行う（自己意識時間）

図Ⅱ-5-4　スケジュール表

①1つの業務中に次の段取りを行う	一度にすますことができる業務を工夫する
	1度目の訪床（ベッドサイドでの環境整備）時に，2度目の訪床時（バイタルサイン測定）にやるべき事柄の情報収集を行う （例） ・交換が必要な氷枕があれば準備して訪床 ・患者の希望物品（シップなど）があれば準備し訪床 ・主治医に直接話がしたいという希望がある場合は先に医師にアポイントをとってから訪床
②患者に不必要なナースコールを押させない	不必要なナースコールに振り回されない
	多くの患者は，依頼した内容に対する返答がない場合など不安になり，待ちきれずに再度ナースコールを押す．看護師にとってはいくつかの確認事項の1つであっても，患者にとっては唯一の依頼事項であって重要度が高い （例） ・患者からの依頼事項等の回答をすみやかに伝える ・医師からの返事待ちの場合「今確認中です」など，患者が待てる心理状態を作り出す ・患者の心理を先取りした情報提供をこまめに行う
③ペア業務に遅れない	ペアで効率よく業務を進める
	ペア業務の遅れは，自身のみならず予定していた相手の時間も無駄にするので開始時間を意識する 業務の中には，ペアで実施することで，安全かつ時間の短縮を図れるものがある （例） ・寝たきり患者の全身清拭，体位変換，オムツ交換，創部ガーゼ交換，点滴確認
④時間効率を意識する	ステーションへの無駄な往復を省く
	ステーションを離れるとき，可能な限り他の業務もすべて実施して戻ってこれるよう物品準備を行い，忘れ物などでステーションに取りに戻らないという意識を持つ （例） ・バイタルサイン測定時，どの居室から訪室するかを検討し，物品をイメージしながらカートを準備する ・使用後の後片付けも，その足で行う（片付け忘れ・物品待ちの他のスタッフへの配慮） ・他の看護師が使用中の物品は，使用後に声をかけてもらうよう依頼しておく ・ポケットに手袋とゴミ袋（黒などプライバシーの配慮できるもの），アルコール綿（一包パック）を常備し，臨機応変な対応に備える
⑤わずかな時間を活用する	空いた時間を分単位で活用する
	業務と業務の間に発生したわずかな空き時間を活用し，短時間でもできる業務を実施する （例） ・患者や医師間との打ち合わせ調整や返答 ・患者記録を少しずつ書く（入力する）意識 ・リーダーへの報告
⑥メンバー同士で時間に配慮する	相互の時間を配慮し合う
	不必要な手間や時間を相手にかけさせない （例） ・しばらく病室へ入り込む業務は，他のメンバーが探さなくてもいいように所在を伝達しておく ・交代休憩の時間帯は，残っているメンバーが必要以上にステーションを離れない（記録，ナースコール対応，来客対応に専念） ・申し送りの記録は，他のメンバーが聞きなおす必要がない記録方法を心がける（5W1H記録）

図Ⅱ-5-5　業務を進めるポイント②：心の段取り〜時間を生み出す工夫〜

替える作業は，1日に数回繰り返されることもある．常に自分の立ち位置を直視し，現時点において実施可能な業務であるのか，時間的にむずかしいと予測された場合はどうすべきかなど，自問自答しながら進めていくことで「残業すれば」という消極的な取り組み方から開放される．

②**チーム間での調整**

スケジュールを組むことで，受け持ち患者の予約項目が同じ時間帯に重複していないか，必要に応じてリーダーや看護補助者等への応援を依頼するなど，前もって段取りを組むことが可能となる．

また業務途中に計画変更を行っていく中で，自分の能力と残りの業務量バランスの見直しも必要となる．場合によっては，業務の一部をメンバーに負担してもらう必要性が出てくる．

その際，申し訳ないという思いや人手を煩わすことへの抵抗感から，最後まで1人で業務を抱え込んだ結果，時間に遅れて結局は患者に迷惑をかけるようなことがあってはならない．そのためにも，見直しの的確な判断と，自らの意思をはっきり伝えるコミュニケーション能力が求められる．アサーティブな考え方や表現などを参考にすると，アサーティブでない人は「断ることはよくない」と判断，一方アサーティブな人の言動は，判断が自分勝手でなく，1つの確実な基準をもち，それを確信し，自信をもって行動している[5]という．病棟業務においては，チームで仕事を行っているという意識をもち，自己表現の技術を身につけ，的確な支援を得ながら仕事を進める．

(2) 心の段取り

心の段取りとは，業務開始後，自分の中で取り組むべき内容を常に意識していることをさす．**図II-5-5**に書かれてある視点は，無駄な時間を省き，新たな時間を生み出す主なポイントとなる．与えられた8時間はベテラン，新人看護師ともに同じ長さであるにもかかわらず，業務結果に明らかな差として表れる理由がここにもある．行動しながら次の段取りを組む意識は，8時間の充実度を大きく変化させることとなる．

3 ● 時間管理に重要となるポイント

時間管理をするうえで重要なのは，職場での自分をしっかりともち，自分で考え，自分で決めていくという主体性から始まる．結果の良否はそのときの事象であり，大切なことは，時間管理のプロセスの中で，確実に成長している自分と向き合い，さらに研鑽していくことにある．最後に時間管理の原点は，普段過ごしている日常生活のあらゆる場面において，自己決定を行う意識にも通じていることを記しておく．

(　学習課題　)

1. 効率的な時間管理を行うための基本的な考え方を説明しよう

●**引用文献**

1) 岩澤和子，山内豊明(著)：第1章「監護必要度」の開発とその背景―新たな評価基準を求めて．第2章「看護必要度」を評価するための項目―看護の何を測るか，看護必要度第2版　看護サービスの新たな評価基準，第2版（岩澤和子，筒井孝子監），p.7-8．p.27，日本看護協会出版会，2006

2) ロータルJ・セイバルト(著)：第1章　目標：人生と仕事をいかに計画するか―機能・目標の重要性，時間管理学セルフーマネジメントによる成功への道，上野俊一(訳)，p.41，産能大学出版部，1992

3) ケリー・グリーソン(著)：目標を達成する「計画」と「管理」の技術―大きな仕事をなしとげるには，小さな業務に分解するのが近道．なぜか，「仕事がうまくいく人」の習慣―世界中のビジネスマンが学んだ成功の法則，楡井浩一(訳)，p.72，PHP研究所，2006

4) 平　伸二(著)：第3章　テンポとリズム―パーソナル・テンポで気分よく．心理的時間入門，松田文子(編)，p.44-45，北大路書房，2004

5) 平木典子：第2章　人権としてのアサーション―自信とアサーション，アサーショントレーニング―さわやかな＜自己表現＞のために，第18版，p.50，日本・精神技術研究所，1993

6 連携と協働

6-1　医療連携

この項で学ぶこと

1. 連携することの目的と方法の概略を理解する.
2. 地域包括ケアシステムとは何かを理解する.

A. 医療連携とは何か

　「連携」とは1つの目標に向かって何かをするに当たり, 複数の人々や機関が連絡を取り合ってそれを行うことをいう. たとえば, 複数の交通機関を利用して目的地に着きたいと考えたとき, 乗換のために長く歩くとか, 切符を買い替えなくてはならない状況を, 「連携がわるい」と表現する. これを医療現場に当てはめて考えると, 医師, 看護師, 理学療法士など異なる職種が, 1人の患者が目指す目標を共有していない場合や, 病院から退院する患者に対し, 病棟で立てた看護計画が退院後の外来看護や訪問看護に引き継がれていない場合, 「連携がわるい」ということになる. 医療や福祉にまつわる各種制度は, 利用する人の年齢, 疾患, 障がいの種類や程度, あるいは, 世帯収入などでその対象となる人を制度ごとに定義している. そのため, 1人の患者が医療保険と介護保険など, 複数の制度を活用しながら生活する場合, 制度間の隙間をつなぐことが必要となる. その制度間の隙間をうまくつなぐためには, 運用する専門職者間のチームワークのよさ, すなわち連携のよさが欠かせない.

　国の医療政策においても, 「切れ目のない医療提供」が1つのキーワードとなっている. 2006年の第5次医療法改正当時, 医療費適正化政策の一環として, 入院期間の短縮化をめざし, 病床区分の明確化と機能分化が推進された. すなわち, 診断・治療・リハビリテーション・介護・看取りまでを1つの医療機関で提供する医療（病院完結型医療）ではなく, 医療機関の機能分化を図り, 患者が病期に応じた質の高い医療を受けるために, 地域にある多様な医療資源が連携して患者ニーズに応じる医療（地域完結型医療）を目指した. このように病状や病期に応じて, 患者が療養の場を移動する構造が意図的に作り出されたため, その移動する際に生ずる移行期の支援ニーズの重要性が高くなり, 退院支援などの「連携」を意識した新たな看護サービスが強化されてきたのである.

　図Ⅱ-6-1には, 高齢がん患者が診断を受け, 入院治療を経て, 自宅に帰ることを想定した連携例を示した. 入院中に日常生活動作（activity of daily living：ADL）が低下し, 車いすを必要とする状態になったことを想定している. 病院と診療所の「病診連携」を医療連携の核としながら, 生活を支える機能として介護保険サービスである訪問介護と福祉

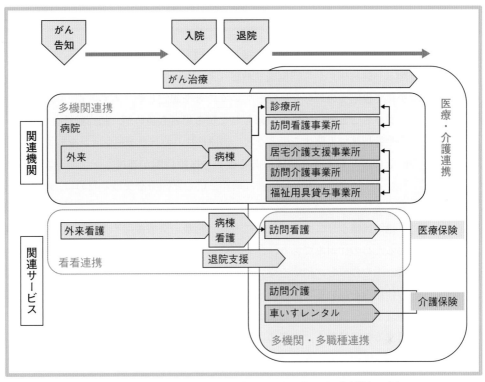

図Ⅱ-6-1 高齢がん患者の切れ目のないサービス提供を目指した「連携」の例

用具のレンタルを，介護支援専門員（ケアマネジャー）を介して利用した．訪問看護は，医療と生活の両方のニーズを知る立場として，術後の回復を促すための生活上のニーズを見極め福祉職と連携してケアにつなげることやがんに対する不安への対応など，これからの人生に対する身近な相談役としてサービスを開始することとした．退院直後の訪問看護は，医療保険の仕組みに基づき利用できる．

　この例では，医療機関や介護保険事業所がつながる「多機関連携」や，それぞれの機関の中で働く看護職同士がつながる「看看連携」，そして多機関で働く多職種がそれぞれの役割を重ねながらつながる「多機関・多職種連携」といった切り口で「連携」を整理することができる．このように患者ケアをとおして多様なスタッフが協調していくことは，現場での統合されたケアを作り出すときには欠かせない手段となっている．

　このように，地域完結型医療を実践するために，法人も異なる複数の施設や事業所の連携をよくすることは欠かせないマネジメントとなる．こうした医療実践は，医療のみならず介護や福祉の制度に基づく多様なサービスを活用しながら，ひとりの人の生活を支えていくことになる．多様なサービスが連携できるように統合することの意味について，定義は多様としながらも，筒井は『「独立しているけれど内部で相互接続している個体が，与えられた仕事を果たすために，どのような役割を行っているか」が実態を反映しているかもしれない』[1]と述べているように，連携とは既存のサービスをつないでいくことばかりでなく，患者が施設を移行してどのようなケアを受けているのかという実態をよく知り，サービスの質改善に取り組むことも含んでいると考えた取り組みが重要である．

B. 医療連携を促進する方法

　前述のように，わが国が目指した地域完結型医療提供システムでは，急性期医療提供機関（一般病床）から回復期リハビリテーション病床，地域包括ケア病床，介護保険施設等を経て自宅での暮らしに戻っていくことを想定した．もちろん，一般病床に入院して治療を受けることで自宅等での暮らしに戻る患者も多いが，超高齢社会であるから，脳血管疾患や骨折等で入院する患者など，治療後にリハビリテーションを要する場合などは，**図Ⅱ-6-2**に示したような地域にある複数の医療機関が連携した医療システムを利用することになる．つまり，1人の患者は病期に応じた医療を受けるために，複数の医療機関や介護施設を移動するのである．1ヵ所を退院し，2ヵ所目に移動することを「転院」という．

　地域連携クリニカルパスはこうした複数の医療機関や介護保険施設の機能がうまくつながるための仕組みであり，急性期病院から回復期病院を経て早期に自宅に帰れるような診療計画を作成し，治療を受けるすべての医療機関で共有して用いることが特徴である．この仕組みを用いることで，患者は転院先でどのような医療や介護を受けることができるのか，事前に説明を受けることができること，転院先の施設では，はじめから患者情報を収集するのではなく，患者のニーズ把握ができているため，途切れることなく適切な医療・介護を開始できるなどのメリットがあるとされている．

　ただ，患者は同じ疾患であっても1人ひとり異なる事情をもつため，地域連携クリニカルパスに乗せてしまえば安心ということではない．身体的，社会的，心理的，霊的にその患者と家族のアセスメントを通して，連携システムが最適なものであるのか，患者や家族は納得して医療を受けることができているのかということに視点を向けることがもっとも重要である．医療者としては，こうした連携システムに患者を乗せることを重視するのではなく，自宅でリハビリテーションを続けることも可能であることも知りながら，その患者と家族にとって何が最善の医療提供方法であるのかを考えた介入を検討することが重

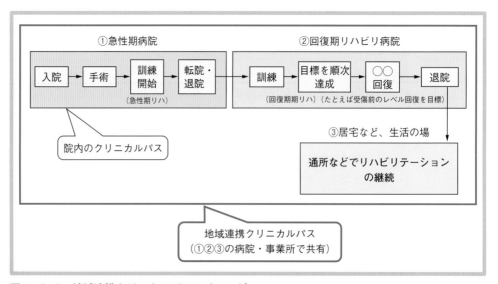

図Ⅱ-6-2　地域連携クリニカルパスのイメージ

要な役割となる．そうした役割を意識した，地域連携クリニカルパスのサブシステムとして重要な役割を果たすのが**退院支援**である．

退院支援は「退院後も医療管理や看護，介護が必要な状況にある患者について入院前からアセスメント，マネジメントして，患者が望む生活の場に移行するまでのプロセス全体を支援すること[3)]」で，複数の施設を移動しながらも，支援が継続することが重要である．退院支援は特に地域完結型医療提供システムの推進を打ち出すにあたり，欠かせない機能であり，2006 年度診療報酬改定で，「退院調整加算」として評価された．その影響は大きく，多くの病院が退院支援を専任で行う看護師を配置し，病院の退院支援機能の強化を図ったのである．

退院支援と退院調整は類似語として使用されることも多いが，看護師は患者の暮らしを調整することはできないわけだから，患者や家族の意思決定を支援しながら彼らが望む生活に戻ることを助けているという意味で，退院支援という言葉を使いたいと考えている．それに対して退院調整は，当事者の意思決定に基づいて具体的な策を講ずることをさしていると整理している．具体的には，自宅に退院した後に必要な介護保険サービスの導入を手配するとか，暮らしに必要な医療器具や福祉用具を手配するなどをさしている．したがって，退院支援の一部に退院調整があると理解するとよいだろう．

退院支援を専任で行う看護師の配置が進んだと述べたが，退院支援はその者だけが行う仕事ではない．患者の退院には，外来や病棟に配置された看護師はもとより，院内の多くの部署関係者と院外の多様な施設やサービス関係者が関わる．こうした多様な人々が，質の高い退院支援を実践することができるよう，専任者は院内外のサービスマネジメントを行う役割が期待される．

退院支援を進めるには個別の患者に対する関わり方[4)]と，院内外のシステム化に向けたマネジメント[5)]の 2 つの視点が必要となる．これらの詳細については専門書にゆずる．

C. 効果的医療連携のための看護のポイント

現代の医療現場では，専門分化した多様な医療専門職がチームとなり患者に関わることになる．看護師はその中の一員であることは当然であるが，それぞれのチームにおける看護師の立ち位置をどう作り上げていくのかは，看護管理上重要な課題である．

a. 心得①：共有すべき患者情報を特定し，共有の方法を考える

患者をアセスメントし，適切なケア（治療から介護まで包括的な意味としてのケア）方法を選択し，それを誰がどのタイミングでどのように行い，評価するのか．こうしたケアのプロセスすべての段階における情報を，どのタイミングで何のツールを使って共有するのかについて，日常業務の中に組み込んでいくことが必要となる．具体的にはチェックリスト，電子カルテの活用，カンファレンスの開催，申し送りやサマリーの活用などが挙げられる．

1 人の患者を看護するのに必要な情報は膨大である．医療連携においては，多機関が関わり患者の個人情報の取り扱いに注意を払いながら，膨大な患者情報を効率的かつ効果的に共有することが必要となる．そのプロセスにおいて，重要な情報を選別する力，そこから患者の個別的な課題を統合していく力が必要で，それは，標準看護計画に忠実に看護を

展開することよりはるかに高度な看護であるといえる.

b. 心得②：チームで果たす自分の役割をはっきりと持つ

多職種がチームを組むと「誰かがやってくれているだろう」といった無責任さが助長されるといわれる．チームメンバーが多いときほど，チームの果たすべき役割を常に意識しながら患者に関わっていくことが重要となる[6].

c. 心得③：患者本人・家族そして多職種と意見交換する

看護師一人ひとりが考え，患者本人や多職種と意見交換することから，患者ケアに重要な個別情報は得られるということを忘れてはならない.

看護師は，患者の病気のこと，治療のこと，そして生活のことについてバランスよく状況を把握し，短期的および長期的に先読みしながらケアを展開できる力を持つ．これは医師が疾病とその改善に深く関与することと専門性を異にする力であり，だからこそ，医師と意見が一致しない場面が生ずるのであって，意見が合わない際には，医師と臆せず意見交換をして患者にとっての最善策を考えることが看護師の重要な役割となる．それは，医師とだけではなく，薬剤師，各種療法士，ケアマネジャーとも同じである.

d. 心得④・患者本人の意見を聞き，家族の意見も聞き，統合する

ケア提供者は，患者本人とではなく，家族とだけ話をしてケア計画を進めていく傾向がある．患者本人から，病とともに生きていくことに対する思いや考えを聞き，それとは別に家族の意見も聞き，それらの意見を統合し多職種チームで共有することができれば，連携の先によい成果が見えてくるのではないだろうか．現実的にこれらの立場が異なる人々の意見が一致しないことはしばしば生ずることであるが，その場合，看護師は誰かの味方に付くものではなく，患者本人が最善の選択ができることを最も重視しながら，関係各者が納得して関われるよう，倫理的に実践する役割を発揮することが期待されている．その役割を果たすためには，患者本人の状況を多角的に判断することができる力，多職種と意見交換するための高いコミュニケーション力が求められる.

「医療・介護連携」においては，非医療職との連携も含まれる．非医療職に対して専門用語を使わず，上から目線にならず，水平な立場で意見交換できるコミュニケーション力が基本となる.

e. 心得⑤：連携は手段であり，その先にある患者のゴールを見失わない

最後に，医療連携は手段であって医療の目的ではないことを挙げておく．連携することの目的は，患者のニーズに応えていくことにほかならない．医療が効率化され，入院日数が減少したとしても，個々の患者が抱えている課題を解決できなければ，それは連携の目的をはき違えていると言わざるを得ない．医療現場は，病院経営の立場から社会保障制度改革に向けた国の方針まで，さまざまな思惑の中で機能している．人を看護する心を脅かす状況も多く存在している中，いかに患者中心に動くことができるかが，これからの看護の価値として問われている点であろう.

D. 医療連携から地域包括ケアへ

2012 年に発表された高齢社会対策大綱[7]は，政府が推進すべき基本的かつ総合的な高齢社会対策の指針として位置づけられた．「人生 65 年時代」を前提とした社会の在り方を，

表Ⅱ-6-1　高齢社会対策大綱における基本的考え方

① 「高齢者」の捉え方の意識改革
② 老後の安心を確保するための社会保障制度の確立
③ 高齢者の意欲と能力の活用
④ 地域力の強化と安定的な地域社会の実現
⑤ 安全・安心な生活環境の実現
⑥ 若年期からの「人生90年時代」への備えと世代循環の実現

「人生100年時代」を前提とした仕組みに転換していく必要性，および，国民一人ひとりの意欲と能力を最大限に発揮でき，国民が全世代で支え合える社会を構築する必要性等について指摘している．大綱が示す基本的な考え方を**表Ⅱ-6-1**に示した．

　特に表中の②については，社会保障制度改革国民会議において議論され，2013年8月には報告書が公開された．そこには，社会保障の安定財源が確保されていない現状を鑑み，国民皆の「自助努力を支えることにより，公的制度への依存を減らす」，「負担可能な者は応分の負担を行う」を基本とする考え方が示され[8]，現代を生きる日本の大人たちに対し，持続可能な社会保障制度を次世代につなげていくことは大きな責任であるとして，一石が投じられたことになる．

　このような今後の日本の社会保障の姿として，「地域包括ケアシステム」が大綱の中で提示された．「地域包括ケアシステム」は，「団塊の世代が75歳以上となる2025年を目途に，重度な要介護状態となっても住み慣れた地域で自分らしい暮らしを人生の最後まで続けることができるよう，住まい・医療・介護・予防・生活支援が一体的に提供されるケアシステム」とされ[9]，市町村や都道府県が，「地域の自主性や主体性に基づき，地域の特性に応じて作り上げていくことが必要」であるとした．

　「地域包括ケアシステム」の構築は，国家的事業であり，国民皆が力を合わせて取り組むことが求められる．その啓発を目的とした**図Ⅱ-6-3**および**図Ⅱ-6-4**を紹介する．現在の日本の医療は急性期病床の数も比率も高いが，超高齢社会とその先の人口減少を鑑みると，「病気を治し治療する」ことに取り組む時代はすでに終焉を迎えており，治癒しない複数疾患を抱える高齢者を支えるには「病気は地域で治し支える」医療に転換していく必要性が指摘されている[10]．**図Ⅱ-6-3**を見ると，医療は，病院などの建物の中で展開されるだけでなく，地域の中に赴き，そこで生活している人々に対しても提供していく姿が示された．また，「地域包括ケアシステム」の構築に向けて，まず取り組むべきことは，**図Ⅱ-6-4**の植木鉢の皿にあたる「（患者）本人・家族の選択と心構え」とされた．人々は，老いる前から自分の健康と生活について心がまえ，必要時に意思決定できるよう学んでいかなければならない．その学びの支援にも看護師として関わっていくことは，今後の新しい看護の仕事の一つとなっていくだろう．

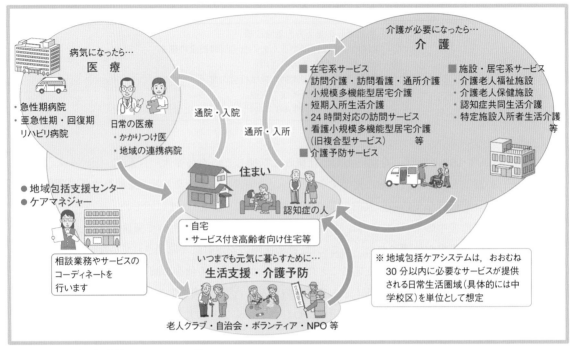

図Ⅱ-6-3　地域包括ケアシステムの姿
［厚生労働省：地域包括ケアシステム〔https://www.mhlw.go.jp/stf/seisakunitsuite/bunya/hukushi_kaigo/kaigo_koureisha/chiiki-houkatsu/〕
（最終確認：2023 年 1 月 25 日）より引用］

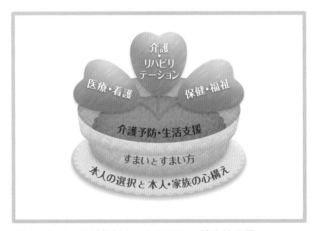

図Ⅱ-6-4　地域包括ケアシステム：植木鉢の図
［厚生労働省：地域包括ケアシステム〔https://www.mhlw.go.jp/stf/
seisakunitsuite/bunya/hukushi_kaigo/kaigo_koureisha/chiiki-houkatsu/〕
（最終確認：2023 年 1 月 25 日）より引用］

学習課題

1.　外来や病棟で医療連携が必要な患者とはどのような人か考えてみよう
2.　多機関・多職種の関係者とどのように患者情報を共有すればよいか考えてみよう

●**引用・参考文献**

1) 筒井孝子：地域包括ケアシステム構築のためのマネジメント戦略 integrated care の理論とその応用，p.39，中央法規出版，2014

2) 篠田道子(編)：ナースのための退院調整—院内チームと地域連携のシステムづくり，日本看護協会出版会，2006

3) 宇都宮宏子（編著）：退院支援実践ナビ，p.12，医学書院，2011

4) 宇都宮宏子(編)：病棟から始める退院支援・退院調整の実践事例，日本看護協会出版会，2009

5) 宇都宮宏子・長江弘子・山田雅子・吉田千文(編)：退院支援・退院調整ステップアップ Q&A，日本看護協会出版会，2012

6) 細田満和子：「チーム医療」の理念と現実—看護に生かす医療社会学からのアプローチ，日本看護協会出版会，2003

7) 内閣府：高齢社会対策大綱（平成 24 年 9 月 7 日閣議決定），〔https://www8.cao.go.jp/kourei/measure/taikou/pdf/p_honbun_h24.pdf〕（最終確認：2023 年 1 月 25 日）

8) 社会保障制度改革国民会議：社会保障制度改革国民会議報告書，〔https://www.mhlw.go.jp/file/05-Shingikai-10801000-Iseikyoku-Soumuka/0000052615_1.pdf〕（最終確認：2023 年 1 月 25 日）

9) 三菱 UFJ リサーチ＆コンサルティング：＜地域包括ケア研究会＞地域包括ケアシステム構築における今後の検討のための論点，2013，〔https://www.murc.jp/uploads/2013/04/koukai130423_01.pdf〕（最終確認：2023 年 1 月 25 日）

10) 猪飼周平：病院の世紀の理論，有斐閣，2010

6-2　他職種との連携

この項で学ぶこと

1. 専門職連携教育 / 学習および専門職連携実践の定義，発展の背景，専門職連携を学ぶ際の学習目標を理解する
2. 専門職連携実践能力およびさまざまな連携活動について理解する
3. 専門職連携実践のマネジメントについて理解する

A．専門職連携教育 / 学習および専門職連携実践

1 ● 専門職連携教育および専門職連携実践の定義・目的

　この項では，他職種との連携について学ぶ．「他」の職種との連携，という表現は，「看護職」以外の専門職との連携という意味で使われている．しかし違う職種にとっては看護職が「他」職種となる．このように自職種以外を「他職種」と表現する価値観を変革していくための教育と実践が，専門職連携教育 / 学習（interprofessional education/learning：IPE/IPL）および専門職連携実践（interprofessional collaboration：IPC）ということができる．「interprofessional」とはプロフェッショナル間のという意味があり，プロフェッショナルとは，地域社会の身体的，精神的，社会的な幸福に貢献するための知識や技術を有する個人を含む包括的な用語であり，臨床と非臨床の両方を含む．ここではプロフェッショナルを専門職と訳して使用するが，そのほかに職種間連携，多職種連携という訳を当てることもある．

　IPC とは，あらゆる状況で最高の質のケアを提供するために，異なる専門分野の複数の専門職が，患者，介護者，地域と連携して包括的サービスを提供することである．また最高の質のケアの提供をとおして，患者 / 利用者 / 家族 / コミュニティの健康状態の改善を目的とする[1]．

　IPE とは，現場で専門職連携実践ができる保健医療人材を育成することを目的とする教育である[1]．IPE は「interprofessional education occurs when two or more professions learn with, from and about each other to improve collaboration and the quality of care.」[2] とする．日本語に訳すと「2つあるいはそれ以上の専門職が，協働とケアの質を改善するために，ともに学び，お互いから学び，お互いについて学ぶこと」となる．IPE（専門職連携教育）は専門職としての資格取得前から行われ，実際に専門職として活動するようになると，interprofessional learning 専門職連携学習として専門職自らの継続的学習の中に組み込まれるようになる．IPE の定義ではその学習のありようを示しており，教育者は，学習者が専門職連携学習に取り組むことを促進するように学習をデザインし支援する．

2 ● 専門職連携教育および専門職連携実践が発展した社会背景と必要性

　IPE/IPC が発展した社会背景として，疾病構造が変化し複雑な困難を有する患者・家族が増え単一職種で完結できるような医療は困難となったこと，患者志向の医療が重要視

され，患者安全とともに患者・利用者の QOL の最大限の向上が重要視されるようになったことなどがあげられる．これに加えて，医療・介護に携わる専門職が働きやすい環境をつくることにも価値がおかれ，組織内外の職種間の階層的関係やコミュニケーション不全の是正が重要視されるようになったことも，IPE/IPC の発展を促進する要因となっている．

日本においても，治す医療から治し支える医療への転換[3]への提言があり，医療と介護の連携と他職種連携の促進が提言され[4]，医療介護提供のあり方は IPC が基盤となった．

IPE/IPC はそもそも，サイロ化（日本ではたこつぼ化ともいう）された伝統的専門教育と実践への批判から生まれたものである．サイロ化された教育とはすなわち資格取得前の教育が当該単一職種により実施されるということである．このような単一職種教育の弊害として，自職種への偏愛と他職種への偏見が助長されることが指摘されている[5]．他の職種への偏見が生じることを防止し，他の専門職も自専門職も同じケア提供専門職であるという二重のアイデンティティを強化するための教育が IPE であるといえる．

厚生労働省が提唱している「チーム医療」とは，医療者間の業務の分担を連携補完し合うことと説明されている[6]．患者志向の活動であることは，IPC もチーム医療も共通しているが，IPC が統合，チーム医療が分担を強調しているという違いがある．

3 ● 専門職連携教育と専門職連携実践のフレームワーク

図Ⅱ-6-5 は IPE と IPC の関係を示したものである[7]．IPE と IPC は連動している必要がある．IPE は資格取得後すぐに現場で連携実践ができる人材の育成をめざすものであり，IPC は実際に患者の健康状態の向上に向けた具体的な専門職としての活動である．この連動があることにより，保健医療介護のシステムが強化されることが示されている．

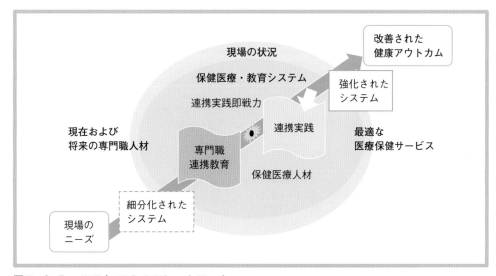

図Ⅱ-6-5　IPE と IPC のフレームワーク
［WHO：Framework for action on interprofessional education and collaborative practice. WHO reference number (WHO/HRH/HPN/10.3)，p.9, 2010 より引用］

B. 専門職連携実践能力およびさまざまな連携活動の理解

1 ● 専門職の実践能力

多様な専門職は，それぞれ多様なコンピテンシー（実践能力）を有するが，これらは大きく3つに分類される．専門職を区別し他の専門職を補足する能力（complementary），2つ以上の専門職に共通した能力（common），どの専門職も必要とする協働する際に必要な能力（collaborative）である[8]（図II-6-6）．この3つのうち，collaborative なコンピテンシーが連携実践能力である．つまり，専門職連携実践能力とは，ある専門職固有の能力ではなく，専門職である限りどの専門職も保有すべき能力であり，専門領域の実践能力と一緒に生涯向上させる必要がある能力として位置づけられている．それぞれの専門職は，自分の仕事は自分で調整し必要な連携を自ら他の職種ととっていけることが専門職として求められている．

このような背景から，日本では，看護教育だけでなく，医学教育，薬学教育，歯学教育，など医療者の資格取得前教育のコアカリキュラムもしくは指定規則において，専門職連携実践能力の獲得が記されている．

2 ● 専門職連携実践能力の獲得を目指した学習目標

2010年，WHO は専門職連携実践能力の獲得を目指した学習目標として，チームワーク，役割と責任，コミュニケーション，学習とリフレクション，ニーズの把握を伴い患者との関係，倫理的実践，の6つを示している[9]（図II-6-7）．

a. チームワーク

チームリーダーとしてもチームメンバーとしてもふるまうことができ，かつチームワークの障壁となることを理解できることが学習目標として求められる．リーダーは職種や年齢に固定されるものではなく，チームのタスクにより最も適切な人がリーダシップを発揮

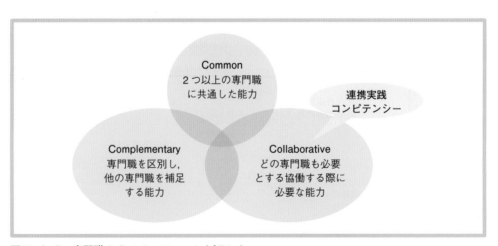

図II-6-6　専門職の3つのコア・コンピテンシー
［H Barr：Competent to collaborate：Towards a competency-based model for interprofessional education. Journal of Interprofessional Care **12**（2）：181-187, 1998 より引用］

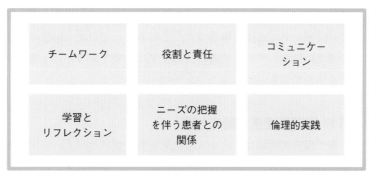

図Ⅱ-6-7 専門職連携実践能力の獲得を目指した学習目標
［WHO：Framework for action on interprofessional education and collaborative practice.
WHO reference number（WHO/HRH/HPN/10.3），p.26, 2010 より引用］

することになるため，チーム構成員はリーダーとしてもメンバーとしても期待に応じてふるまうことができる必要がある．また専門職はそのキャリアの中でさまざまなチームに所属することになるため，チームの障壁になることを理解し障壁を取り除く活動を一人ひとり行うことによりチームワークをよりよくできる．

b．役割と責任

この学習目標は，自分の職種の役割と責任，専門知識を他の職種に説明できることとともに，他の職種の役割と責任および専門知識を理解できることが必要となる．そのためには自他の職種の教育背景，法的な規制，固有の倫理といった知識とともに，一緒に働く他職種の同僚の有する価値，知識，技術，これまでの経験とこれからのキャリアの展望を理解するといった同僚理解の視点が必要となる．

c．コミュニケーション

ここでいう，コミュニケーションとは同僚との仕事上のコミュニケーションを指す．具体的には，自分自身の意見を明確に同僚に説明すること，チームメンバーの意見を傾聴することの両方を指す．

d．学習とリフレクション

IPEは，専門職連携実践をできるようになることを目指すため，IPEでの学びを自分の職場に応用し，職場で実際に専門職連携実践を行うことができるようにIPEを応用することとともに，自分自身のチームにおける関係性を的確に振り返ることができることが学習目標となる．

e．ニーズの把握を伴う患者・利用者との関係構築

患者のニーズの把握を伴う関係構築は，すべての専門職が獲得すべきものであり，特定の職種に限定される学習目標ではない．具体的には患者・家族・介護者・コミュニティをパートナーとしてケアマネジメントすること，常に患者志向で連携して活動することである．

f．倫理的実践

これは同僚への倫理的態度および実践を指す．具体的には，自分自身や他者が有する他の専門職へのステレオタイプな見方に気づくことと，同僚の見解は等しく有効で重要であることを認めることを指している．とくに患者と接する時間の長い職種の見解は重要であ

る，などはステレオタイプな見方の典型例である．患者と直接接する時間がなくとも，患者の診療ケアに必要な職種はたくさんある．どのよう同僚の見解が重要か，ではなく，どの同僚の見解もすべて患者の診療ケアに重要であるという態度を身に着け，実践できることを示している．

3 ● 専門職連携活動の分類

　専門職連携活動は，チームで結果を引き受ける，チームである自覚を持つ，明確なチームの目標がある，明確な役割と責任がある，チームメンバー間の相互補完がある，それぞれの実践が統合されている，の6つに大きく分けられる（表Ⅱ-6-2）．その強弱により，チームワーク，コラボレーション，コーディネーション，ネットワーキングに分類される[10]．

　チームワークとは，そのチームのタスクの緊急性が高く，複雑で予測ができない場合に展開されるものである．例えば，外来中に患者の急変が生じたときのその場にいる専門職の対応や，複数の患者を同時に受け入れる際の救急部門の対応，家族への緊急介入などである．

　コラボレーションとは，そのタスクが複雑ではあるが，緊急性は低く，ある程度予測可能な場合に行われる連携活動で，例えば3職種以上での多職種カンファレンスなど相談的コラボレーションと，2職種間での協働的パートナーシップの2つを含む．

　コーディネーションとは，タスクが予測可能であり緊急性が低く複雑でない場合に行われ，3つに分類される．すなわち，調整的協働（急性期病院での入院時認知症ケアカンファ

表Ⅱ-6-2　専門職連携活動の分類と特徴

	チームで結果を引き受ける	チームである自覚を持つ	明確なチームの目標	明確な役割と責任	チームメンバー間の相互補完	それぞれの実践の統合
チームワーク	○○○○	○○○○	○○○○	○○○○	○○○○	○○○○
コラボレーション	○○○○	○○○	○○○	○○○	○○○	○○○
相談的コラボレーション	○○○○	○○○	○○○	○○○	○○○	○○
協働的パートナーシップ	○○○○	○○○	○○○	○○○	○	○○
コーディネーション	○○○	○○○	○○○	○○	○○	○○
調整的協働	○○○	○○	○○○	○○	○○	○
委任や委譲による調整	○○	○○	○○○	○○	○○	○
諮問的調整	○○	○○	○○○	○○	―	○
ネットワーキング	○○	○○	○○	○	○	○

［A Xyrichis, S Reeves, M Zwarenstein：Examinig the nature of interprofessional practice：An initial framework validation and creation of the InterProfessional Activity Classification Tool（InterPACT）．Journal of Interprofessional Care **32**（4）：416-425, 2018 より引用］

レンスなど），委任や委譲による調整（業務委員会など），諮問的調整（介護施設が専門家に感染予防研修プログラム作成を依頼する）である．

　ネットワーキングとは，そのタスクが予測可能で複雑ではなく緊急性が低いため，6つの活動すべてを強力に実施する必要はない．直接対面で話し合う必要性も低く，メールやオンラインでの非同期的なミーテイングを中心に活動することが可能である．例えば地域における，連絡会，病院内の情報共有の会などである．

　いきなり，チームワークを発揮することは難しく，普段からネットワーキング，コーディネーション，コラボレーションと専門職連携活動を積み上げておくことにより，チームワークが実現できる．一方，常にチームワークを発揮する必要はない．タスクの複雑性，緊急性，予測可能性の分析から，適切な連携活動を選択することが必要である．

C.　専門職連携実践のマネジメントの理解

1 ● 自部署においてどのような専門職連携実践が必要なのかアセスメントする

　前述したように，専門職連携活動は，そのタスクの緊急性，複雑性，予測可能性により，チームワーキング，コラボレーション，コーディネーション，ネットワーキングに大きく分類され，その活動に投入する人的時間的コストが大きく違う．自部署において有効性と効率性のバランスを考慮しどのような専門職連携実践が必要なのかをアセスメントすることは看護管理者の役割の1つである．

2 ● 専門職連携をマネジメントする

　タスクに応じた専門職連携活動を行う際には，資源配分，メンバー構成，業務設計の適切性に配慮する．そのうえで，目的目標の合意，計画と作業工程，連携において関わる人全員が遵守するべきグランドルールの合意，相互理解と補完，業務の統合とそれぞれの委譲が必要になる．そのために，お互いからお互いについてお互いに学びあうという専門職連携教育が自部署で実現できるように職場環境を整えていくことが管理者としての役割である．

> **学習課題**
>
> 1. 専門職連携教育および専門職連携実践の定義，発展の背景，専門職連携を学ぶ際の学習目標を説明しよう
> 2. 専門職連携実践能力およびさまざまな連携活動の分類を説明しよう
> 3. 実践の場で行われている専門職連携の実例を1と2の学習課題の成果を用いて解説してみよう

●**引用文献**

1）WHO：Framework for action on interprofessional education and collaborative practice. WHO reference number（WHO/HRH/HPN/10.3），p.13, 2010

2）Education, T.C.f.T.A.o.I. About Caipe. A History of Caipe. 2002,〔https://www.caipe.org/about〕（最終確認：2023 年 1 月 25 日）

3）日本学術会議：提言「活力ある超高齢社会の構築に向けて―これからの日本の医学・医療，そして社会のあり方―」，2014,〔https://www.scj.go.jp/ja/info/kohyo/kohyo-24-t295-5-abstract.html〕（最終確認：2023 年 1 月 25 日）

4）地域包括ケア研究会：地域包括ケアシステムと地域マネジメント，3．自治体による地域マネジメント，平成 27 年度老人保健事業推進費等補助金 老人保健健康増進等事業，地域包括ケアシステム構築に向けた制度及びサービスのあり方に関する研究事業，p. 26.

5）Khalili, H, et al：An interprofessional socialization framework for developing an interprofessional identity among health professions students. Journal of Interprofessional Care 27(6)：448-453, 2013

6）厚生労働省：「チーム医療の推進に関する検討会」報告書．p. 2，2010

7）前掲 1），p.9

8）H Barr：Competent to collaborate：Towards a competency-based model for interprofessional education. Journal of Interprofessional Care 12(2)：181-187, 1998

9）前掲 1），p.26

10）Xyrichis A, et al：Examining the nature of interprofessional practice：An initial framework validation and creation of the InterProfessional Activity Classification Tool（InterPACT）. Journal of Interprofessional Care 32(4)：416-425, 2018

7 アウトカムマネジメント

7-1 看護の質マネジメント

この項で学ぶこと
1. アウトカムマネジメントの概念について理解する
2. 看護の質マネジメントの概念ならびにその取り組みの変遷を理解する

A. 質マネジメントとは

　レルマン（Relman AS）は，1988年に，その当時の医療は「医療の評価と説明責任」が求められてきているとし[1]，それまでのプロセス評価からアウトカム評価へと，また，アウトカムそのもの，その達成期日などを設定することによる統制手法であるアウトカムマネジメントが着目されてきていると述べた．ワジナー（Wojner AW）は，アウトカムマネジメントとは「アウトカムの評価に基づいて，模範的なケア実践やサービスを開発・実施することによって，患者の生理的，心理社会的アウトカムを向上させること」であると述べている[2]．さらに，アウトカムマネジメントは，臨床実践の測定と継続的質改善を繰り返す一種のサイクルであり，研究に基づいて進められていくプロセスであるとしている．この場合のケアのアウトカムには，多職種が協働して行う実践，ケアの受け手側の生理的要因ならびに心理社会的要因，ヘルスケアサービスの提供方法やケア提供者の特性などがすべて含まれる．

　産業界における質マネジメントは，1930年ごろ，米国において近代的な大量生産方式が工場に採用され，それにふさわしい質マネジメントの方法が必要となったことに端を発している．日本においては第二次世界大戦後，米軍によって質マネジメントが導入され，その活動が始まった[3]．

　この産業界の中で発展してきた質にかかわる概念や方法論が医療界に適用されてきている．

　「To err is human, Building a safer health system（邦題『人は誰でも間違える：より安全な医療システムを目指して』）」を発表した米国医学研究所（Institute of Medicine, 1999）は，「ケアの質とは，個人と集団に提供される医療保健サービスが個人や集団が望む健康のアウトカムをもたらす可能性を高め，かつ専門職者が有する現在の専門的知見にどれくらい合致するのか，その度合いである」としている[4]．医療の質用語編集委員会では，「医療の質とは，診療だけでなく，医療機関で行うすべての業務の質である．診療（看護も含む）の質，職員の質（知識，技術，接遇），機器・設備の質，経営の質（運営）も含む広い概念である．組織の質であり，組織構成員全体の質そのものである」と定義している[5]．ド

ナベディアン（Donabedian A）は，医療の質は次の2つの構成要素から成り立っていると述べている.

①医療の科学と技術
②この科学と技術の実際の場への適用

　この2つの構成要素のプロダクトである医療の質は以下の7つの属性から特徴づけられる.

①効能（efficacy）
②効果（effectiveness）
③効率（efficiency）
④最適性（optimality）
⑤受容性（acceptability）
⑥合法性（legitimacy）
⑦公平（equity）

　受容性の中に，アクセスのよさ，患者-実践家関係，ケアのアメニティ，患者の意向などが含まれている[6].

B. 質マネジメントの歴史

　病院の質の評価を試み，その評価のための重要な要件となる基準を設定することを最初に唱えた人物は，看護学の礎をつくったナイチンゲール（Nightingale F）である[7, 8]. 米国において1910年に発表されたフレクスナーレポート（Flexner report）では，低下しつつある医学教育に警告を出し，その質改善を勧告している. 1914年には病院標準化運動が始まり，外科医療の質を患者の予後によって評価する試みがなされ，米国における本格的な医療の質の評価への取り組みが始まった[9]. 1951年に設立された医療施設認定合同委員会（Joint Commission Accreditation of Healthcare Organization：JCAHO，1987年に改称）の前身である病院認定合同審査会（Joint Commission on Accreditation of Hospitals：JCAH）による医療の質第三者評価の開始は，米国の現在の医療における質評価の礎となっている.

　日本における第三者評価の始まりは，1987年に厚生省（当時）と日本医師会によって作成された「病院機能評価表」の発表である[10]. その後，1995年にJCAHOのような評価機構として，日本医療機能評価機構（Japan Council for Quality Health Care）[*1]が設立された. 先の病院機能評価表に含まれた100項目のうち看護に関する項目は2つのみと非常に少なかったため，日本における看護の質評価は，日本看護協会が主体となり64項目からなる「病院看護機能評価」を1987年に発表したことに始まる（1993年に147項目に改訂）. 日本の医療・看護の質を評価するための最初の組織的な動きは，「病院医療の

[*1] 日本医療機能評価機構：医療機関が一定水準に到達していることを認定する組織. 日本では機能評価の受審は任意であるが，一部の診療報酬の条件になっており，多くの医療機関が受審している.

質に関する研究会（質研）」による評価基準の設定，実際の第三者評価の実施であった（1990年）[11].

　前述の JCAHO は，米国の非営利の患者安全組織であり，その目標はすべての患者が質の高い医療を受けることができることである．この目標を達成する 1 つの方法として，これまで 21,000 以上の医療施設ならびに医療プログラムの認証評価を行ってきている．認証評価対象は，病院だけではなく，医療が展開されているすべての場，すなわち在宅診療，長期療養施設，研究機関などの認定評価も実施している．1994 年に，JC の国際部門として Joint Commission International（JCI）が設立され，米国以外の国の医療施設も受審できるようになった．2021 年 1 月からは病院を対象とした認定基準（Accreditation Standards for Hospitals）第 7 版が評価項目として用いられている．「患者中心の基準（Patient-Centered Standards）」（629 項目），「医療施設管理の基準（Health Care Organization Management Standards）」（571 項目），「大学病院としての基準（Academic medical Center Hospital Standards）」（71 項目）に分けられ，合計 1271 項目にのぼる．第 6 版に含まれていた患者と家族の権利，患者と家族への教育に関する内容は患者中心のケア（patient-centered care）に統合された形となり，患者へのインフォームドコンセント，臓器提供の情報が含まれた．認証を継続するためには，3 年ごとに再審査を受けることが求められており，数年ごとに改定される認定基準，毎年発刊される認証マニュアル（最新版は，2021 年 12 月から有効となっている 2022 Comprehensive Accreditation Manuals）を満たすよう医療施設側はその医療の質の維持・向上が求められる．

　2022 年 8 月末現在，JCI（国際病院評価機構）から "The Gold Seal of Approval®" を受けた医療施設は，全世界で 928 施設，日本では 30 施設である[12].

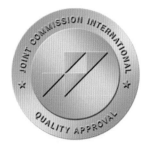

図Ⅱ-7-1　JCI から認証された医療施設に与えられる認証の金印（The Gold Seal of Approval®）

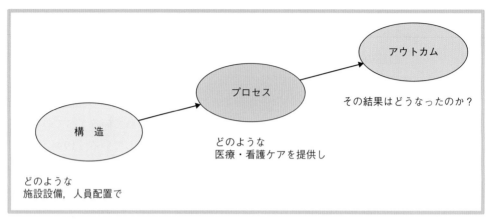

図Ⅱ-7-2 ドナベディアンの質の構成要素

C. 質評価の枠組み

　医療評価の「評価」とは，なんらかの物差しを使って測定し，何がよいかについて価値判断を行っていくことであり，「**医療評価**」とは「よい医療とは何か，好ましい医療とは何かを明らかにする営み」のことである[13]．すなわち，「**看護の質評価**」とは，医療消費者・利用者である患者・クライエント，その家族，その医療施設に勤務する職員・専門職，そのほか関連者にとってよい看護とは何か，好ましい看護とは何かを明らかにしていく一連の営みと定義できるだろう．

　近年，医療の質評価の枠組みをつくったのは，ミシガン大学病院管理学の研究者であったドナベディアンである．1965年に，彼は質評価の構成要素として，以下の3つを含めた[14, 15]．

　　①ストラクチャー（structure：構造）
　　②プロセス（process：過程）
　　③アウトカム（outcome：結果）

　この枠組みは，医療・看護の質評価を行う際にも用いられるようになり，看護サービスの質を包括的にとらえるうえで有効である．この3つの要素について，簡単に示したものが**図Ⅱ-7-2**である．

　構造とは，看護ケアを提供するための物理的，財務的，組織的な資源に関連する要素であり，医療や看護ケアシステムを作動させ，制御するために必要となるすべての条件，その機序を提供するシステムの特徴に関連している要素をさす．たとえば，建物の構造，医療機器，スタッフの人員配置，看護部の理念・手順，規則，組織システムなどである．

　プロセスとは，患者・クライエントと医療従事者間の相互作用，つまり健康増進・回復のために適切なケアや医療を提供するための行為，行動をさす．たとえば，アセスメント技術と手順，ケア提供の方法，患者・家族・介護者への教育，情報提供の方法，資源の活用方法などが挙げられる．

　アウトカムとは，医療介入の結果，患者の状態がどうなったのかをさす．たとえば，患

者・クライエントの行動変容・反応，患者・クライエントの知識レベル，患者・クライエントの健康回復レベル，提供されたサービスに対する患者の満足度などが含まれる[16]．このドナベディアンの考え方をもとに，ミッチェル（Mitchell PH）らは医療の質のアウトカムモデルを発表している．システム，介入，アウトカム，患者・クライエントの4つの要素を明らかにし，介入は直接アウトカムには影響を及ぼすことはしないが，それ以外の要素間には相互作用が示されている[17]．

D. 質評価のための指標

ドナベディアンの3つの構成要素，構造，プロセス，アウトカム，を評価するのに適した指標を設定し，医療・看護の質評価をしようという試みがなされてきている．米国看護師協会は，看護の質評価のための指標として**表Ⅱ-7-1**に示すものを選択し，検討を加えている[18, 19]．米国看護師協会はさらに指標の充実を図り，患者に焦点を当てたアウトカム指標，ケアのプロセス指標，ケアの構造指標の3つに分類される21項目の指標を明らかにしている[20]．患者に焦点を当てたアウトカム指標には，死亡率，在院期間，有害事象発生率，合併症発生率，患者および家族のケアに対する満足度，退院計画の遵守率が含まれている．各要素の臨床指標を選択した後には，その指標をいつ，どのように測定するのかを決め，指標ごとの基準（クライテリア）と標準（スタンダード）を定め，必要な情報を収集するためのシステム（体制）をつくることが重要である．

1987年に前述したJCHAがJCAHOに改称したことを契機に，質の高いケアを提供していることを証明するために，臨床指標（clinical indicator）を設定・選択し，その指標に必要なデータを収集して，医療・看護の質評価を行い，さらにその質改善（quality improvement）を図ることが強調された．

表Ⅱ-7-1　米国看護師協会が選択した看護の質の指標

アウトカム指標	院内感染率
	転倒率
	看護ケアサービスに対する患者の満足度
	疼痛管理に対する患者の満足度
	教育的情報に対する患者の満足度
	ケア全体に対する患者の満足度
プロセス指標	褥瘡発生率
	看護スタッフの満足度
構造指標	有資格看護師とその他の看護スタッフの比
	患者1人あたりの看護ケア活動総時間

［American Nurses Association：Nursing quality indicators-Definitions and implications, p.1-80, Washington, 1996 より引用］

E. 質保証から質改善へ

　医療評価の目的の中に，医療の質の中央値（平均値）を高めることと，医療の質に関する医療施設間のばらつきを小さくする（標準化[*2]，平準化）ことが含まれる[21]．上述した米国における本格的な医療の質の評価の始まりであった 1914 年の病院標準化運動は，この後者を目的としたものだった．つまり，病院の質のレベルを均一にすることを目的としており，質保証（quality assurance：QA）[*3] をめざしていたといえる[22]．医療における**質保証**とは，医療の消費者である患者・クライエントの満足を確実なものとするために重要なものであり，個人のケア・医療活動とそれらが標準からどれだけのばらつきがあるのかということに焦点を当てた監視と評価が行われる．

　その後，産業界に導入された総合的質マネジメント（total quality management：TQM）[*4] の概念が医療の質保証にも組み込まれ，質改善とともに質保証は実施されていかなければならず，継続的質改善（continuous quality improvement：CQI）の必要性が指摘された．TQM とは 1980 年代，米国で提唱された概念であり，企業のトップたちが制定した経営戦略を具体的な目標とし，品質目標，顧客満足改善に落とし込み，会社全体をマネジメントする手法である．継続的質改善の具体的活動として，上述した診療やケアのプロセスやアウトカムの臨床指標を取り入れたクリニカルパスの導入，**リスクマネジメント**を挙げることができる[23]．

F. 看護業務基準

　日本看護協会は 1995 年に看護業務基準を発表し，2006 年に改訂をした．その後，2016 年 7 月に「看護業務基準（2016 年改訂版）」を，2021 年 10 月に「看護業務基準（2021 年改訂版）」を発表した．看護業務基準とは，働く場や年代・キャリア等にかかわらず保健師助産師看護師法で規定されたすべての看護職に求められる共通の看護実践の要求レベルを示すものである[24]．つまり，看護職とは何か，何をすべき人かを規定したものである．医療が展開される場が広がるとともに，看護実践の場も医療施設から在宅，長期療養施設と多様化している．その中で，看護の質を維持し，高めるために看護実践に求められる一定の基準を示すことが求められる．「看護実践の基準」13 項目，「看護実践の組織化の基準」6 項目が含まれている．詳細は付録 2（p.280）を参照されたい．

[*2] 標準化：診療行為や看護行為の手順などを，もっとも効率のよい方法に統一すること．
[*3] 質保証（QA）：生産物の品質を保証するために企業が行う体系的活動．
[*4] 総合的質マネジメント（TQM）：市場調査，製造，販売などの企業活動の全段階にわたり，経営者をはじめとした企業の全員が参加協力するような質マネジメントの方法．

＼学習課題／

1.　看護のアウトカム指標を挙げてみよう

2.　チーム医療を例に，看護のストラクチャー指標を挙げてみよう

3.　臨床指標に求められる条件として何があるか，考えてみよう

●引用文献

1) Relman AS：Assement and accountability；The third revolution in medical care, New England Journal of Medicine **319**：1220-1222, 1988

2) Wojner AW：アウトカム・マネジメント，井部俊子(監訳)，p.4-5，日本看護協会出版会，2003

3) 飯田修平，飯塚悦功，棟近雅彦(監)：医療の質用語事典，p.122-123，日本規格協会，2005

4) Institute of Medicine：Definition of quality of care, 2002，〔http://www.iom.edu/iom〕（最終確認：2008 年 5 月 15 日）

5) 前掲3)，p.20-21

6) Donabedian A：An introduction to quality assurance in health care, p.46-57, Oxford University, New York, 2003

7) Underwood P：質の研究．米国のヘルスケアにおける質の評価の発展．インターナショナルナーシングレビュー **18**（3）：16-27，1995

8) ナイチンゲール F：病院覚え書　第3版，ナイチンゲール著作集　第2巻，湯槇ますほか(訳)，p.313-325，現代社，1974

9) 岩崎　榮：医療の質をめぐる現状―JCAHO の活動を中心に．インターナショナルナーシングレビュー **18**（3）：58-65，1995

10) 島田陽子，髙橋美智：第三者評価の実運用に向けた看護の評価体系のあり方．インターナショナルナーシングレビュー **18**（3）：30-37，1995

11) 中野夕香里：医療の質をどのようにとらえ，評価するか―第3者の立場から質を評価する試み．看護学雑誌 **58**（2）：126-130，1994

12) JCI ホームページ，〔https://www.jointcommissioninternational.org/about-jci/jci-accredited-organizations〕（最終確認：2022 年 8 月 29 日）

13) 伊藤弘人：医療評価，p.37，真興交易医書出版部，2003

14) Donabedian A：Some issues in evaluating the quality of nursing care. American Journal of Public Heatlh **59**（10）：1833-1836, 1969

15) Donabedian A：The quality of care-How can it be assessed？ The Journal of the American Medical Associasion **260**：1743-1748, 1988

16) Irwin P, Fordham J：Evaluating the quality of care. pp33-34, Churchhill Livingsone, NewYork, 1995

17) Mitchell PH, Ferketich S, et al：American Academy of Nursing Expert Panel on Quality Health Care：Quality health outcome model. IMAGE：Journal of Nursing Scholarship **30**（1）：43-46, 1998

18) American Nurses Association：Nursing quality indicators-Definitions and implications, pp1-80, Washington, 1996

19) American Nurses Association：Nursing facts — Nursing-sensitive quality indicators for acute care settings and ANA's safety & quality initiative,〔http://www.beedkestick.org/readroom/fssafe99.htm〕（最終確認：2008 年 5 月 15 日）

20) American Nurses Association：病院看護の通信簿，管田勝也，松本あき子，綿貫成明(訳)，p.29-100，日本看護協会出版会，2001

21) 前掲12)，p.45

22) 中野夕香里：質保証（QA）から質改善（CQI）へ．看護 **48**（1）：34-39，1996

23) 前掲3)，p.122-125

24) 日本看護協会：看護業務基準（2021 年改訂版），日本看護協会，2021，〔https://www.nurse.or.jp/home/publication/pdf/gyoum/kijun.pdf〕（最終確認：2023 年 1 月 25 日）

7-2　安全管理

この項で学ぶこと
1. リスク管理の概念ならびにその取り組みの変遷を理解する

　患者や家族から選ばれる病院・施設であるためには，安全管理体制を充実させることが必要となる．医療者としても，安心・安全に働くことのできる管理体制があることは心強い．この安全管理にかかせないのがリスク管理である．

　ここではそのリスク管理を中心に解説を進める．

A. リスク管理とは

　リスク管理は 1920 ～ 1930 年にドイツと米国の企業経営の分野で導入されたマネジメントの一手法であり，1990 年代から日本の医療界はこの概念に関心をもつようになった．この背景には，患者の権利意識の向上，医療訴訟ならびに表面化した医療事故の増加が挙げられる．特に，1999 年 1 月の横浜市立大学医学部附属病院（当時）の「手術患者取り間違え事件」を契機に，全国紙 4 紙が取り扱った医療事故関連記事件数は増加し，1999年の 690 件，2000 年以降は毎年 1,200 件以上となった[1]．看護職が関与したと考えられる医療事故報道件数は，2002 ～ 2008 年までは毎年 60 ～ 90 件であり[2]，医療安全へのさらなる取り組みが強化されるようになった．**リスクマネジメント**の邦語訳としては「危機管理」*が定着しつつあるが，その訳語をあてはめることについて，統一見解は取れていない．英語圏でリスクという言葉が使われ始めたのは 17 世紀半ばであり，その語源から，リスクは受動的な危険ではなく，行為者が自ら危険を認知しつつ，あえてその危険に挑むという意味をもち，「危険」が抽象的な表現であるのに対し，「リスク」は個々の具体的な危険をさすという違いも指摘されている[3, 4]．

　リスク管理とは，「事故や危険がなるべく起こらないように対処すること，および事故や危機的な状況が発生した後に対応する活動」と定義され，危機管理を包含した概念として位置づけられている[5]．リスクに対する理解を深め，低減する試みのことを，現在のリスク分析の専門用語で「リスク管理」と表現している[4]．しかし，医療におけるリスク管理の目的は，「事故防止活動を通して組織の損失を最小に抑え，医療の質を保証することである」と明記されており[6]，医療施設内での事故対策・安全対策として，あるいは質保証活動の一部を意味して用いられている[7]．リスクの把握⇒リスク分析⇒リスク対応⇒対応の評価で構成され，具体的には，以下の①～⑤の内容からなる一連の活動である．

　①「ヒヤリ・ハット事例」を含むインシデント・アクシデント報告の提出を奨励し，提出された症例の事故原因分析

---

* 危機管理：リスク管理，重大な局面の管理の 2 つの意味で使用される．

②再発防止対策を含む医療事故防止のための具体的な方策の策定
③策定された方策の実施と徹底
④実施された方策の評価
⑤評価に基づく方策の改善

この活動の中心となっているのが，リスクマネジャーである．

B. 医療事故の定義 （表Ⅱ-7-2）

医療事故（アクシデント）とは，「医療にかかわる場所で，医療の全過程において発生するすべての事故をいい，医療従事者の過誤，過失の有無を問わない」と定義されている[5]．医療事故となる可能性はあったが，偶然もしくは適切な処置によって事故にはいたらなかった状況や事件をインシデント，ヒヤリ・ハットとよぶ[5]．医療事故の定義として，国際的に統一見解が得られたものは，いまだないのが現状である[8]．

表Ⅱ-7-2　医療事故と潜在的医療事故の定義

学術的分類	不可抗力や医薬品/輸血による副作用	エラー (error)		
		エラーによる医療事故	幸運事例	発見・訂正事例
	医療事故 (adverse event)		医療事故になる可能性のあったもの	
厚生労働省報告書	アクシデント（とくに医療過誤）		インシデント	
国立大学医学部附属病院長会議	事故		ニアミス	
米国医療機関	インシデント			

［井部俊子，中西睦子(監)：看護マネジメント論．看護管理学学習テキスト③，p.132，日本看護協会出版会，2004より引用］

表Ⅱ-7-3　医療の総合的質マネジメント（TQM）七つ道具

医療の TQM 七つ道具	使用目的	見える化の対象
1 業務工程（フロー）図	業務分析（業務の見える化）	仕事の流れ（関連）
2 QFD（品質機能展開）	要求分析・業務分析	要求（潜在要求）・業務機能
3 FMEA（故障モード影響解析）	業務設計（未然防止）	不具合・業務機能
4 5W1H メリット・デメリット表	業務設計・問題発見	よしあし（得失のバランス）
5 RCA（根本原因分析）	原因分析（事後対応）	業務工程，真因（根本原因）
6 対策発想チェックリスト	対策策定（問題解決）	発想（考え方）
7 まぁいいか（不遵守）防止ツール	標準化・歯止め	まぁいいか（不遵守）

QFD（quality function deployment）：顧客に満足が得られる設計品質を設定し，その設計の意図を製造工程までに展開することを目的とした設計方法．
FMEA（failure mode and effect analysis）：製品設計，工程設計に関する問題を故障モードに基づいて摘出し，設計段階で使用時に発生する問題を明らかにすることを目的とした分析手法．
RCA（root cause analysis）：不具合や事故が発生した後に，事故からたどって，その背後に潜むシステムの問題，および，ヒューマンファクターを探る方法．

［飯田修平(編)，医療事故発生後の院内調査の在り方と方法に関する研究グループ：院内医療事故調査の指針　第2版：事故発生時の適切な対応が時系列でわかる，p.48，メディカ出版，2015より引用］

C. 医療事故・インシデントレポートの分析と活用

　医療事故の報告と分析・活用システムは，先進国では2010年までに施設内システムが整ってきた．医療事故報告は，航空宇宙産業と原子力産業の報告・学習システムから着想を得ており[9]，わが国では全国の報告を活用するシステムの構築途上にある．

　一般的な施設内の医療事故の分析・活用は，事故の重大度によって医療安全管理部からのフィードバックや，医療安全管理委員会での再発防止が検討される．必要時に原因分析が実施され事故原因を明らかにする．**表Ⅱ-7-3** は原因分析や業務改善の手法である医療の総合的質マネジメント（TQM）について示した．

D. 米国におけるリスク管理

a. リスク管理の動向・経緯

　リスク管理の先進国である米国では，リスク管理の概念が医療施設に導入されたのは1970年代なかばであり，1995年のダナファーバー事件を発端に医療安全管理が国家的な課題となった．クリントン政権時代の1998年に，米国医学研究所（Institute of Medicine）の中に米国医療の質委員会（Quality of Healthcare in America Committee）が設立された．これは医療事故対策に関するクリントン大統領の要請を受け，今後10年間に医療の質を向上させることを目的としていた[10]．また，医療施設認定合同審査会（Joint Commission on Acreditation of Healthcare Organization：JCAHO）は，国レベルでの警鐘的事例収集制度を開始した．

　米国においていちばん衝撃が大きかったのは，米国医学研究所の米国医療の質委員会が1999年に発表した「To err is human：Building a safer health system」（邦題『人は誰でも間違える：より安全な医療システムを目指して』）と題する医療過誤*に関する報告書だった．このタイトルは，18世紀のイギリスの詩人ポープ（Pope A）が残した言葉「To err is human, to forgive divine」（過ちを犯すのは人間であるが，それを許すのは神である）の前半をとったものである[3]．この報告書によると，米国における医療ミス，医療過誤による死亡者数は，毎年推計で98,000人であり，自動車事故や乳がん，AIDSによる死亡を上回り，これら3つの死因による死亡数の「合計」に匹敵し，医療過誤は死亡原因順位の第8位に位置することになる[10]．これは，医療ミス，医療過誤による人の死がまれなものではなく，ごく日常的なことであることを示した．この点において，この報告書は，全米のみならず他の先進国諸国においても大きな反響をよび，医療におけるエラー，有害事象の問題は全世界の政策議題のトップに押し上げられる結果となった．

　報告された医療過誤で防ぐことができた有害事象による米国国家への損失は170億ドルであったと報告されている[10]．日本円にすると9,860億円の医療費の損失が毎年出ている計算になる．世界中では，医療における有害事象は約130万件で，その経費は約500億ドルにもなると計算されている[8]．

---

* 医療過誤：医療事故のうち，医療従事者の過失があったと判断されたもの．ヒューマンエラー（人間の不注意）が関与していることが多い．

表Ⅱ-7-4　患者安全のための世界連盟が取り組む6領域

①全世界規模での患者安全への取り組み：「清潔なケアはより安全なケア」2005年から2006年の2年間は医療関連感染の予防に焦点を当てている
②患者安全のための患者組織：世界規模での患者安全への努力にかかわる患者ならびに患者組織の組織化
③患者安全のためのタキソノミー：有害事象ならびにニアミスに関するデータの収集，コード化，分類のための国際的に受け入れられる基準の開発
④患者安全のための研究：発展途上国において患者が受けている害を測定するための道具と方法の改善，世界規模での患者安全に関する研究のアジェンダの作成
⑤患者安全のための解決方策：すでに確立されている患者安全のための介入を世界規模での普及，将来的な解決方策における国際的努力の結集
⑥報告と学習：各国に既存するシステムの改善ならびに患者安全の報告システムの開発のための道具とガイドラインの作成

[Pittet D, Donaldson L：Clean care is safer care — The first global challenge of the WHO World Alliance for Patient Safety. Infection Control & Hospital Epidemiology 26：892, 2005 より引用]

b. WHO の取り組み

　この流れを受けて，WHOは全世界規模での患者安全への取り組みに着手した．2002年に開催された第55回世界保健総会において，各国の患者安全の問題に可能な限りの注意を払い，安全性と監視システムを強化していくことについての決議案を採択した．この決議案の採択は，WHOに世界的標準と規準の作成ならびに，患者安全のための政策と実践を発展させていくための各国の努力を支援することを求めていた．

　2004年5月に開催された第57回世界保健総会で支持された，患者安全のための世界連盟（World Alliance for Patient Safety）がその年の10月27日に米国ワシントンにて設立された．この連盟は，上級政策立案者，各機関の長，臨床家や患者のグループが世界中から初めて集結したものであり，医療従事者の倫理規定にも挙げられている「害を与えないこと」という患者安全のための目標を達成することに向けて，危険な医療上のケアによる健康面，社会面における有害事象を減らすことをめざしている．この連盟がまず取り組むべき領域として表Ⅱ-7-4に挙げた6領域を明らかにしている[11]．

　医療関連感染の問題を，表Ⅱ-7-4に示した6領域の優先課題のトップに挙げた理由は，医療関連感染が患者安全の主要な問題であること，全世界的な問題として感染発生が深刻化していることである．この背景として，易感受性宿主の増大，医療従事者の手指衛生の遵守の低さ，侵襲性の高い手技・治療の増加，重篤患者ケアの機会の増加，清潔な水へのアクセスの欠如，汚染された医療器具の表面などのすべてが，この問題の引き金となっている[11]ことが挙げられる．

E. 日本におけるリスク管理

a. 取り組みの歴史

　日本におけるリスク管理の取り組みは，民間レベルがその始まりである．1996年に武蔵野赤十字病院でリスクマネジメントに着手し，医真会八尾総合病院は1997年から「医療の質調整委員会」を設置し，その一部門としてリスクマネジメント部会を置き，医療ミス・医療事故防止対策を講じてきている[7,12]．

　同年に，日本医師会に医療安全対策委員会が設置された．1999年に厚生省（当時）から患者誤認事故防止策に関する検討会報告書，日本看護協会からは「組織でとりくむ医療事故防止――看護管理者のためのリスクマネジメントガイドライン」が発表された．2000年には，医療法施行規則が改正され，医療安全対策構築が特定機能病院の承認要件となった．

　また，厚生労働省から「リスクマネージメントマニュアル作成指針」が公表され，2001年5月には医療安全対策検討会議を設立し，12回にわたる審議の結果，2002年4月に「医療安全推進総合対策―医療事故を未然に防止するために」と題する報告書を公表した．この報告書では，各医療機関が実施すべき安全管理対策の基本が示された[13]．

　この総合対策に基づき，医療法施行規則が改正され，すべての病院と有床診療所に対して，以下の4点が義務づけられた．

　①安全管理のための医療施設としての指針の整備
　②事故などの院内報告制度の整備
　③医療安全管理委員会の開催
　④安全管理のための職員研修の開催

　特定機能病院，臨床研修病院では，上記4つに加えて安全管理担当者，安全管理部門の設置，患者相談窓口の設置，医療事故報告が義務づけられた．

　さらに，各都道府県には患者やその家族からの医療に関する相談に応じるため，医療安全支援センターを整備することが求められた．そして，これらの安全管理対策を実施していない医療機関に対して，保険診療報酬上の減額措置が取られた．

　公益財団法人日本医療機能評価機構は，事故事例[*1]，ヒヤリ・ハット事例[*2] の収集・分析の事業の開始をした．これらの動きを受けて，日本の各医療施設での医療安全管理体制は整いつつあるといえる．2005年，厚生労働省から「今後の医療安全対策について」が提示され，医療法の一部改正の動きにつながった．

b. 医療安全管理体制

　2006年の第五次医療法改正では医療安全が1つの柱となり，医療施設の管理者に医療事故の報告，医療事故調査の実施，医療安全確保指針の策定，従業者に対する研修の実施を含む医療の安全の確保のための措置を講じることが定められた（6条の12）．2007年には医療法施行規則が医療安全の確保を全ての医療機関に求めるため，①「安全管理のための体制の確保」，②「院内感染対策のための体制の確保」，③「医薬品に係る安全管理のための体制の確保」，④「医療機器に係る安全管理のための体制の確保」を4本柱とし改正された．これらの法側面で定められた医療安全ための措置を推進するために，2006年の診療報酬改定では，従来の医療安全管理体制の整備などに係る入院基本料減算が廃止され，入院基本料の算定要件にするとともに，新たに医療安全対策加算が新設された．2018年の診療報酬改定では，新たに医療安全対策地域加算を新設し，これまでの医療安

[*1] 事故事例：実際に医療事故となった事例．
[*2] ヒヤリ・ハット事例：医療事故となりえたが，偶然または適切な処置によって事故にはいたらなかった事例．

表Ⅱ-7-5　医療安全対策加算の点数見直し

医療安全対策加算1	・当該保険医療機関内に医療安全対策に係る適切な研修を修了した専従の薬剤師，看護師等が医療安全管理者として配置されていること ・当該保険医療機関内に医療安全管理部門を設置し，組織的に医療安全対策を実施する体制が整備されていること ・当該保険医療機関内に患者相談窓口を設置していること 点数：85点（変更なし）
医療安全対策加算2	・当該保険医療機関内に医療安全対策に係る研修を受けた「専任」の薬剤師，看護師等が医療安全管理者として配置されていること ・当該保険医療機関内に医療安全管理部門を設置し，組織的に医療安全対策を実施する体制が整備されていること ・当該保険医療機関内に患者相談窓口を設置していること 点数：改定後は30点（改訂前は30点）
医療安全地域連携加算1	・特定機能病院以外の保険医療機関であること* ・医療安全対策加算1の届出を行っていること ・医療安全対策に3年以上の経験を有する専任の医師または医療安全対策に係る適切な研修を修了した専任の医師が医療安全管理部門に配置されていること ・医療安全対策加算1の届出医療機関および医療安全対策加算2の届出医療機関それぞれについて医療安全対策に関して評価を実施．また，当該医療機関についても医療安全対策に関する評価を受けていること 点数：50点（入院初日）
医療安全地域連携加算2	・特定機能病院以外の保険医療機関であること* ・医療安全対策加算2の届出を行っていること ・医療安全対策加算1の届出医療機関から医療安全対策に関する評価を受けていること 点数：20点（入院初日）

＊ 2016年6月の医療法施行規則改正において，特定機能病院の承認要件の見直しが行われた．特定機能病院には，①医療安全管理責任者（副院長格）の配置，②専従の医療安全の医師，看護師，薬剤師の配置（医療安全管理部門の設置），③外部委員会による監査，④高難度医療技術などが義務づけられた．

全対策加算の点数が見直された（**表Ⅱ-7-5**）．

　2006年の第五次医療法改正では，医療安全支援センターの設置も医療法に明記した．その機能は，①患者またはその家族からの医療に関する苦情への対応や相談，必要に応じ病院等の管理者への助言の実施，②病院等の管理者等や患者や家族等への医療の安全の確保に関する情報提供，③病院等の管理者や従業者への医療の安全に関する研修の実施など，医療の安全の確保のための必要な支援を行うことが求められた．

　2015年に出された厚生労働省医政局長通知「地域における医療および介護の総合的な確保を推進するための関係法律の整備等に関する法律の一部の施行（医療事故調査制度）について」（平成27年5月8日医政発0508第1号）を受けて，医療事故によって患者が死亡した可能性のある事例の報告が義務づけられた．報告先は一般社団法人日本医療安全調査機構であり，この制度の対象となる「医療事故」は，「病院，診療所，助産所に勤務する医療従事者が提供した医療に起因し，又は起因する疑われる死亡又は死産であって，その管理者が当該死亡又は死産を予期しなかったもの」である[14]．

　このように，医療安全管理体制は，法的側面と診療報酬の両輪によって，その措置の充実が図られてきた．医療が他の領域に比べ，安全という視点に目が向けられてこなかった

理由の1つには，医療という特殊な世界がゆえに，どんなに侵襲性が高い手技も，危険性を伴う治療もすべては患者の生命を救うためという建前のもと，安全という視点がほとんど重要視されてこなかったことがあげられる．また，過去の非倫理的な研究例や人体実験などは，対象者の安全を問う前に，医学の科学的発展，研究者として成果を望む姿勢があったことは否めない．日本の医療界におけるリスク管理は，1999年の医療事故を発端に，医療事故防止のための管理という観点から取り組みが始まった．現在では，リスク管理と同時に安全管理もその範疇として対策が講じられており，リスクマネジャーは安全管理担当者，セイフティマネジャーと呼称が変わってきている．

F. 看護師の多重課題の特徴と対応

　看護師は複数の患者ケアを担当しながら，院内の他職種と応対するため，一度に多くの業務（多重課題）に対応しなければならない．嶋森ほかは2000年の厚生科学研究における看護業務に関連する事故の実態調査にて，A病院4病棟の看護職員による注射与薬業務を観察した．観察結果の第1は業務が中断される状況が多く，業務が中断されやすい業務環境であった．業務が中断された場面は，職員・患者・家族などが業務中の看護職員に声をかける，誰が突然の業務に対応するかが決まっていないなどであり，隔離されている処置室での作業は，声がかけられるがないので中断されることなく集中できていた．

　嶋森ほかの報告書の提言においては，多重課題の制限のために，一度に多重課題を実施しないよう，役割分担と勤務形態を検討する必要があり，具体策として，①受け持ち患者数を少なくする，②実施する看護業務内容を制限する，③勤務時間中の看護業務を平均化する，④多職種との適切な役割分担をする，⑤バーコードや電子カルテの導入による業務の効率化を図る，などが考えられるとしている[15]．現在では診療報酬改定年に，入院基本料における看護配置が検討されるようになり，バーコードや電子カルテを導入する施設も増加した．

G. 演　習

演習 4

安全管理

　Aさん（70歳，女性）は右眼の白内障手術目的で4人部屋に入院をしたが，右眼同様，左眼の視力もほとんどない．5年前に関節リウマチと診断され，治療を受けている．痛みはほとんどなく，自宅では娘の介助で生活をしていた．娘の話では，「リウマチのためにも膝の負担を減らそうとベッドの使用をすすめたのですが，昔からのふとんがよいと言って……．ベッドからの起き上がりは大変なようですが，ふとんなら這ってでもトイレに行けるからと．人に迷惑をかけたくないからと，なんでも1人でやろうとするんです」

　入院後はベッドの，昇降に使わない側にはベッド柵をつけ，夜間帯はポータブルトイレをベッド脇に置くこととなった．ポータブルトイレへの移動後は，ベッドの昇降に使っている側にもベッド柵をつけることを，Aさんの入院を担当した看護師が計画していた．

　入院日当夜の担当看護師Bは，消灯前の見回りのときAさんに声をかけ，ポータブルトイレへの移動介助をした．移動後，ほかの患者からのナースコールが入り，「Aさん，ベッドに戻るお手伝いをしますから，終わったらナースコールで教えてくださいね」と伝え，そばを離れた．Aさんは，廊下を忙しそうに走り回っている看護師Bの姿を見て，申し訳ないからとナースコールを押さず，自力でベッドにつかまりながらポータブルトイレからベッドへ戻った．消灯時間が過ぎても，Aさんからナースコールがないことに看護師Bは気づき，Aさんを確認しに病室に行った．Aさんはすでにベッドに横になっており，看護師BはAさんを起こしてはいけないと思い，声をかけずに病室をあとにした．

◆考えてみよう！

Q1 この看護場面におけるリスクは何か．

Q2 そのリスクの発生要因を患者側の要因，看護師側の要因，環境要因からまとめてみよう．

Q3 この看護場面において，看護師Bがするべきだった，そのリスクの発生を予防する具体的方策を挙げてみよう．

◆さらに調べてみよう！

Q4 ベッド柵に関する事故事例を調べてみよう．

Q5 事故事例を読んで，とくに医療事故発生時の看護師の役割について考えてみよう．

> 学習課題
>
> 1. インターネット上で公開されている WHO 患者安全カリキュラムガイドを探してみよう
> 2. 公益財団法人日本医療機能評価機構の医療事故情報収集事業から発表されている報告書を探してみよう．「療養の世話」に関する医療事故として多いものは何か，みてみよう
> 3. 新聞に掲載された医療事故を検索し，原因と再発予防対策を考えてみよう

●**引用文献**

1) 日本看護協会：日本看護協会ニュース 484（2007.10.15）
2) 日本看護協会：医療看護安全情報，〔http://www.nurse.or.jp/nursing/practice/anzen/anzenjoho.html〕（最終確認：2012 年 4 月 20 日）
3) 村上陽一郎：安全と安心の科学，p.132-137，集英社新書，集英社，2005
4) Ross JF：リスクセンス—身の回りの危険にどう対処するか，佐光紀子(訳)，p.37-39，集英社新書，集英社，2001
5) 飯田修平，飯塚悦功，棟近雅彦(監)：医療の質用語事典，2005，日本規格協会
6) 日本看護協会：組織でとりくむ医療事故防止—看護管理者のためのリスクマネジメントガイドライン，p.1-14, 日本看護協会, 1999,〔http://direct.nurse.or.jp/jna-system/guideline/riskmanagement/001_1.asp〕（最終確認：2007 年 10 月 9 日）
7) 旗手俊彦：日本におけるリスクマネジメント定着への課題．生命倫理 **12**（1）：46-53，2002
8) 井部俊子，中西睦子(監)：看護マネジメント論．看護管理学習テキスト③，p.132，日本看護協会出版会，2004
9) Charles Vincent(著)，相馬孝博，藤澤由和(訳)：患者安全，p.81-103，篠原出版新社，2015．
10) Institute of Medicine：To err is human：Building a safer health system, p.40-42, National Academy Press, Washington DC, 1999
11) Pittet D , Donaldson L：Clean care is safer care–The first global challenge of the WHO World Alliance for Patient Safety. Infection Control & Hospital Epidemiology **26**：891-895, 2005
12) 油井香代子：医療事故防止のためのリスクマネジメント—患者を守るための危機管理の実際，森　功，浦上秀一(監)，p.35, 医学芸術社，2001
13) 厚生労働省医療安全対策検討会議：医療安全推進総合対策—医療事故を未然に防止するために,〔https://www.mhlw.go.jp/topics/2001/0110/tp1030-1y.html〕（最終確認：2023 年 1 月 25 日）
14) 日本医療安全調査機構：医療事故調査制度における「医療事故」に関連する法令・通知について, 2014,〔https://www.medsafe.or.jp/modules/medical/index.php?content_id=4〕（最終確認：2017 年 5 月 8 日）
15) 嶋森好子，山内隆久，酒井一博：厚生科学特別研究事業報告書，看護業務に関連する事故の実態調査，p.20, 41-42, 64-65, 2000

7-3　働きやすい職場環境づくり

この項で学ぶこと
1. 看護管理者の職場環境づくりに関する役割について理解する
2. 職務満足と患者満足の関係を理解し，職務満足の向上の方策について学ぶ

A. 看護管理者の職場環境づくりに関する役割

　　看護管理者には，多様なヘルスケアニーズをもつ個人とその家族および地域住民に対して，質の高い組織的看護サービスを提供する使命がある．作業環境や業務のデザインを工夫したり，個々が実践する看護ケアサービスを組み合わせたり，バランスを整えたりして相乗効果を生み出しながら最適なケアサービスを創り上げることは，看護管理者の巧みさと思慮深さにかかっている．

　　集団には大きな力を発揮できるというメリットがあるが，反面，人間関係の歪みや軋みが生じることにより構成員の間でストレスが発生するというデメリットもある．看護管理者はこうした集団の特徴を理解して組織目標の達成に挑まなくてはならない．組織が生み出す生産性を最大限にするためには，組織成員にとって働きやすい職場環境づくりを目指す必要がある．その職場環境づくりには，作業環境や制度の構築だけでなく，人間関係に焦点を当てたチームづくりも含まれる．

B. 看護サービスのアウトカム，および職務満足と顧客満足の関係

　　看護サービスのアウトカムは，**患者満足**という，ケアの提供を受ける患者およびその家族の主観的な満足感，手術の成功や合併症を未然に防ぐといった期待する成果の達成，施設が立地する地域住民の安心という形で現れる．

　　患者満足を高めるためには，サービス提供者である看護職員の職務満足の向上に着目する必要がある．このことをヘスケットら（Heskett JL et al, 1994）の提唱した**サービス・プロフィット・チェーンモデル**で説明する．

　　図Ⅱ-7-3は，売上の向上と組織の成長の実現や，収益性の向上に関連する要因とその関連性を示したフレームワークである．中心の顧客サービス価値より左側は**内部環境と業務運営に関連する領域**である．内部サービス品質とは，いわゆる「働きやすさ」を示すものであり，①適切な訓練や教育的な場や機会があること，②必要十分な権限が与えられていること，③仕事の流れが合理的であること，④職務能力を高める設備が充実していることなどがこれにあたる．この内部サービス品質が向上すると職員の満足が向上する．その満足感は職員の定着率（施設に対する愛着の高まり）と生産性（よりよいケアを提供しようとする心構え）の向上につながる．その二つの要因により，顧客サービス価値（サービスそのものの品質／支払うコスト）が向上する．顧客サービス価値とはサービスを提供する側からサービスを受ける側に向けて伝達される「価値そのもの」である．

　　次に顧客サービス価値より右側をみてみよう．ここは**外部環境に関連する領域**である．

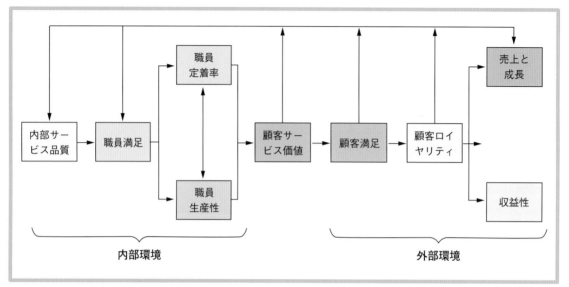

図Ⅱ-7-3　サービス・プロフィット・チェーン
［Heskett JL, Jones TO, Loveman GW et al：Putting the Service-Profit Chain to Work. Harvard Business Review：March-April, 1994,
〔https://hbr.org/1994/03/putting-the-service-profit-chain-to-work-2〕（最終確認：2023 年 1 月 25 日）より引用，「内部環境」，「外部環境」は筆者追加］

　顧客がそのサービス価値を高く評価すると顧客の満足は向上する．そして顧客は満足すると「次もまたこのサービスを利用しよう」と考え愛着を覚えるようになる．これが顧客ロイヤリティである．こうしたロイヤリティの高い顧客を多く生み出すことが結果として組織の利益向上と成長につながることを示している．

　このモデルでいえることは，組織にとってよいサービスであると評価を受け，組織発展や収益に結びつけるためには，職員の満足は不可欠な要因であるということである．職務満足の高い職員はその職場に定着し，進んで組織のために貢献しようと意欲をもち，生産性の向上に貢献する．結果として，顧客サービス価値が向上する．

　臨床の中で例をあげてみよう．ある ICU 病棟に働く看護師 S は人工呼吸器装着患者の何人かが誤嚥性肺炎を併発していることに気づいており，仕方のないこととあきらめつつも何とかならないかと思っていた．ある日，師長からクリティカルケアの研修に参加することを薦められ参加したところ，口腔内の常在菌の繁殖速度と肺炎発生の関連，人工呼吸器装着患者の肺炎発生のメカニズムについて知識を得た．看護師 S は自分の疑問を解決できる機会を与えてくれた師長の配慮に感謝し，臨床に生かしたいと思った．看護師 S は口腔ケアの頻度を増やすことによって誤嚥性肺炎の発症を抑えることができるのではないかと考え，カンファレンスで手順の見直しを提案した．師長もその提案を後押しし，人工呼吸器装着患者に対して 1 日 3 回の口腔ケアを実施することになった．その結果，ICU病棟での誤嚥性肺炎の発生率が低下した．

　この例で，師長は 2 つの大きな介入をしている．1 つは看護師 S の学習ニーズを的確に把握し，必要な教育資源の情報提供をしている（内部サービス品質）ことであり，もう 1 つは看護師 S の「期待に応えたい，学びを臨床に反映したい」という思い（生産性）を後押ししているということである．結果として，1 日に複数回の口腔ケア（顧客サービス

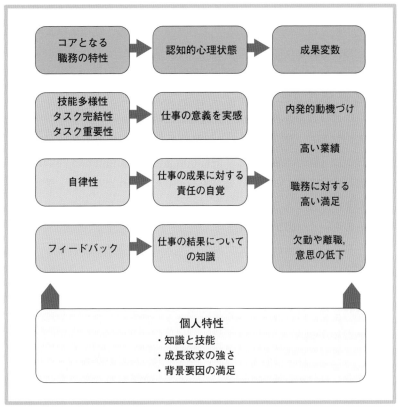

図Ⅱ-7-4 職務特性モデル

[Hellriegel & Slocum：Organizational Behavior, 12 ed. p.140, Cengage Learning, 2009 より引用]

価値）が実施されるようになり，患者の誤嚥性肺炎の発症率の低下（顧客満足）につながった．サービス・プロフィット・チェーンを効果的に促進するためには看護管理者のきめ細かな人間観察とタイムリーな後押しは欠かせないものだという一例である．

C. 職務満足と患者満足の理論的基盤

1● 職務満足

　職務満足とは，ロックの定義（Locke EA, 1976）によれば，「従業員の自分の仕事に対する評価や仕事上の経験からもたらされる楽しい，もしくは肯定的な情動の状態」である[1]．さまざまな研究の結果，欠勤や離職と関連が深い予測因子であることが明らかにされている．また，内発的動機づけの高さが職務満足に影響を与えていることも研究の結果明らかにされている[2]．

　ハックマンとオルダム（Hackman JR and Oldham GR, 1975）は職務特性モデル（**図Ⅱ-7-4**）を提唱し，職務特性の中核をなす5次元を明らかにした．それらは，①技能の多様性（さまざまな技能を駆使しなければ達成できない職務である），②タスク完結性（最初から最後まで個人が仕事を実行できる），③タスク重要性（自分の職務が他者の満足や役立ち感につながっている），④自律性（職務遂行上自由や裁量を認められている），⑤フィードバック（実施した仕事に関してその出来が還元される）である．それらを認知す

ることで従業員は内発的モチベーションを高め，成長欲求の満足が生まれ，職務満足が向上するというモデルである．そして個人の知識・技術レベルや成長欲求のちがいが，その認知に影響を及ぼす．

2● 患者満足

　医療の質を患者の視点で評価をした結果をいう．患者の視点というのは多分に主観的なものである．狩野（1984）[3]は品質要素には満足と不満足が対局にある「一元的品質」のほかに「魅力的品質」と「当たり前品質」があるという．魅力的品質とはそれが充足されれば満足を与えるが，不充足であっても「しかたない」と受け取られる品質のことで，当たり前品質とはそれが充足されても当たり前としかとられず不充足であれば不満と感じるものをいう（図Ⅱ-7-5）．

　看護ケアの場合を考えてみよう．入院生活を送る患者にとって予定通りの手術や検査が安全に滞りなく終了することは当たり前であって，安全が損なわれるようなことがあればそれは不満につながる．一方，患者の期待をはるかに超えた看護師のきめ細やかな配慮を感じたり，自分のことを親身に考えてくれていると実感したりすると，それは満足の要因となりうる．

　ただし，注意が必要である．ある患者には「看護師さんは忙しい」という暗黙の了解があり，自分が看護師に期待したことがかなえられなくても「しかたがない」と思っている場合，その患者にとっては看護サービスは魅力的品質である．そのため，「忙しいのによくぞここまで」と感じられたときに満足が生み出されるし，そうでなくても不満にはつながらない．しかし，看護師は自分の希望を聞いてくれるものだという考えをもつ患者におい

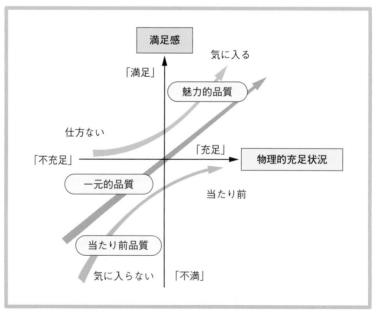

図Ⅱ-7-5　魅力的品質，一元的品質，当たり前品質
［狩野紀昭，瀬楽信彦，辻　新一ほか：魅力的品質と当たり前品質．品質 14（2）：41，1984 より引用］

ては，看護サービスは当たり前品質であり，看護師の対応が期待を下回るような未熟な対応であれば，「教育がゆきとどいていない」という不満につながる．このように，看護師の対応はサービスを受ける患者の価値観によって魅力的品質にも当たり前品質にもなりうる．

魅力的品質か当たり前品質かは患者の価値観に沿うものであるとしても，卓越した看護サービスを目指すことは看護管理者の最重要課題であることはいうまでもない．そしてこうしたサービスが提供できる職場は職員がやりがいを持って活き活きと自分の持てる力を最大限に発揮している職場であるといえる．

D. 職務満足の向上の方策

1 ● 動機づけ

職場環境は多岐にわたる要素を包含している．大きく分けて，①照明や騒音など作業場の物理的環境や衛生環境，②労働時間や労働条件に関すること，③上司や同僚との人間関係，④必要となる知識やスキルの習得のしやすさがあげられる．ハーズバーグ（Herzberg F）の二要因説によれば，①，②，③は衛生要因，④は動機づけ要因と呼ばれ，前者は不十分と感じると不満につながるが，後者は十分と感じることで満足につながるものである．言い換えれば「働きやすい」と満足することと，「働きにくい」と不満を感じることは違う要因から成り立っているということである．いずれの要因も職員の働きやすさには重要であり，看護管理者は職員が働きにくいと感じる不満要因を最小限にするよう努めるとともに，満足要因を最大限に高めるよう努力する必要がある．

2 ● 働きやすさ

a. 「働きやすい」とはどういうことか

①人が感じる働きやすさ

人がその職場を働きやすいと感じるときはどんなときだろうか？ある人は「仕事にやりがいがある」と感じることだったり，またある人は「一緒に働く人たちと関わりあうことが楽しい」と感じることだったりするかもしれない．こうした違いは「働くことに何を求めるか？」の違いでもある．できることを増やしたいという欲求（**達成欲求***）が高い人は「やりがい」を求めるだろうし，人とつながりたい，仲間を増やしたいという欲求（**親和欲求***）が高い人は「人間関係」に重点をおくだろう．またある人は仕事に主たる人生の意味を見出さず，趣味や家庭での生活を最重要と位置づけ，収入や勤務条件さえ合えば「働きやすい」と感じるかもしれない．

また，普段思い通りにいくことがなく，いやだなあ，逃げたいなあ，と思いながら働いている人が，ふとした瞬間に心を揺さぶられるような経験をして，「やっぱりこの仕事をやっていてよかった！」「ああ，わたしが求めていたことってこういうことだったんだ！」と感じたとしよう．この人にとって，働きやすさとは日常のことではなく，こうした感動の瞬間を経験できることになるかもしれない．このように働きやすさの基準は職員個々の価値観やライフステージの変化によって違いがある．働きやすさの自覚は取り巻く職場環

---

* 達成欲求と親和欲求：マクレランド（McClelland DC）が提唱した人の行動に影響を与える主要な4つの欲求，「達成欲求」，「権力欲求」，「親和欲求」，「回避欲求」のうちの2つ．

境を個々のパラダイム（ものの見方・考え方）で認知し，自らの行動を選択した結果生じる個人の反応であるといえよう．

②働きやすさと労働環境

　近年では医療・介護機能の再編に伴う在院日数の短縮と在宅復帰のためのケア，高度化した治療の増加に伴う安全なケアの提供のために看護業務が複雑化している．ワーク・ライフ・バランスの充実のために，2交代や3交代勤務だけでなく時短勤務や夜勤専従といった多様な勤務シフトが組まれていることから，看護業務はさらに複雑化している．こうした状況をふまえて，看護管理者は，職員の適切な労働時間を確保するとともに，健康管理にも気を配る必要がある．

　2004年には看護職の社会経済福祉に関する指針として，日本看護協会より「看護の職場における労働安全衛生ガイドライン」が出版された．看護職をハイリスクグループの一員であると位置づけ，よりよい労働環境を維持していくことを目的としたものである．看護におけるリスクマネジメントとは，「看護の質を保証し，医療の質保証に貢献するという看護の目標や理念を達成するため，事故防止活動などをとおして，患者・家族，来院者および職員の障害や病院の信頼が損なわれるといった，組織にとってのさまざまな損失を最小限に抑え，そういった人々の安全と安楽を確保するものである」[4]と提唱されている．看護職の健康を守るために，①看護師自らが自身の健康とその維持に関心をもつこと，②問題が生じた場合は組織単位で考えること，③メンタルヘルスの問題は職員個人の問題とすることなく，組織的に取り組むことなどが提唱されている．

　職場における労働者の安全と健康の保持を目的とした法律に，労働基準法と労働安全衛生法がある．看護管理者はこれらの法律に関する最新情報に留意し，職員の健康を守るために遵守しなければならない．病院で働く看護師にとって健康を脅かすリスクのあるものの例は以下のとおりである．これらに対して組織としてどのように対策を講じるのか職員に周知するよう明示しておく必要がある．

- ・電離放射線
- ・感染症
- ・ラテックスアレルギー
- ・殺菌用紫外線
- ・抗がん剤
- ・消毒薬（グルタルアルデヒド）

- ・エチレンオキシド
- ・腰痛
- ・シフトワーク
- ・VDT（visual display terminals）
- ・患者の暴力
- ・ハラスメント

b. 働きやすさに影響を与えるもの

　看護管理者には看護職員の働きやすさに向けて点検すべきことがある．それは自らのマネジメント観と職場の文化や風土である．以下にその重要性について説明する．

①看護管理者のマネジメント観

　マクレガー（McGregor DM, 1960）は，管理者は自らの経験からマネジメント観を形成するとし，2つの視点で大別して説明している．それがX理論とY理論である．X理論に拠って立つ管理者は「人は生まれつき仕事をすることが嫌いであり，命令と監督のもとでなければ働かない．いうことを聞かない，目標が達成できなければペナルティがあっ

て当然」という考え方をもつ．一方，Y理論に拠って立つ管理者は「人は自ら実現したいことのためには努力を惜しまず，自発的に自分の能力を高めようとする」という考え方をもつ．X理論に拠って立つ管理者は指示命令的となり，結果として部下は受動的で指示がないと行動しない（できない）ようになる．一方，Y理論に拠って立つ管理者は部下に適切な目標と責任を与え，部下が力を発揮できるようなかかわりをするため，部下は主体的になる．

前述のサービス・プロフィット・チェーンにおいて，内部サービス品質を高められるのはY理論に拠って立つ管理者である．X理論のマインドをもつ管理者がいくら表面上Y理論提唱者であるかのように装ったとしても，部下に見透かされてしまい信頼を得ることができない．このように，管理者のマネジメント観は部下の働きやすさに大きな影響をもたらす．

②組織文化と組織風土

組織文化（organizational culture）や組織風土（organizational climate）は組織構造や管理システムが未発達な状況であっても統合手段として組織を機能させることができるほど，人々を遵守行動に導く力をもつ．そしていったん醸成され，長期に渡って維持されると変化させることが困難であるという特徴をもつ．

組織文化や組織風土は職員の働きやすさに影響を与える．なぜならそれらは標榜されていない場合が多く，外部者にはわかりにくく組織員になって初めて知ることが多いため，組織に新規加入した人が自己の価値観と違う組織文化あるいは組織風土を認識したときに心理的葛藤（2つ以上の欲求や意向が相反する状態）を生じやすいからである．この葛藤を克服することができるか否かで個人の感じる働きやすさに違いが生じる．特に日本の場合は「場の空気」という言葉があるように，場の空気を読んで行動することができる人が「有能な」人とみなされることが多く，逆にそれができない人は「協調性がない」「気が利かない」と低い評価を受けるほどである．新規加入者の離職の大きな要因として「人間関係への不適応」が挙げられるが，実は組織文化や組織風土への不適応であるという場合が多い．

看護管理者は自らが統括する組織の文化や風土について点検しなければならない．それは新規加入者が適応できているかを判断するためにも重要であるが，働きやすさのための変革を起こすときに，変革のむずかしさに影響を与えるものとして留意すべきものであるからである．働きやすさを実現しようと思っても組織の文化や風土がそれを阻む可能性がある．たとえば，職員の**ワーク・ライフ・バランス**（p.127参照）を推進しようと思い，育児中の職員に向けた時短勤務制度を発足したとしても，「子どものいる職員だけが優遇されるなんておかしい，不公平だ」という価値観が組織の中で共有されていれば，対象となる職員にとって時短勤務を選択することがはばかられるであろう．こうした組織文化の中では，いくら制度が整っていても，育児中の職員は活き活きと働ける職場とは思えないだろう．

3 ● 職場の活性化

　働きやすい職場をつくるためには，職場の活性化も欠かせない．職場が活性化する手法として，**カイゼン（Kaizen）** を紹介する．

【カイゼン（Kaizen）】

　日本語でいう「改善」であるが，現在では世界共通語となっている．日本の自動車製造会社のトヨタで生まれた品質管理（quality control：QC）手法*である[5]．作業効率の向上や安全性の確保などに関して，経営陣から指示されるのではなく，現場の作業者が中心となって知恵を出し合い，ボトムアップで問題解決を図っていくという特徴がある．

　改善すべき点は，「ムダをなくすこと」という共通理解のもと，今ある「ムダ」は何かを発見するところから始まる．1つの事象に対して，5回の「なぜ」を問い，原因を深堀りすることで真の原因にたどり着くように徹底的に話し合う．**フィッシュボーン図**（p.70参照）でいう，大骨から中骨，小骨，細骨，微細骨まで5段階にわたる作業となる．真の要因にたどり着いたらその対策の立案と実施に移行する．5段階実施することで問題が明確になり，問題提起に間違いやズレがなくなり，結果としてやり直しをしなくてすむので効率的であるといわれている．

　本手法は日本経済の高度成長時代の中で生産性を高める重要な考え方であった．トップダウンで物事がすべて決まるのではなく従業員の知恵や創意工夫がいかされるため，組織のためにがんばろう，という組織への愛着が生まれ，生産性が向上する，まさにサービス・プロフィット・チェーンのプロセスを促進する手法であった．戦後に世界でも類をみない経済成長を遂げた日本の組織開発手法として海外，特に米国から注目され，全世界に広まっていった．

　しかし，この5回の「なぜ」を問うときに注意しなければいけないこともある．それは，問題を深堀りするプロセスの中で犯人捜しになってしまったり，責任逃れのための言い訳にならないようにするということである．それでは真の問題にたどり着けないばかりか，働きやすい職場と正反対の組織文化をつくりかねない．こうならないためのポイントは，決して個人の意識や行動の問題にせず，仕組みやシステムの問題としてとらえることである．

　このような組織を活性化する開発手法は，ほかにも様々なものが提唱されている．

E. 多様な価値観をまとめ，目標を共有化していく

　ここまで，職務満足を高める手法として，動機づけや働きやすさ，職場の活性化などについてみてきた．職場は様々な働く理由や価値観をもった，様々な雇用形態の職員で構成されている．グループや組織の中に，違いがある，様々な人々がいることは，「多様性（ダイバーシティ diversity）」と呼ばれる．そして多様な人々が互いの違いをいかし，ともに効果的に働くことができるように対処していくことは「**ダイバーシティマネジメント**」と呼ばれる．

　看護師の職場では，正規の労働時間で働く人もいれば，育児や介護中の時短勤務，夜勤専従といった雇用形態の違う人もいたり，人材派遣会社からの派遣看護師であったり，ま

---

* QC手法：第一線の職場で働く人々が小規模集団で継続的に製品，サービス，仕事の質の管理・改善を行うこと．

た社会人学生として大学院に通っている人もいるだろう．こうした人々が互いの価値を認め合いながら進んで同じ目標に向かって努力するような組織文化を醸成することが大切である．これからの時代，多様な価値観をもつ人々を，彼らの個性を最大限にいかしながらまとめ上げることや，多様な価値観を受け入れ，ともに成長していく姿勢を組織全体に浸透させるような働きかけは看護管理者にとってますます重要なこととなっていく．そのためには，互いの意見を率直に出し合い，何が「われわれの」めざすべきことなのか，話し合いを通じて共有することが大切である．こうした話し合いができる職場環境づくりを推進することも看護管理者の大きな役割である．

　こうした動きは，院内にとどまらず，地域ネットワークをつなげ，地域にいる様々な人々と協働することが望まれるこれからの地域包括ケアの充実にも欠かせない力となる．病院完結型から地域完結型へ，これからの医療介護モデルは大きく変化していく．もはや病院の中にいる間だけの患者のケアに焦点を当てているのでは時代に取り残されてしまう．病院外で従事する様々な専門職，非専門職の人々とも積極的に交流し，彼らの話を聴き，提案をし，連携・協働ができる「懐の広い」看護師を育成することが望まれている．そのような看護師は自らの価値観と同様に相手の価値観を大切にすることができることを職場の中で経験をもつ人であろう．働きやすさは将来を担う看護師を育成するものでもある．

学習課題

1. 職務満足，患者満足にはどのような要因が関係するか説明してみよう
2. 職務満足を向上させる方策について考えてみよう

●引用文献
1) 産業・組織心理学学会(編)：産業・組織心理学ハンドブック，p.168，丸善出版，2009
2) 前掲1)，p.172
3) 狩野紀昭，瀬楽信彦，辻　新一ほか：魅力的品質と当たり前品質．品質 14 (2)：147-156，1984
4) 日本看護協会(編)：看護職の社会経済福祉に関する指針─看護の職場における労働安全衛生ガイドライン平成16年版労働安全衛生編，p.5，日本看護協会出版会，2014
5) OJTソリューションズ：トヨタ生産方式の問題解決，p.156，KADOKAWA，2014

第 **III** 章

看護サービス管理の
周辺

学習目標

1. 看護サービスを支える法律について理解する
2. 看護にかかわる政策過程を理解する
3. 看護管理における倫理の重要性を理解する

医療政策と看護管理

1-1　医療制度

この項で学ぶこと

1. 日本の医療制度のしくみを理解する
2. 看護における診療報酬の評価について理解する
3. 現在の医療提供体制を理解する

A. 医療制度のしくみ

　「**制度**」とは，①制定された法規，国のおきて，②社会的に定められている仕組みや決まりであり，「**政策**」とは，①政治の方策，政略，②政府政党等の方策ないし施政の方針，である（『広辞苑 第 6 版』新村　出(編)，岩波書店，2008 より）．**医療制度**は，狭義には医療施設や医療人材等の医療提供体制を示し，広義には医療保険制度をも含めて，医療提供の仕組みと医療費に関する制度をいう．

　医療政策は，人口構造の変化や医療ニーズの変化等の社会背景の変化に伴い，医療制度をどのように変更するのか，新たな制度をつくるのか等の，政府が打ち出す方向性に基づき出される方策である．担当省庁を中心としてその政策実現のための法改正や制度改正が検討され，法律であれば国会審議を経て法制化されていく．

　広義の意味での医療制度を**図 III-1-1** に示す．患者（被保険者）が病気になると病院や診療所等の保険医療機関にかかり，診療を受け，診療が終了した後に一部負担金（窓口負担）を支払う．この一部負担金は年齢等により負担割合は違うが，その残りは患者が加入している保険から支払われることになる．これが医療保険制度である．また，医療機関が「請求」し保険者が「支払」を行う仕組みが診療報酬制度である．

　保険医療機関の整備や働く職員等に関する法律や人員確保に関する事項は，保険医療提供体制である．

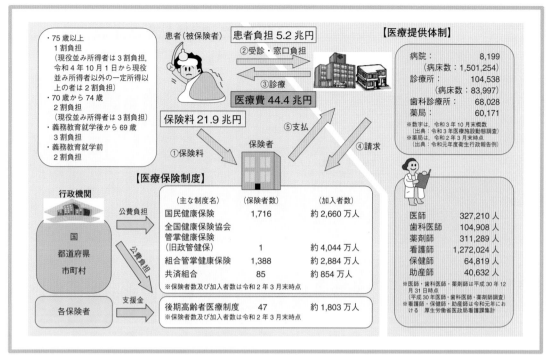

図Ⅲ-1-1　日本の医療制度の概要

［厚生労働省：我が国の医療保険について，〔https://www.mhlw.go.jp/stf/seisakunitsuite/bunya/kenkou_iryou/iryouhoken/iryouhoken01/index.html〕（最終確認：2023年1月25日）より引用］

B. 医療制度の背景となるデータ

1 ● 高齢化の推移と将来推計（図Ⅲ-1-2）

　現在の医療政策に大きく影響を与えているのは，**少子高齢化問題**である．特に，高齢化の進展は著しく，団塊の世代が75歳となる2025年に向けて，制度・政策を整えているところである．

　高齢化の状況については，平成以降急激に増加し，2010年には超高齢社会といわれる高齢化率21％を超える状況となった．この時点で「65歳以上人口1人を15歳から64歳で支える人数」は2.8であり，約3人で1人の高齢者を支える状況となった．また，将来推計の人数について令和4年版高齢社会白書によれば，2060年には高齢化率38.1％，少子化も伴い15歳以上64歳以下1.4人で1人の高齢者を支える状況となることが予測されている．この状況は，高齢者の生活や心身の状況を支えるうえでも，皆保険制度の存続危機となることからも大きな問題ととらえられ，「**社会保障と税の一体改革**」が進められ，地域包括ケアシステムが始まり，さらにその推進のために法改正や医療と介護の連携等が進められている．

2 ● 社会保障費の動向

　社会保障費の内訳は医療，年金，福祉その他に分かれており，高齢化に伴い年金および福祉の支出額が増加している．医療費についても増加しているが，その伸びはゆるやかに

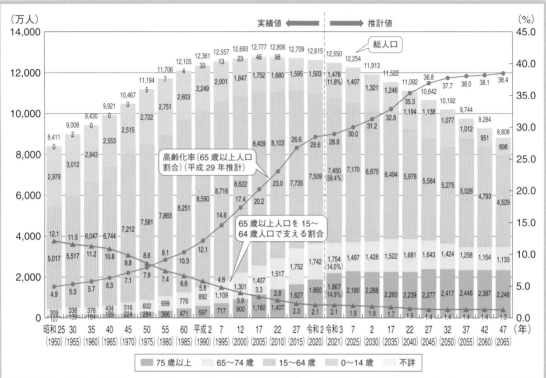

図Ⅲ-1-2　高齢化の推移と将来推計

［内閣府：令和 4 年版高齢社会白書（概要版），〔https://www.8.cao.go.jp/kourei/whitepaper/w-2022/gaiyou/pdf/1s1s.pdf〕（最終確認：2023 年 1 月 25 日）より引用］

なっている（図Ⅲ-1-3）.

3 ● 医療費の動向

　医療費の動向を**図Ⅲ-1-4**に示す．国民医療費とは当該年度内の医療機関などにおける保険医療での傷病の治療に要する費用（保険外のものは含まず）を中心に推計した額である．

　国民医療費は 2013（平成 25）年には 40 兆円を超えて，その後も高齢化を背景に，毎年 2 ～ 3％程度の増加をし続けている（**図Ⅲ-1-4**）.

　対国民所得でみてみると，2009（平成 21）年から国民医療費が国民所得の 1 割を超える状況となり，2019（令和元）年は 11.6％と微増し続けている.

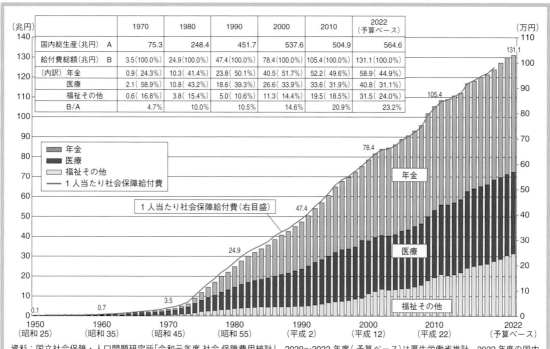

(兆円)	1970	1980	1990	2000	2010	2022 (予算ベース)
国内総生産(兆円)　A	75.3	248.4	451.7	537.6	504.9	564.6
給付費総額(兆円)　B	3.5(100.0%)	24.9(100.0%)	47.4(100.0%)	78.4(100.0%)	105.4(100.0%)	131.1(100.0%)
(内訳)　年金	0.9(24.3%)	10.3(41.4%)	23.8(50.1%)	40.5(51.7%)	52.2(49.6%)	58.9(44.9%)
医療	2.1(58.9%)	10.8(43.2%)	18.6(39.3%)	26.6(33.9%)	33.6(31.9%)	40.8(31.1%)
福祉その他	0.6(16.8%)	3.8(15.4%)	5.0(10.6%)	11.3(14.4%)	19.5(18.5%)	31.5(24.0%)
B/A	4.7%	10.0%	10.5%	14.6%	20.9%	23.2%

資料：国立社会保障・人口問題研究所「令和元年度 社会 保障費用統計」，2020～2022年度(予算ベース)は厚生労働省推計，2022年度の国内
　　総生産は「令和4年度 の経済見通しと経済財政運営の基本的態度(令和4年1月17日閣議決定)」
(注)図中の数値は，1950，1960，1970，1980，1990，2000および2010ならびに2022年度(予算ベース)の社会保障給付費(兆円)である．

図Ⅲ-1-3　社会保障費の動向

〔厚生労働省：社会保障給付費の部門別推移(1950～2022年度)，〔https://www.mhlw.go.jp/content/000973207.pdf〕(最終確認：
2023年1月25日)より引用〕

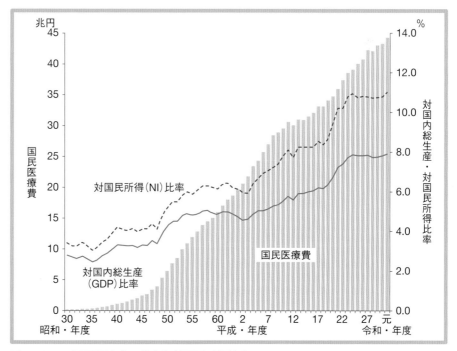

図Ⅲ-1-4　国民医療費の動向と対国民所得比率

〔厚生労働省：令和元(2019)年度国民医療費の概況，p.3，〔https://www.mhlw.go.jp/toukei/saikin/hw/k-iryohi/19/dl/kekka.pdf〕(最終確認：2023年1月25日)より引用〕

C. 医療保険

　　医療保険については**表III-1-1**に示すように，大きくは「国民健康保険」「協会けんぽ」「組合健保」「共済組合」「後期高齢者医療制度」に分けることができ，被保険者の保険料のほか，国庫補助を受けて運用している．これら医療保険については，保険の種類によって国の補助率が決まっている．医療費の増加により国の負担額は増えることになり，医療費の高騰は国の財政を圧迫することにつながるのである．

　　ここでは，健康保険，国民健康保険，後期高齢者医療制度について解説する．

表III-1-1　各保険者の比較

	市町村国保	協会けんぽ	組合健保	共済組合	後期高齢者医療制度
保険者数 （令和2年3月末）	1,716	1	1,388	85	47
加入者数 （令和2年3月末）	2,660万人 （1,733万世帯）	4,044万人 被保険者2,479万人 被扶養者1,565万人	2,884万人 被保険者1,635万人 被扶養者1,249万人	854万人 被保険者456万人 被扶養者398万人	1,803万人
加入者平均年齢 （令和元年度）	53.6歳	38.1歳	35.2歳	32.9歳	82.5歳
65〜74歳の割合 （令和元年度）	43.6%	7.7%	3.4%	1.4%	1.7%[※1]
加入者一人当たり 医療費（令和元年度）	37.9万円	18.6万円	16.4万円	16.3万円	95.4万円
加入者一人当たり 平均所得[※2] （令和元年度）	86万円 （一世帯当たり） 133万円	159万円 （一世帯当たり）[※3] 260万円	227万円 （一世帯当たり）[※3] 400万円	248万円 （一世帯当たり）[※3] 462万円	86万円
加入者一人当たり 平均保険料 （令和元年度）[※4] ＜事業主負担込＞	8.9万円 （一世帯当たり） 13.8万円	11.9万円 ＜23.8万円＞ 被保険者一人当たり 19.5万円＜38.9万円＞	13.2万円 ＜28.9万円＞ 被保険者一人当たり 23.2万円＜50.8万円＞	14.4万円 ＜28.8万円＞ 被保険者一人当たり 28.6万円＜53.6万円＞	7.2万円
保険料負担率	10.3%	7.5%	5.8%	5.8%	8.4%
公費負担	給付費等の50% ＋保険料軽減等	給付費等の 16.4%	後期高齢者支援金 等の負担が重い保 険者等への補助	なし	給付費等の約50% ＋保険料軽減等
公費負担額[※5] （令和4年度予算ベース）	4兆3,034億円 （国3兆1,115億円）	1兆2,360億円 （全額国費）	725億円 （全額国費）		8兆5,885億円 （国5兆4,653億円）

※1　一定の障害の状態にある旨の広域連合の認定を受けた者の割合．
※2　市町村国保及び後期高齢者医療制度については，「総所得金額（収入総額から必要経費，給与所得控除，公的年金等控除を差し引いたもの）及び山林所得金額」に「雑損失の繰越控除額」と「分離譲渡所得金額」を加えたものを加入者数で除したもの．（市町村国保は「国民健康保険実態調査」，後期高齢者医療制度は「後期高齢者医療制度被保険者実態調査」のそれぞれの前年所得を使用している．）協会けんぽ，組合健保，共済組合については，「標準報酬総額」から「給与所得控除に相当する額」を除いたものを，年度平均加入者数で除した参考値である．
※3　被保険者一人当たりの金額を指す．
※4　加入者一人当たり保険料額は，市町村国保・後期高齢者医療制度は現年分保険料調定額，被用者保険は決算における保険料額を基に推計．保険料額に介護分は含まない．
※5　介護納付金及び特定健診・特定保健指導等に対する負担金・補助金は含まれていない．

〔厚生労働省：我が国の医療保険について，〔https://www.mhlw.go.jp/stf/seisakunitsuite/bunya/kenkou_iryou/iryouhoken/iryouhoken01/index.html〕（最終確認：2023年1月25日）より引用〕

1 ● 健康保険

　保険者は政府管掌保険では政府であり，組合管掌保険では組合となる．ただし，2007年4月より保険についての組み換えがあり，政府管掌保険は全国保険協会管掌保険（協会けんぽ）となり，都道府県が管轄することになった．被保険者とは保険料を支払い，保険事故発生時には支払いを受ける者をさし，被扶養者とは被保険者の妻や子ども等，被保険者の扶養者にあたる者をいう．

　保険の給付の内容については，健康保険法第52条に，

> 一　療養の給付並びに入院時食事療養費，入院時生活療養費，保険外併用療養費，療養費，訪問看護療養費及び移送費の支給
> 二　傷病手当金の支給
> 三　埋葬料の支給
> 四　出産育児一時金の支給
> 五　出産手当金の支給
> 六　家族療養費，家族訪問看護療養費及び家族移送費の支給
> 七　家族埋葬料の支給
> 八　家族出産育児一時金の支給
> 九　高額療養費及び高額介護合算療養費の支給

と明記され，これらの内容についての給付がされることとなっている．

　また「療養の給付」については，健康保険法第63条に，

> 一　診察
> 二　薬剤又は治療材料の支給
> 三　処置，手術その他の治療
> 四　居宅における療養上の管理及びその療養に伴う世話その他の看護
> 五　病院又は診療所への入院及びその療養に伴う世話その他の看護

と定められており，看護については療養の給付の対象となっていることが明確に示されている．

　これらの給付の方法は保険医療機関・保険薬局において現物給付（診療・看護等のサービスの提供等）され，給付率は7割であり，自己負担は3割である．ただし，就学前までの乳幼児は給付率8割であり，自己負担は2割となっている．

　医療費の自己負担額が上限額を超えた場合に，その超えた金額を支給する高額療養費制度がある．毎月の上限額は，保険の加入者が70歳以上か69歳以下か，および，加入者の所得水準によって分けられている．70歳以上の場合，年収約370万円以上が「現役並み」，年収156万〜約370万円が「一般」，住民税非課税等に区分され，「一般」ではひと月の上限額（世帯ごと）が57,600円となっている．69歳以下では，保険加入者の所得水準によって5区分に分けられ，それぞれの上限額が決まっている．

　訪問看護ステーションからの訪問看護を行った場合の費用として，訪問看護療養費がある．これは居宅において，指定訪問看護事業者によって訪問看護による医療を受けた場合に支給されるものであり，これも現物支給となる．

このほか，健康保険法第63条第2項に示す選定療養というものがある．これは，混合診療は禁止されているものの，特別な病室（差額ベッド）の提供や紹介状のない初診時の料金等の厚生労働大臣が定める療養に関しては保険に含まれず，全額自己負担による徴収が可能ということとなっている．これらのほか，出産に対する給付，死亡に対する給付などがある．

2 ● 国民健康保険

国民健康保険の保険者は市町村または国民健康保険組合であり，被保険者は市町村に住所をもつ者で，ほかの被用者保険の被保険者および被扶養者以外の者，生活保護の受給者以外の者である．

給付の範囲は医療保険と同様で，療養の給付，療養費の支給，高額療養費等，入院時食事療養費，訪問看護療養費，移送費となるが，出産育児一時金，葬祭費の支給は義務，傷病手当金は保険者の任意となる．

3 ● 後期高齢者医療制度

2006年6月，健康保険法等の一部を改正する法律により老人保健法が改正され「高齢者の医療の確保に関する法律」が成立し，2008年4月から新たに後期高齢者医療制度が創設された．従来の老人保健法は老人に対する医療だけでなく，壮年期より予防からリハビリテーションまでの一貫した保健サービスを行うことを目的として1982年に制定されたものであったことから，「高齢者の医療の確保に関する法律」では特定健診・特定保健指導を含む内容となっている．

後期高齢者医療制度は，75歳以上の後期高齢者を対象とした独立した医療制度となっており，後期高齢者の心身の特性や生活実態などをふまえた，新たな診療報酬体系を定めることとなっている．

後期高齢者医療制度の財源構成は，患者負担分（1割）を除き現役世代からの支援金（4割）および公費（5割）のほか，高齢者からも保険料を徴収することとなっている．このうち公費負担については，国・都道府県・市町村が4対1対1の割合で負担し，保険料の設定については，医療資源が乏しい離島などを除き，広域連合内で均一保険料としている．

D. 診療報酬制度

1 ● 法的位置づけ

療養の給付については，健康保険法第63条，国民健康保険法第36条，高齢者の医療の確保に関する法律第64条に記載されており，「診察」「薬剤又は治療材料の支給」「処置，手術その他の治療」「居宅における療養上の管理及びその療養に伴う世話その他の看護」「病院又は診療所への入院及びその療養に伴う世話その他の看護」となっている．また，診療報酬に関する事項としては【療養の給付に関する費用】として健康保険法第76条に規定されており，「保険者は療養の給付に関する費用を保険医療機関又は保険薬局に支払うものとし，保険医療機関又は保険薬局が療養の給付に関し保険者に請求することができる費用の額は，療養の給付に要する費用の額から当該療養の給付に関し被保険者が当該保険医

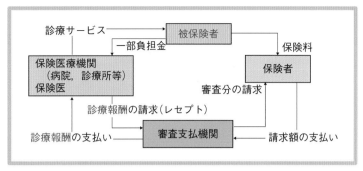

図Ⅲ-1-5　診療報酬制度

療機関又は保険薬局に対して支払わなければならない一部負担金に相当する額を控除した額とする」とある．これを**図Ⅲ-1-5**に示す．さらに，第76条2には「前項の療養の給付に要する費用の額は，厚生労働大臣が定めるところにより，算定するものとする」とされており，診療報酬の額は厚生労働大臣が定めることが法律上明記されている．

　診療報酬制度により，国が医療における価格を設定するため，全国どこでもどのような医療者が医療を行っても同じ行為であれば同じ価格となる．これは医療を受ける人への平等の原則によるものである．

2 ● 診療報酬のしくみ

　診療報酬には，医療者が提供する専門的知識や技術に基づく診療行為やケアを評価した「技術サービスの評価」と，カテーテルや気管チューブ，手術材料等の特定保険医療材料や医薬品を評価した「物の価格評価」とがある．

　また，「技術サービスの評価」には，外来にかかったり入院したりした全患者が対象となる「基本診療料」と個々の治療内容（療養指導や検査，手術等）によって算定される「特掲診療料」とがある．

　診療報酬については，算定する項目についてそれぞれ要件が決まっており，要件に合っていることを地方厚生局に届けて受理されることをもって，おのおのの診療報酬点数を算定することとなる．

3 ● 診療報酬の改定

　診療報酬の改定はおおむね2年に1回行われている．2022年度診療報酬改定の経緯を**図Ⅲ-1-6**に表す．診療報酬改定は，厚生労働省の中央社会保険医療協議会（中医協）で改定項目の検討がなされ，厚生労働大臣の諮問を受けて診療報酬の改定項目および報酬診療報酬点数を審議し厚生労働大臣に答申するという流れとなる．この中で，社会保障審議会（医療部会・医療保険部会）が決定する診療報酬の基本方針を受けて，具体的な改定項目を示していく．診療報酬は国の医療費に関する予算に大きくかかわることから，改定率は予算編成過程で内閣が決定し，具体的な改定項目に対する診療報酬点数がつけられていくことになる．

　また，診療報酬改定の過程で，公聴会の開催とパブリックコメントの募集を行い，改定

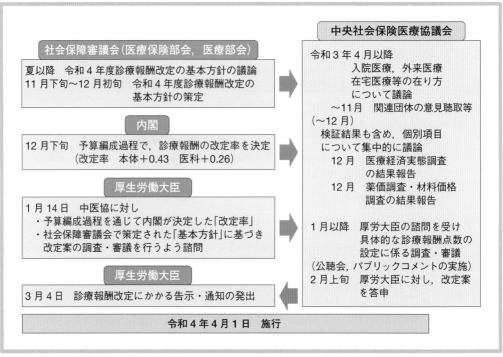

図Ⅲ-1-6 2022 年度（令和 4 年度）診療報酬改定作業スケジュール

項目について広く国民に意見を聞く機会をもっている.

4 ● 算定方法

診療報酬の算定方法には，個々の診療行為についてそれぞれ診療報酬を算定してその合計額を支払う「出来高払い方式」と複数の診療行為についてその実施回数にかかわらず定額を支払う「包括払い方式」の 2 つの方法がある．また，2003 年以降「診断群分類（diagnosis procedure combination：DPC）別包括評価」が始まった．これは，診断群分類による包括評価で，分類ごとの 1 日あたり点数×医療機関係数×入院日数× 10 円で計算する.

5 ● 看護における診療報酬の評価

看護における診療報酬上の評価は，個々の看護ケアには点数はついておらず，とくに療養上の世話に相当するケアについては，入院基本料，入院基本料等加算，特定入院料において評価されている.

a. 入院基本料

看護の療養上の世話に相当する基本的な評価については**表Ⅲ-1-2**にあるように，1950年の「完全看護」から始まり，1958 年には「基準看護」となり看護要員と患者数の割合により点数評価されることになった．その後，1994 年には新看護体系として看護職員と患者数との割合による評価となった．ここで初めて看護補助者は評価の枠から外れることになった．2000 年には従来の看護料の考え方をふまえて入院基本料となり，看護補助者の配置については療養病棟，老人病棟を除いて看護補助加算による評価となった.

表Ⅲ-1-2　看護の評価の変遷

看護の評価	
完全看護	1950 年～ 1958 年
基準看護	1958 年～ 2000 年
新看護体系	1994 年～ 2000 年
入院基本料	2000 年～
訪問看護療養費	1994 年［老人：1992 年］～

表Ⅲ-1-3　急性期一般入院基本料

		入院料 1	入院料 2	入院料 3	入院料 4	入院料 5	入院料 6
看護職員		7 対 1 以上 （7 割以上が 看護師）	10 対 1 以上 （7 割以上が看護師）				
該当患者割合の基準 必要度Ⅰ／Ⅱ	許可病床数 200 床以上	31%／28%	27%／24%	24%／21%	20%／17%	17%／14%	測定している こと
	許可病床数 200 床未満	28%／25%	25%／22%	22%／19%	18%／15%		
平均在院日数		18 日以内	21 日以内				
在宅復帰・病床機能連携率		8 割以上	―				
その他		医師の員数が 入院患者数の 100 分の 10 以 上	・入院医療等に関する調査への 適切な参加 ・届出にあたり入院料 1 の届出 実績が必要		―		
データ提出加算		○（要件）					
点数		1,650 点	1,619 点	1,545 点	1,440 点	1,429 点	1,382 点

［厚生労働省：令和 4 年度診療報酬改定の概要【全体概要版】，p.16，〔https://www.mhlw.go.jp/content/12400000/000954822.pdf〕（最終確認：2023 年 1 月 25 日）より引用］

　　入院基本料を算定する場合には施設基準を満たしている必要がある．病棟については 1 看護単位であることと，病床数が 60 床以下であること，看護の勤務体制は交代制勤務であること，看護が看護要員によって行われていること，看護の記録がなされていること，平均在院日数・看護要員数が入院基本料区分を満たしていることである．

　　入院基本料の種類には，一般病棟入院基本料，療養病棟入院基本料，結核病棟入院基本料，精神病棟入院基本料，特定機能病院入院基本料，障害者施設等入院基本料，専門病院入院基本料がある．2018（平成 30）年度診療報酬改定により，一般病棟入院基本料は急性期一般入院基本料および地域一般入院基本料に再編された．例として，急性期一般入院基本料は，人員配置や患者の重症度，医療・看護必要度などにより 6 つに区分されており，基本的な点数が決められている（**表Ⅲ-1-3**）．さらに，入院期間に応じた加算が設けられている．たとえば，一般病棟入院基本料の場合には 14 日以内であれば 450 点が基本の点数に加算される．

　　人員配置については，2006 年の診療報酬改定より「入院患者に療養環境に係る情報を

表Ⅲ-1-4　一般病棟用重症度，医療・看護必要度の評価項目

A	モニタリングおよび処置等	0点	1点	2点
1	創傷処置 （①創傷の処置（褥瘡の処置を除く），②褥瘡の処置）	なし	あり	—
2	呼吸ケア（喀痰吸引のみの場合を除く）	なし	あり	—
3	注射薬剤3種類以上の管理	なし	あり	—
4	シリンジポンプの管理	なし	あり	—
5	輸血や血液製剤の管理	なし	—	あり
6	専門的な治療・処置 ① 抗悪性腫瘍剤の使用（注射剤のみ）， ② 抗悪性腫瘍剤の内服の管理， ③ 麻薬の使用（注射剤のみ）， ④ 麻薬の内服，貼付，坐剤の管理， ⑤ 放射線治療， ⑥ 免疫抑制剤の管理（注射剤のみ）， ⑦ 昇圧剤の使用（注射剤のみ）， ⑧ 抗不整脈剤の使用（注射剤のみ）， ⑨ 抗血栓塞栓薬の持続点滴の使用， ⑩ ドレナージの管理， ⑪ 無菌治療室での治療	なし	—	あり
7	Ⅰ：救急搬送後の入院（5日間） Ⅱ：緊急に入院を必要とする状態 （5日間）	なし	—	あり

［厚生労働省：令和4年度診療報酬改定の概要【全体概要版】，p.15，〔https://www.mhlw.go.jp/content/12400000/000954822.pdf〕（最終確認：2023年1月25日）より引用］

正しく伝える」観点から，「それぞれの勤務帯で実際に働いている看護職員の数」での表記に変更となった．人員配置の計算方法については，第Ⅱ章「2-1 人的資源とは」（p.105）を参照のこと．また，入院基本料の人員計算にあたっては，病棟において実際に入院患者の看護にあたっている看護要員の数を対象とするため，看護部長や病棟勤務のない外来勤務者等は含めないこととなっている．

　人員配置に基づく勤務体制については，施設基準通知内に「同一の入院基本料を算定する病棟全体で1日当たり勤務する看護要員の数が所定の要件を満たす場合は，24時間一定の範囲で傾斜配置することができる」と書かれており，忙しさや重症度が異なる複数の一般病棟間での傾斜配置が可能となる．また，同一病棟内での各勤務帯で異なる配置を行うこともできるのである．

　急性期一般入院基本料1を算定する場合，「一般病棟用重症度，医療・看護必要度に係る評価票」（**表Ⅲ-1-4**）により入院患者を評価し，基準を満たす患者が30％以上いること（もしくは診療実績データを用いて評価し25％以上）が要件となっている．さらに，地域包括ケア病棟入院料や急性期看護補助体制加算，看護職員夜間配置加算の要件もこの評価票をもとに決められている．この評価票の内容は，急性期に密度の高い医療を必要とする状態が適切に評価されるように改定ごとに見直しがされている．

b．入院基本料等加算

　医療機関の体制や療養環境を評価した点数として入院基本料等加算がある．これは，専門的な職員の配置や病室の環境等の要件を定め，これに合っていると認められた場合に算定できるものである．

c．特定入院料

　救命救急病棟やICU，緩和ケア病棟，地域包括ケア病棟，回復期リハビリテーション病棟等で要件と合っている場合に算定できる．特定入院料は入院基本料に代わるものであり，この点数をとる場合には入院基本料を算定することはできない．

d．特掲診療料

　特掲診療料は個々の患者に対して行った指導やケアについて評価したものであり，在宅療養指導料，喘息治療管理料，退院時訪問看護料等が含まれる．

e．チーム医療における評価

　多職種が連携して医療を提供していくチーム医療の考え方が浸透する中，診療報酬においても適切にチームを組み，その活動の体制整備を行うことに対しての評価が行われるようになった．たとえば，緩和ケア診療加算，精神科リエゾンチーム加算，栄養サポートチーム加算，感染防止対策加算，外来緩和ケア管理料，認知症ケア加算等である．これらの多くは評価を行うための体制の1つに看護師の配置が要件として挙げられており，看護師の活動・能力が評価されてきているといえよう．

f．医療技術の評価

　質の高い医療が継続的に提供される体制を確保するために，専門性の高い医学的管理などの技術について診療報酬として評価が行われている．看護に関しては糖尿病の合併症のうち糖尿病足病変ハイリスク要因をもつ患者に対し，医師の指示に基づき適切な研修を修了した専任の看護師が重点的な指導・管理を行った場合に算定できる「糖尿病合併症管理料」や，リンパ節郭清の範囲が大きい乳がん等の手術後のリンパ浮腫発症を防止する観点から，医師の指示に基づき看護師がリンパ浮腫予防の指導を行った場合に算定する「リンパ浮腫指導管理料」等がある．

E．介護保険制度のしくみ

1 ● 介護保険制度の目的（介護保険法第1条）

　介護保険制度の目的は，介護保険法第1条に次のように明記されている．

　加齢に伴って生ずる心身の変化に起因する疾病等により要介護状態となり，入浴，排せつ，食事等の介護，機能訓練ならびに看護及び療養上の管理その他の医療を要する者等について，これらの者が尊厳を保持し，その有する能力に応じ自立した日常生活を営むことができるよう，必要な保健医療サービス及び福祉サービスに関わる給付を行うため，国民の共同連帯の理念に基づき介護保険制度を設け，その行う保険給付等に関して必要な事項を定め，もって国民の保健医療の向上及び福祉の増進を図ることを目的とする．

2 ● 介護保険の内容

　保険者は市町村および特別区であり，被保険者は，第1号被保険者が市町村の区域内

に住所を有する 65 歳以上の者であり，第 2 号被保険者が市町村の区域内に住所を有する 40 歳以上 65 歳未満の医療保険加入者保険料を負担する者である．保険給付の種類には「介護給付」と「予防給付」があり，介護給付には居宅サービス（指定居宅サービス事業者から居宅サービスを受けたとき）と施設サービス（要介護者が介護保険施設において施設サービスを受けたとき）がある．また，予防給付は指定介護予防サービス事業者から指定予防サービスを受けたときのものである．被保険者の自己負担額は 1 割となっている．

3 ● 要介護認定・要支援認定

　介護保険の受給のためには，要介護認定・要支援認定を受ける必要がある．

　要介護認定を受けることができる者は，要介護状態にある 65 歳以上の者，または要介護状態にある 40 歳以上 65 歳未満の者で国で定められた特定疾病の患者であり，要支援認定を受けられる者は，要支援状態にある 65 歳以上の者，または要支援状態にある 40 歳以上 65 歳未満の者で特定疾病の患者である．

　認定の手続き（**図 III-1-7**）は，介護を受けたい者もしくはその家族が居住先の市町村に申請し，それを受けて認定の調査が行われ，かかりつけ医師による意見書の提出をもって要介護認定がなされる．要介護認定では，要介護・要支援・非該当が判断され，さらに要介護・要支援のレベルも決められる．その認定レベルに応じたケアプランをケアマネジャーが作成し，サービスを受けることとなる．

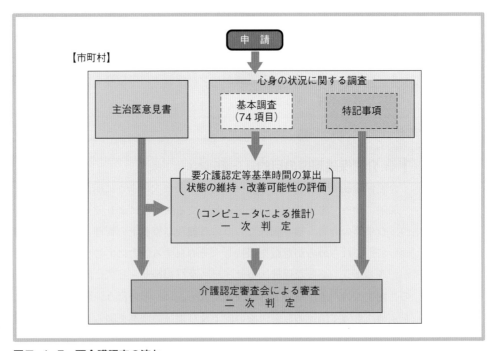

図 III-1-7　要介護認定の流れ
［厚生労働省：要介護認定に係る制度の概要．〔http://www.mhlw.go.jp/topics/kaigo/nintei/gaiyo1.html〕（最終確認：2023 年 1 月 25 日）より引用］

4 ● 事業・サービス

　事業・サービスには介護サービスの事業と介護予防に関するサービス等がある．介護サービスには施設サービスと在宅サービスがあり，さらに，2006年からは地域密着型サービスが創設された．介護予防の事業では，介護予防事業として運動器の機能向上，栄養改善，認知症予防等があり，そのほか介護予防サービスとして介護予防通所介護，介護予防訪問介護等がある．これらは，地域包括支援センターによりアセスメントがなされ，目標の設定，サービスプランの作成，サービス利用の効果等のチェックが行われる．

5 ● 介護報酬

　介護報酬は介護サービスの提供に対する対価であり，おおむね3年に1回改定が行われる．

F. 医療提供体制

a. 医療機関数および訪問看護ステーション数の推移

　医療制度改革により医療機能の分化が進む中，医療機関の数も変化している．病院の数はやや減少傾向にあり，2021年には8,205施設となっている（**図Ⅲ-1-8**）．無床診療所

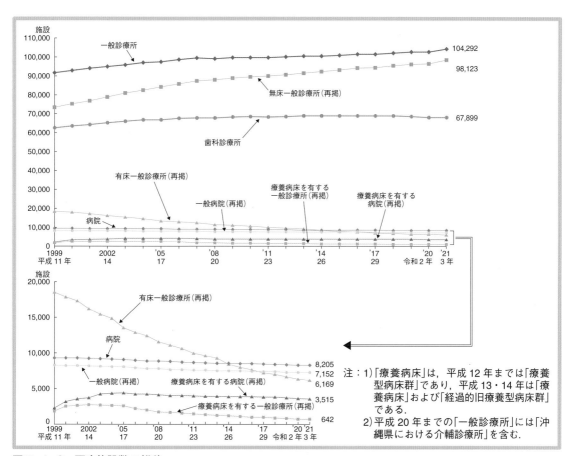

図Ⅲ-1-8　医療施設数の推移
厚生労働省：令和3（2021）年医療施設（静態・動態）調査（確定数）・病院報告の概況，p.7，〔https://www.mhlw.go.jp/toukei/saikin/hw/iryosd/21/dl/02sisetu03.pdf〕（最終確認：2023年1月25日）より引用

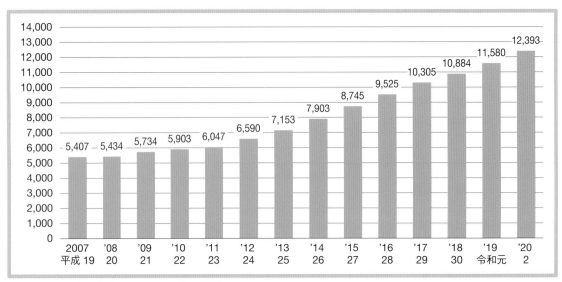

図III-1-9　訪問看護ステーション数の推移
[厚生労働省：介護サービス施設・事業所調査：結果の概況（各年 10 月 1 日現在），〔https://www.mhlw.go.jp/toukei/list/24-22-2c.html〕
（最終確認：2023 年 1 月 25 日）より引用]

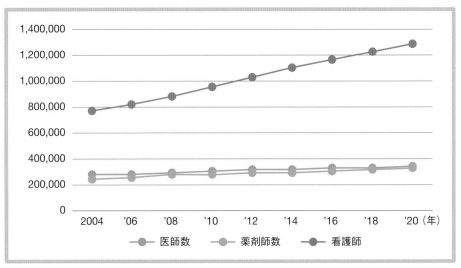

図III-1-10　医療者数の推移
看護師は就業者数.
[厚生労働省：令和 2（2020）年医師・歯科医師・薬剤師統計の概況，2022 年 3 月 17 日，〔https://www.mhlw.
go.jp/toukei/saikin/hw/ishi/20/index.html〕（最終確認：2023 年 1 月 25 日）および厚生労働省：令和 2 年衛生
行政報告例（就業医療関係者）の概況，2022 年 1 月 27 日，〔https://www.mhlw.go.jp/toukei/saikin/hw/
eisei/20/〕（最終確認：2023 年 1 月 25 日）より作成]

は増加傾向にあり，2021 年には 98,123 施設であるが，有床診療所は減少している．訪
問看護ステーションの数は 2006 年よりほぼ横ばいであったが，2011 年頃から増加し，
2020 年には 12,393 施設となった（**図III-1-9**）．

b．看護師等の就業者数および医師・薬剤師数の変化

　　看護師等の就業者数および医師・薬剤師の届け出人数の変化をみると，保健師・助産師・
看護師ともに増加しており，看護師は直近 2 年間で約 6 万 2 千人増加している（**図III-1-
10**）．また，医師・薬剤師も増加しており，前回比の増加率は医師 3.8％，薬剤師 3.4％と

表Ⅲ-1-5 就業場所別にみた就業看護師等 　　　　　　　　2020（令和2）年末現在

就業場所	保健師	助産師	看護師	准看護師
病　　院	3,559	23,321	883,715	101,628
診療所	2,301	8,562	169,343	92,389
助産所	4	2,369	267	68
訪問看護ステーション	307	37	62,157	5,347
介護保険施設等	1,603		100,701	70,477
社会福祉施設	519	23	22,021	10,555
保健所	8,523	354	1,543	43
都道府県	1,429	65	2,099	39
市町村	30,450	1,474	7,544	903
事業所	3,789	29	5,176	1,063
看護師等学校養成所または研究所	1,194	1,562	17,519	46

＊数字は実人数

〔厚生労働省：令和2年衛生行政報告例（就業医療関係者）の概況，2022年1月27日，〔https://www.mhlw.go.jp/toukei/saikin/hw/eisei/20/〕（最終確認：2023年1月25日）より作成〕

なっていた.

　看護師等の就業先は，2020年では保健師は市町村が最も多く次いで保健所，事業所となっている．助産師は病院が最も多く，次いで診療所，助産所となっている．看護師は病院が最も多く約85万人が就業しており，介護保険施設等に約8万2千人，訪問看護ステーションも約5万3千人が就業している（**表Ⅲ-1-5**）．訪問看護ステーション，介護保険施設等への看護職員の増加から，地域を支える人材として，ますます重要となってきていることがわかる.

学習課題

1. 社会保障費について，現在，政府や関連団体でどのような議論が行われているのか調べてみよう
2. 近年の診療報酬の改定によって，看護における診療報酬の評価がどのように変わったか，それが看護の活動にどのような影響を与えているか調べてみよう

1-2　医療政策の変遷

この項で学ぶこと

1. 医療政策が立案・決定されるしくみを学ぶ
2. 医療制度改革の変遷を学ぶ
3. 地域の包括的な支援・サービス提供体制がどのように構築されようとしているかを理解する

A. 医療政策の経緯

1 ● 医療政策決定過程

　医療政策は，厚生労働省の審議会または検討会において，社会からの意見や政府として重要な課題について議論がなされ，法改正が必要な事項に関しては国会審議のための手続きが行われ，厚生労働委員会，衆参両院の本会議を経て可決・成立されるという過程を踏む．これが政策決定過程である（**図 III-1-11**）．

　政策決定過程の中で大きな役割を担うのが，**審議会**等である．法律や制度を決めるために審議を行う場であり，ここで職能としては必要な意見を述べ十分に議論を行い，大きな枠組みとその内容を決めていくのである．

　厚生労働省の審議会等には，基本的な政策を審議する社会保障審議会，厚生科学審議会や，行政の執行過程における基準の作成，行政処分，不服審査等にかかわる事項を審議する疾病・障害認定審査会，薬事・食品衛生審議会，中央社会保険医療協議会，医道審議会，

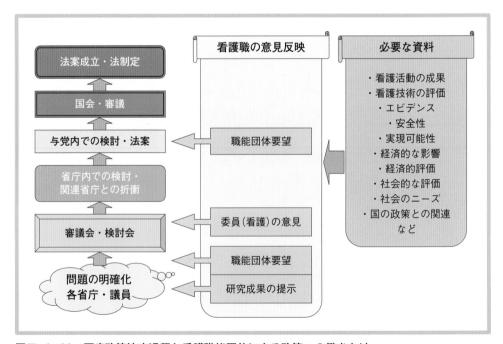

図 III-1-11　医療政策決定過程と看護職能団体による政策への働きかけ

援護審査会，社会保険審査会などがある．

　審議会等への看護職の参加は，日本看護協会の理事が職能団体の代表として，さまざまな審議会等や，その部会・分科会や委員会に参加している．とくに，医道審議会保健師助産師看護師分科会においては，看護倫理部会では，看護職の倫理的態度，行政処分について検討がなされており，保健師助産師看護師国家試験制度改善部会では国家試験のあり方や実施についての検討がなされている．

　このような検討会の場で職能団体の代表が十分に意見をいえるように，必要な資料を提示するなども看護職としての重要な役割であり，このような行動が政策への参画となる．

2 ● 看護行政の組織と役割

　看護行政を動かしている組織には，厚生労働省本省と地方厚生局，文部科学省と都道府県の担当課がある．厚生労働省は，本省内14局中9局41室・課に**看護技官**が配置（併任含む）され，保健師助産師看護師法をはじめとする看護関連法令に関する事項や看護職員の資質の向上や確保にかかわる事項，保健医療福祉に関する看護がかかわる諸制度の創設や改善を行っている．看護行政のコアとなる医政局看護課のほかには，たとえば，医療安全に関しては医政局総務課医療安全推進室が担当し，在宅医療の推進・地域包括ケアシステム，介護・福祉関連は医政局総務課在宅医療推進室や老健局老人保健課等が担当し，診療報酬に関しては保険局医療課が担当である．

　各部局には看護技官1～2名ずつの配置であり，看護技官は，他の職員や技官の中の一員として業務を行うとともに，制度や政策の中での看護の重要性やあり方等について，客観的で根拠となるデータに基づき説明ができる思考と姿勢を持つことが求められる．

　都道府県の中では，都道府県により名称は異なるものの，看護職員養成・研修と看護職員の定着・再就業支援等の確保対策を行っている部署があり，都道府県の特徴を把握し，地域にあった確保対策や働き方支援を行っている．たとえば，都道府県立の看護師養成所による養成の推進や，都道府県の政策として，新人の看護職員臨床研修支援，潜在看護職者の再就業支援，都道府県看護協会と連携しての看護職員研修等々が挙げられる．また，訪問看護に関する事項については，人材に関しては医療人材として医療人材担当部署が人材確保対策などを担当していることが多いが，訪問看護事業所整備等については，高齢福祉担当課の所管により事業所の運営支援（大規模化やネットワーク化等）が行われていることもある．国も地方も医療と介護という縦割りの仕組みにより，どちらもかかわる訪問看護事業については，医療・介護のどちらの組織もかかわることとなる．

3 ● 予算編成過程

　看護関係の予算については，厚生労働省医政局看護課等の看護関連事項を取り扱う部署が中心となり，次年度に行う事業や補助金等に合わせてその経費を試算・算出し，予算として計上する．省庁内のほか，予算編成過程（**図Ⅲ-1-12**）の中では自民党内での自民党看護問題小委員会をはじめとする各種委員会，与党における会議も開催され，この中でも予算に関する審議が行われる．そのため，各種職能団体や学会等は，要望書として関係省庁や自民党を含む与党に提出する．

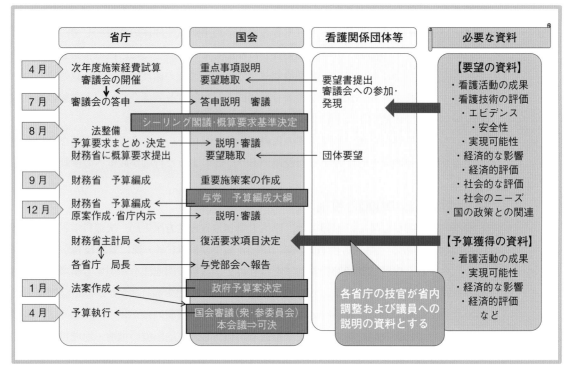

図Ⅲ-1-12　予算編成過程と看護職能団体による予算編成への働きかけ

　8月に財務省へ各省庁から概算要求を行うため，その前には各団体からの要望を受け付け，さらに必要時には検討会を開催するなどして予算を獲得するための土台づくりをすることもある．

B. 医療制度改革

1 ● 医療制度改革の経緯

　医療制度改革は，医療費の伸びを背景に，国民のあるべき健康と医療のあり方をふまえた医療費の適正化をめざし，2003年3月28日に「健康保険法等の一部を改正する法律附則第2条第2項の規定に基づく基本方針」（医療保険制度体系及び診療報酬体系に関する基本方針について）が閣議決定された後から，審議会等により内容の検討がなされた．これによりまとめられた事項の中でも，法改正が必要な事項については法案が第164回通常国会に提出・審議され可決・成立となった（**表Ⅲ-1-6**）．

2 ● 医療制度改革における看護関連事項と法改正の内容

　改革は，予防の重視，医療機能の分化・連携，医療計画・健康増進計画・介護保険事業支援計画および医療費適正化計画の推進，医師確保への対応，医療費適正化対策，新たな高齢者医療制度の創設，医療保険者の再編・統合の7項目を具体的な政策展開とした．

　「良質な医療を提供する体制の確立を図るための医療法等の一部を改正する法律案」では，医療法，医師法，保健師助産師看護師法等の一部改正と「外国医師又は外国歯科医師が行う臨床修練に関わる医師法第十七条及び歯科医師法第十七条の特例等に関する法律」

表Ⅲ-1-6　医療制度改革の経緯

2003 年 3 月 28 日	「健康保険法等の一部を改正する法律附則第 2 条第 2 項の規定に基づく基本方針」
2004 年 9 月 14 日	社会保障審議会医療部会設置
2005 年 4 月 28 日	医療安全の確保に向けた保健師助産師看護師法等のあり方に関する検討会 →社会保障審議会医療部会において，看護師等の名称独占，届出義務，看護師の資格を持たない保健師や助産師による看護業務等が検討すべき論点として指摘された
10 月 19 日	「医療制度構造改革試案」（厚生労働省）
11 月 24 日	医療安全の確保に向けた保健師助産師看護師法等のあり方に関する検討会（まとめ）
12 月 1 日	政府・与党医療改革協議会「医療制度改革大綱」
2006 年 1 月 31 日	医療構造改革推進本部「医療制度改革大綱による改革の基本的考え方」
2 月 10 日	第 164 回通常国会に「健康保険法等の一部を改正する法律案」および「良質な医療を提供する体制の確立を図るための医療法等の一部を改正する法律案」が提出された
6 月 21 日	上記法律（平成 18 年 6 月 21 日法律第 84 号）が通常国会において成立した
2007 年 4 月 1 日	上記法律施行（一部 2008 年 4 月 1 日施行）

の一部改正が関連している．

　医師法の一部改正において，行政処分を受けた医師等に対する再教育の義務づけを行うことが新たに加えられ，保健師助産師看護師法の中にも同様に義務づけのための文章が加えられた．

　保健師助産師看護師法の一部改正については，名称独占規定の整備と保健師および助産師の免許付与要件の見直しが行われた．名称独占規定の整備では，助産師・看護師・准看護師について現行の業務独占に加えて名称独占規定が新たに設けられた．これにより，看護師免許を持たない保健師・助産師が「看護師」として看護業務を行うことはできなくなった．また，「保健師又は助産師になろうとする者は，保健師国家試験又は助産師国家試験に加え，看護師国家試験にも合格しなければならないものとすること」となり，看護師国家試験に合格することが，保健師，助産師の国家試験合格の前提となった．

　「外国医師又は外国歯科医師が行う臨床修練に関わる医師法第十七条及び歯科医師法第十七条の特例等に関する法律」は，従来，外国人医師と外国人歯科医師に対する制度を定めたものであったが，新たに外国人看護師，外国人救急救命士等も加わることとなった．この法の改正により，外国人看護師が看護師自身の要件に加え，厚生労働大臣の許可，厚生労働大臣が指定する病院での研修，指導者の指導監督の下に行うことの 3 点を満たせば，日本の看護師国家資格がなくとも業務を行う（臨床修練として）ことができることとなった．

　これらの法の施行は，一部を除き 2007 年 4 月 1 日からであるが，再教育研修に関しては 2008 年 4 月 1 日からとなっている．

3 ● 新人看護職員研修制度

　医療の高度化，在院日数の短縮化，医療に対する国民ニーズの変化により，臨床現場で求められる臨床実践能力は複雑多様化している．このようなことが背景となり，2009 年

7月の「保健師助産師看護師法」及び「看護師等の人材確保の促進に関する法律」の改正により，新たに業務に従事する看護職員の臨床研修などが2010年4月から努力義務化された．これに伴い，厚生労働省では新人看護職員研修のガイドラインを作成し示した．その内容は，①新人看護職員研修の理念，②基本方針，③研修体制等であり，指導体制の例も示されている（表Ⅲ-1-7）．図Ⅲ-1-13に新人看護職員研修における組織の体制（例）を示す．

表Ⅲ-1-7　新人看護職員研修制度

1.　新人看護職員研修の理念
①看護は人間の生命に深く関わる職業であり，患者の生命，人格及び人権を尊重することを基本とし，生涯にわたって研鑽されるべきものである．新人看護職員研修は，看護実践の基礎を形成するものとして，重要な意義を有する ②新人看護職員を支えるためには，周囲のスタッフだけではなく，全職員が新人看護職員に関心を持ち，皆で育てるという組織文化の醸成が重要である．この新人看護職員研修ガイドラインでは，新人看護職員を支援し，周りの全職員が共に支え合い，成長することを目指す

2.　基本方針
①新人看護職員研修は，新人看護職員が基礎教育で学んだことを土台に，臨床実践能力を高めるものである．新人看護職員は，新人看護職員研修で修得したことを基盤に，生涯にわたって自己研鑽することを目指す ②新人看護職員研修は，看護基礎教育では学習することが困難な，医療チームの中で複数の患者を受け持ち，多重課題を抱えながら，看護を安全に提供するための臨床実践能力を強化することに主眼を置くことが重要である ③医療における安全の確保及び質の高い看護の提供は重要な課題である．安全で安心な療養環境を保証するため，医療機関は患者の理解を得ながら組織的に職員の研修に取り組むものであり，新人看護職員研修はその一環として位置付けられる ④専門職業人として成長するためには，新人看護職員自らがたゆまぬ努力を重ねるべきであることは言うまでもないが，新人の時期から生涯にわたり，継続的に自己研鑽を積むことができる実効性のある運営体制や研修支援体制が整備されていることが重要である ⑤医療状況の変化や看護に対する患者・家族のニーズに柔軟に対応するためにも，新人看護職員研修は，常に見直され発展していくものである

3.　研修体制
新人看護職員を支える体制の構築 ①病院管理者，看護管理者は，自施設の理念や基本方針に基づいた新人看護職員研修が実施できる体制の構築に責任を持つことが必要である．また，理念や基本方針を研修に携わる職員全員と共有することが望まれる ②新人看護職員研修は，所属部署の直接の指導者だけではなく，部署スタッフ全員が新人を見守り，幾重ものサポート体制を組織として構築することが望ましい．そして，新人看護職員が看護の素晴らしさを実感したり，看護に対する誇りが持てるように，指導者がロールモデルとして，新人看護職員に示していくことが望まれる ③新人看護職員が臨床現場に順応し，臨床実践能力を獲得するためには，根気強く暖かい支援が必要である．また，新人看護職員の不安を緩和するために，職場適応のサポートやメンタルサポート等の体制づくりが必要である．そのためには，新人を周りで支えるための様々な役割を持つ人員の体制づくりが必要である ④新人看護職員研修は医療機関全体で取り組むものであり，共通する研修内容等は，医師や薬剤師等の新人職員と合同で研修を行い，また，専門的な知識・技術を有する職員を新人看護職員研修に参画させることも必要である．そして，医療機関内の多職種との連携を密にとるとともに，新人看護職員が多職種の業務を理解するための機会を設けることが必要である

［厚生労働省：新人看護職員研修ガイドライン（平成23年2月）．〔https://www.mhlw.go.jp/stf/houdou/2r9852000001280o8-att/2r985200000128vp.pdf〕（最終確認：2023年1月25日）より引用］

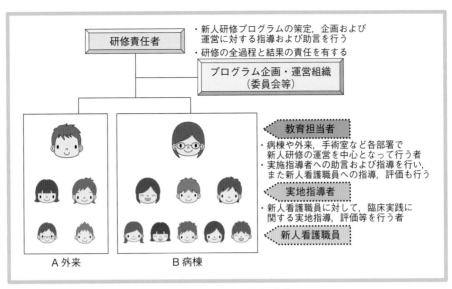

図Ⅲ-1-13　新人看護職員研修における組織の体制（例）
〔厚生労働省：新人看護職員研修ガイドライン．〔https://www.mhlw.go.jp/file/06-Seisakujouhou-10800000-Iseikyoku/
0000049466_1.pdf〕（最終確認：2023年1月25日）より引用〕

C. 地域の包括的な支援・サービス提供体制の構築

1 ● 地域包括ケアシステム

　地域包括ケアシステムは，団塊の世代が75歳以上となる2025年以降もさらに増加する医療や介護の需要に対応するために，高齢者の尊厳の保持と自立生活の支援の目的のもとで，可能な限り住み慣れた地域で，自分らしい暮らしを人生の最期まで続けることができるようにする，地域の包括的な支援・サービス提供体制である．地域により高齢化の状況や高齢者を支える医療・福祉の体制は違っており，その特徴に合わせたサービスを作り上げる必要があることから，地域包括ケアシステムは市町村の自主性や主体性に基づき，地域の特性に応じて構築していくこととされている（p.176，**図Ⅱ-6-3**参照）．

　また，地域包括ケアシステムの実現に向けて，高齢者個人に対する支援の充実と，それを支える社会基盤の整備とを同時に進めていくために「地域ケア会議」の実施を厚生労働省は推奨している．この会議は，地域包括支援センター等が主催し，「医療，介護等の多職種が協働して高齢者の個別課題の解決を図るとともに，介護支援専門員の自立支援に資するケアマネジメントの実践力を高める」「個別ケースの課題分析等を積み重ねることにより，地域に共通した課題を明確化する」「共有された地域課題の解決に必要な資源開発や地域づくり，さらには介護保険事業計画への反映などの政策形成につなげる」ことを行うこととされている．

2 ● 医療と介護の一体的な改革

　持続可能な社会保障制度の確立を図るための改革の推進に関する法律に基づく措置として，効率的かつ質の高い医療提供体制を構築するとともに，地域包括ケアシステムを構築することを通じ，地域における医療及び介護の総合的な確保を推進するため，医療法，介

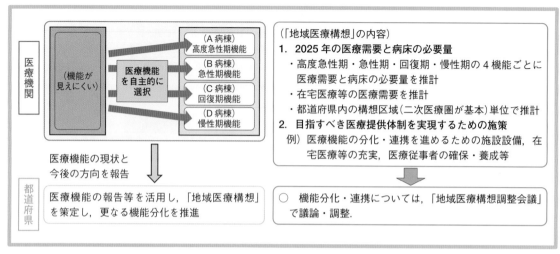

図 III-1-14　地域医療構想

[厚生労働省：地域医療構想について，〔https://www.mhlw.go.jp/image/06-Seisakujouhou-10800000-Iseikyoku/0000145771.png〕（最終確認：2023 年 1 月 25 日）より引用]

護保険法等の関係法律について所要の整備等を行うことを趣旨として，**「地域における医療及び介護の総合的な確保を推進するための関係法律の整備等に関する法律案」（医療介護総合確保推進法）** が国会に提出され，2014 年 6 月に成立した．この法律により，医療・介護の連携強化のための新たな基金の創設や，医療機関は病床の医療機能報告(次項参照)，都道府県は地域医療構想（**図 III-1-14**）の地域医療計画での策定等を行うこととなった．また，この法律の中では，診療の補助のうちの特定行為を明確化し，それを手順書により行う看護師の研修制度を新設することが明記された．

3 ● 病床機能報告制度

　病床機能報告制度は，医療機関が担っている医療機能を都道府県に報告する制度であり，都道府県はこの報告を医療計画策定に役立てて，地域にあった地域医療ビジョンを策定するのである．この制度は，「地域における医療及び介護の総合的な確保を推進するための関係法律の整備等に関する法律」により改正された，「医療法」第 30 条の 13 に基づいて実施する制度である．報告の内容は，①病棟単位の医療機能を 4 つの機能（**高度急性期機能，急性期機能，回復期機能，慢性期機能**）の中から，各医療機関の判断で 1 つを選択する，②構造設備・人員配置等に関する項目（病床数・算定する入院料等・看護職員数・直近 1 年間の入院患者数等），③具体的な医療の内容に関する項目，となっている．これらの情報は地域医療計画に役立てるとともに，都道府県から住民にも情報提供として公表されている．

4 ● 特定行為に係る看護師の研修制度

　2025 年に向けてさらなる在宅医療等の推進を図っていくためには，個別に熟練した看護師のみでは足りず，医師又は歯科医師の判断を待たずに，手順書により，一定の診療の補助（たとえば，「気管カニューレの交換」，「脱水症状に対する輸液による補正」など）

を行う看護師を養成して確保していく必要がある．そのため，行為を特定し，手順書[*1]により実施する場合の研修制度[*2]を創設し，その内容を標準化することにより，今後の在宅医療等を支えていく看護師を計画的に養成していくことが，本制度の目的である．

5 ● 看護師等の復職支援と定着・離職防止

社会保障と税一体改革の試算における看護職員の必要数は，2025（平成37）年で約196〜206万人といわれている．2014年から仮に年3万人のペースで看護職員が増加したとしても，約3〜13万人不足するという状況となっている．しかも，少子化であることから，看護職員となる人材の減少も予測できる．そこで，必要な看護職員を確保するために**看護職員の復職支援の強化**（「看護師等の人材確保の促進に関する法律」改正）と，**勤務環境の改善を通じた定着・離職防止**（「医療法」改正）とが行われた．

a. 看護職員の復職支援の強化

看護職員の復職支援には，「看護師等の届け出制度に関する事項」と「復職研修に関する事項」がある．看護師等の届け出制度とは，看護師等が病院等の勤務先を離職した際などに，都道府県ナースセンターに連絡先等を届け出るという制度であり，看護師等の人材確保の促進に関する法律（第16条の三）に新たに追加された．届け出る事項は，氏名・生年月日・住所，電話番号・メールアドレス等の連絡先に係る情報，看護師等の籍の登録番号及び年月日，就業に関する状況である．これらの情報を登録することにより一定のつながりを確保し，都道府県ナースセンターより本人の意向やライフサイクル等を踏まえてアプローチを行うということとなった．これにより，個々のニーズに合わせた復職支援を行うこととなる．

従来より，保健師助産師看護師法に基づき就業者に対する2年に1度の「業務従事者届」による調査が義務づけられていたが，就業していない者を把握する方法はなかった．そのため，就業者以外の看護職等の資格保持者の把握につなげるのがこの届出制度である．

復職支援としては，復職に関する情報提供など復職のきっかけとなるような働きかけを行うこと，復職の希望があれば求人情報の提供や復職研修の開催の案内，復職体験者の話等の発信等，その人に合った対応を行うこととなっている．

b. 勤務環境の改善を通じた定着・離職防止

医療従事者の勤務環境の改善のために，医療機関による自主的な勤務環境改善の取り組みを促進することと都道府県医療勤務環境改善支援センターが医療機関の取り組みを支援することについて，医療法（第30条の十九〜）に定められた．これにより，看護職員の定着及び離職防止を推進していくことになる．その方法は，国が策定したガイドラインを基に各医療機関がPDCAサイクルを活用して計画的に勤務環境改善に取り組むというものである．さらに，都道府県医療勤務環境改善支援センターを立ち上げ，マネジメントシ

[*1] 手順書：医師または歯科医師が看護師に診療の補助を行わせるために指示として作成する文書．看護師に診療の補助を行わせる患者の病状の範囲，診療の補助の内容，当該手順書に係る特定行為の対象となる患者，特定行為を行うときに確認すべき事項，医療の安全を確保するために医師または歯科医師との連絡が必要となった場合の連絡体制，特定行為を行った後の医師または歯科医師に対する報告の方法が記載されている．

[*2] 本研修制度の詳細については厚生労働省HP，特定行為に係る看護師の研修制度，〔https://www.mhlw.go.jp/stf/seisakunitsuite/bunya/0000077077.html〕（最終確認：2023年1月25日）を参照のこと．

ステムの普及や医療機関の勤務環境改善への相談対応を行っている．これらにより，働きやすい勤務環境を整え，職員の定着と離職防止に取り組んでいる．

学習課題

1. 自身の居住地や学校の所在地の自治体において，訪問看護に関する担当部署と行っている政策について調べてみよう
2. 「特定行為に係る看護師の研修制度」が創設されるまでの政策立案過程について調べてみよう

2 現代法制度と看護管理 —医療提供関連法規

この節で学ぶこと

1. 医療提供の基本となる法的根拠と理念を理解する
2. 医療・看護管理に必要な制度の変遷や課題について理解する
3. 医療提供を担う人材に関する法律の意義を理解する
4. わが国の医療保険制度や老人医療制度について理解する

A. 憲 法

　日本国憲法は，国家の最高法規であり，国民に質の高い医療を提供するための法的根拠となっている．どのような法律も憲法に反することはできない．

　憲法第13条では「すべて国民は，個人として尊重される．生命，自由及び幸福追求に対する国民の権利については，公共の福祉に反しない限り，立法その他の国政の上で，最大の尊重を必要とする」として個人の尊重と幸福追求権を規定している．

　憲法第25条1項は，「すべて国民は，健康で文化的な最低限度の生活を営む権利を有する」として国民の生存権を保障している．「最低限度」という表現は抽象的な概念でわかりにくいが，その基準は，厚生労働大臣が定めるものとされている．

　同法2項では，「国は，すべての生活部面について，社会福祉，社会保障及び公衆衛生の向上及び増進に努めなければならない」として国民の生存権を実効性のあるものとするとともに，確実に保障するために国の義務を規定している．

　この生存権と幸福追求権を根拠として「健康権」が形成されており，医療は，「国民の健康権」に寄与する責務を担っているといえる．

B. 医療提供体制の動向と医療法（昭和23年法律第205号）

1 ● 医療法とは

　医療法は，医療提供の理念，病院・診療所・助産所などの医療を提供する場所，その管理のあり方を定めた医療提供体制の基本となる法律である．1948年（昭和23年）に制定され，疾病構造の変化や医療の高度化，人口の高齢化などの変化に対応してこれまで数回の改正が行われてきている（**表Ⅲ-2-1**）．

2 ● 医療法の目的

　「この法律は，医療を受ける者による医療に関する適切な選択を支援するために必要な事項，医療の安全を確保するために必要な事項，病院，診療所及び助産所の開設及び管理に関し必要な事項，並びにこれらの施設の整備並びに医療提供施設相互間の機能の分担及び業務の連携を推進するために必要な事項を定めること等により，医療を受ける者の利益

表Ⅲ-2-1　主な医療法改正

第 1 次改正　　1985 年 12 月
医療資源の地域的偏在の是正と医療施設の連携の推進をめざして，都道府県が行う医療計画の導入などが行われた

第 2 次改正　　1992 年 7 月
国民の医療ニーズの高度化・多様化に対応し，患者の心身の状況に応じた良質な医療を効率的に提供する体制を確保するために，以下の改正が行われた ①医療提供の理念規定の整備（生命の尊重と個人の尊厳，医療の担い手と受け手との信頼関係など） ②高度な医療を提供する病院として特定機能病院，長期療養患者のための療養環境が整備された病床として療養型病床群の制度化 ③医療に関する適切な情報提供（広告規制の緩和と院内掲示の義務化） ④医療機関の業務委託の水準確保 ⑤医療法人に関する規定の整備

第 3 次改正　　1997 年 12 月
要介護者の増大に対応するために介護基盤の整備を図ること，地域における医療需要に対応できるよう，医療機関の機能分担や業務の連携を明確にし，医療提供体制を整備すること，患者の立場に立った医療に関する情報提供の促進を図ることなどの目的から以下の改正が行われた ①医療提供にあたり，医療の担い手が適切な説明を行い，医療の受け手の理解を得るよう努める旨を規定 ②診療所への療養型病床群の設置 ③地域におけるかかりつけ医，歯科医などを支援し，紹介患者への医療提供，施設・設備の共同利用，救急医療の実施などを行う地域医療支援病院制度の創設 ④医療計画において医療施設相互の機能分担と業務の連携などを追加 ⑤医療法人の付帯業務の拡大（第 2 種社会福祉事業のうち，老人居宅介護等事業など厚生大臣の定めるもの） ⑥療養型病床群，紹介先の病院・診療所の名称などが広告できるようにしたことなど

第 4 次改正　　2000 年 12 月
医療技術の進歩に伴う医療の高度化，専門分化に対応すること，医療に関する情報提供について国民の需要に応じ，良質かつ適切な医療を効率的に提供する体制を整備することを目的として以下の改正が行われた ①病院の病床を療養病床と一般病床に区分 ②病院等の必置施設（給食，給水，暖房，洗濯，汚物処理などの施設）について規制を緩和 ③人員配置水準違反に対する改善措置を講ずる ④医業等に関して広告できる事項（診療録等の情報を提供することができる旨や日本医療機能評価機構の評価結果の開示など）の追加など

第 5 次改正　　2006 年 6 月
医療法をはじめさまざまな医療関連の法律が大幅に改正された．今回の改正は，わが国の急速な少子高齢化，経済低成長への移行，国民生活や意識の変化など大きな環境変化に対応し医療制度を持続可能なものとしていくための改正であった．「患者の視点に立った質が高く効率的な医療提供体制の構築」を基本理念として，以下の改正が行われた ①患者への医療に関する情報提供の推進（都道府県による医療機関に関する情報公表制度の導入等による情報提供の推進） ②医療計画制度の見直し等を通じた医療機能の分化・連携の推進 ③地域や診療科による医師不足問題への対応 ④医療安全支援センターの制度化，医療安全確保の体制確保 ⑤医療法人制度改革

第 6 次改正*　　2014 年 2 月
「地域における医療及び介護の総合的な確保を推進するための関係法律の整備等に関する法律案」（医療介護総合確保推進法案）が閣議決定され国会に提出された．同法の成立によって，医療法をはじめ，介護保険法，看護師等の人材確保法等も改正されることとなった ①病床の機能分化・連携の推進：病床機能報告制度と地域医療構想の策定 ②在宅医療の推進 ③特定機能病院の承認の更新制の導入 ④医師確保対策：地域医療支援センターの設置 ⑤医療従事者の勤務環境の改善 ⑥医療事故に係る調査の仕組み等の整備：医療事故調査・支援センターの設置 ⑦臨床研究の推進：臨床研究中核病院 ⑧医療法人制度の見直し * 2014 年 10 月から施行のもの：①，⑤，⑧，2015 年 10 月から施行のもの：④，⑥，⑦

第7次改正	2015年9月
①地域医療連携推進法人制度の設立	
②医療法人制度の見直し（医療法人のガバナンスの強化など）	
第8次改正	2017年6月
①検体検査の制度の確保（医療法，臨床検査技師等に関する法律）	
②特定機能病院におけるガバナンス体制の強化	
第9次改正	2018年8月
①医師少数区域等で勤務した医師を評価する制度の創設	
②都道府県における医師確保対策の実施体制の強化	
③医師養成過程を通じた医師確保対策の充実	
④地域の外来医療機能の偏在・不足等への対応	
2021年5月28日の改正*	
良質かつ適切な医療を効率的に提供する体制の確保を推進するための医療法等の一部を改正する法律が公布	
①医師の働き方改革	
②医療関係職種の業務範囲の見直し（診療放射線技師法，臨床検査技師法，臨床工学技士法，救急救命士法 2021年10月1日施行）	
③医師養成課程の見直し	
④新興感染症等の感染拡大時における医療提供体制の確保に関する事項の医療計画の位置づけ（医療法 2024年4月1日施行）	
⑤地域医療構想の実現に向けた医療機関の取組の支援（地域における医療及び介護の総合的な確保の促進に関する法律 2021年4月1日）	

* いくつかの資料によると "第○次医療法改正" と表現しなくなっている，というもの，この2021年の医療法改正を第9次医療法改正と称する資料もある．本表では2021年に行われた医療法改正について，第○次の表現をしないこととした．
以下の文献を参考に筆者作成．

1) 厚生労働統計協会（編）：国民衛生の動向，厚生の指標増刊 63(9)，2016/2017
2) 寺澤泰大，根岸隆史：医療提供体制及び介護保険制度改革の概要と論点—地域における医療及び介護の総合的な確保を推進するための関係法律の整備に関する法律案—，立法と調査，第351号，参議院事務局企画調整室，2014，〔https://www.sangiin.go.jp/japanese/annai/chousa/rippou_chousa/backnumber/2014pdf/20140401021s.pdf〕（最終確認：2023年1月25日）
3) 効率化と機能分化を加速する 第六次医療法改正案のねらいと概要，医業経営情報レポート，日本ビズアップ株式会社，〔http://www.brain-partner.com/report/seido/report_i-repo_i199.pdf〕（最終確認：2023年1月25日）
4) 川渕孝一：医療経営士テキスト必修シリーズ1. 第六次医療法改正のポイントと対応戦略60，日本医療企画，2014
5) 電子政府の総合窓口 e-Gov，〔https://law.e-gov.go.jp/cgi-bin/idxsearch.cgi〕（最終確認：2016年11月17日）
6) 安藤秀雄ほか：2017年版 医事関連法の完全知識，医学通信社，2017
7) 厚生労働統計協会（編）：国民衛生の動向，厚生の指標増刊 64(9)，2017/2018
8) 厚生労働統計協会（編）：国民衛生の動向，厚生の指標増刊 68(9)，2021/2022
9) 安藤秀雄ほか：最新医療関連法の完全知識 これだけは知っておきたい医療実務102法 2022年版，医学通信社，2022

の保護及び良質かつ適切な医療を効率的に提供する体制の確保を図り，もつて国民の健康の保持に寄与することを目的とする」（第1条）．

3 ● 医療の基本理念

　従来の医療法では医療の基本理念は明確にはされていなかった．それが1992年の第2次改正で，医療の基本理念が新たに追加され，医療法第1条の2では，医療の担い手として「看護師」が明記されることとなった．

　医療は生命の尊重と個人の尊厳の保持を旨とし，医師，歯科医師，薬剤師，看護師その他の医療の担い手と医療を受ける者との信頼関係に基づき，医療を受ける者の心身の状況に応じて行われるべきであることとされている．そしてその内容は，単に治療のみならず，疾病の予防のための措置やリハビリテーションを含む良質適切なものでなければならないとされている（第1条の2参照）．

　さらに医療は，国民自らの健康の保持のための努力を基礎として，医療を受ける者の意

向を十分に尊重し，医療提供施設の機能に応じ，効率的に，かつ，福祉サービスその他の関連するサービスとの有機的な連携を図りつつ提供されなければならないと規定されている（第1条の2，2項参照）．

これは，憲法第13条の個人の尊重，幸福追求権と憲法第25条の生存権の規定を，医療を通して具現化していくための理念を明らかにしたものである．

そのうえで「医師，歯科医師，薬剤師，看護師その他の医療の担い手は，第1条の2に規定する理念に基づき，医療を受ける者に対し，良質かつ適切な医療を行うよう努めなければならない」（第1条の4）と規定されている．

そして「医師，歯科医師，薬剤師，看護師その他の医療の担い手は，医療を提供するに当たり，適切な説明を行い，医療を受ける者の理解を得るよう努めなければならない．」（第1条の4，2項）として患者への説明と同意についての努力が規定されているが，インフォームドコンセントの成立要件となる「自発的選択」については明記されていない．

4 ● 地域保健医療の連携

医療を受ける人々は，病状や療養のニーズの変化によって，施設を変わったり，在宅へと移行することがある．病院に入院した場合，早期から退院後を見据えて介入を行い，移行する施設に患者の了解のもと，情報を提供し，連携を図ることが必要である．

医療を受ける場所が変わっても効率的に質の高い医療が受けられるよう，医師，歯科医師は「医療を受ける者を他の医療提供施設に紹介し，その診療に必要な限度において医療を受ける者の診療又は調剤に関する情報を他の医療提供施設において診療又は調剤に従事する医師若しくは歯科医師又は薬剤師に提供し，及びその他必要な措置を講ずるよう努めなければならない」（第1条の4，3項），「病院等又は診療所の管理者は，当該病院又は診療所を退院する患者が引き続き療養を必要とする場合には，保健医療サービス又は福祉サービスを提供する者との連携を図り，当該患者が適切な環境の下で療養を継続することができるよう配慮しなければならない」（第1条の4，4項）とされている．

5 ● 医療の選択にかかわる適切な情報提供

2006年6月の第5次改正では「国及び地方公共団体は，医療を受ける者が病院，診療所又は助産所の選択に関して必要な情報を容易に得られるように，必要な措置を講ずるよう努めなければならない」（第6条の2）と規定された．

また，医療提供施設の開設者および管理者は，医療を受ける者が保健医療サービスの選択を適切に行うことができるように，正確かつ適切な情報を提供するとともに，患者または家族からの相談に適切に応ずるよう努めなければならないとしている（同法2項参照）．

6 ● 医療安全の確保

医療の安全対策については厚生労働省から2002年4月に「医療安全推進総合対策」，2005年6月には，「今後の医療安全対策について」が報告書としてまとめられた．

これらの報告書には，①医療の質と安全性の向上，②医療事故等事例の原因究明・分析に基づく再発防止対策の徹底，③患者，国民との情報共有と患者，国民の主体的参加の促

進，④医療安全に関する国と地方公共団体の役割と支援を明示した提案がなされた．そして，2006 年 6 月に改正された医療法等では，この報告書の提案が盛り込まれ，以下のことが規定された（第 6 条の 9，第 6 条の 10，第 6 条の 11 参照）．

①安全管理体制を確保するための措置を国，地方公共団体，病院，診療所，助産所に義務付けること
②都道府県等に医療安全センターの設置を義務付けること
③同センターで医療サービスに関する苦情・相談等を受け付け，医療機関に対する助言を行うこと
④医療安全センターに従事する者の守秘義務

2003 年に都道府県に医療安全支援センターを設置することが努力義務化され，2007 年には第 5 次医療法改正において病院および有床診療所に加え無床診療所，助産所にも医療安全管理体制整備確保が義務づけられた．さらに都道府県の医療安全支援センター設置が義務化された（第 6 条の 13）．

2014 年に制定された医療介護総合確保推進法において，医療機関は「提供した医療に起因し，又は起因すると疑われる死亡または死産であって，当該管理者が当該死亡または死産を予期しなかったもの」が発生した場合，遅滞なく医療事故調査・支援センターに報告すること，遺族への説明の上，必要な調査を行うことなどが義務付けられた．

2017 年 6 月には，特定機能病院における重大事故の発生などの影響により，特定機能病院のガバナンス体制を強化するために，①特定機能病院が医療の高度の安全を確保する必要があること，②病院の運営の重要事項を合議体の決議に基づいて行うこと，③開設者による管理者権限の明確化，④管理者選任方法の透明化，⑤監査委員会の設置，などの措置が義務付けられた．

7 ● 医療提供体制の確保を図るための基本方針と医療計画

従来は医療法の中の医療提供体制の確保については，医療計画を策定する都道府県の責務のみが規定されていたが，2006 年の医療法改正で，基本方針を定める厚生労働大臣の責務も規定されることとなった．2007 年 3 月に厚生労働省令でその基本方針の理念，内容が示された（厚生労働省告示 70 号，平成 19 年 11 月 6 日厚生労働省告示第 375 号）．

この基本方針はわが国の医療提供体制において，国民の医療に対する安心，信頼の確保をめざし，地域において切れ目のない医療の提供を実現することにより，良質かつ適切な医療を効率的に提供する体制の確保を図るための基本的な事項を示すものとされている．

また，医療が患者と医療提供者との信頼関係を基本として，医療を受ける主体である患者本人が求める医療サービスを提供していく，という患者本位の医療を実現していくことが重要であるとしている．さらに，患者や国民が，医療の利用者として，費用負担者として，これに関心をもち，医療提供者のみに任せるのではなく，自らも積極的かつ主体的に医療に参加していくことが望ましく，そうした仕組づくりが求められていることを述べている．次に法に定められている具体的な基本方針を挙げる．

a. 基本方針

　「厚生労働大臣は，良質かつ適切な医療を効率的に提供する体制の確保を図るための基本的な方針」（第30条の3）として，「医療提供体制の確保のため講じようとする施策の基本となるべき事項」（同項，1号），「医療提供体制の確保に関する調査及び研究に関する基本的な事項（同項，2号），「医療提供体制の確保に係る目標に関する事項（同項，3号），「医療提供施設相互間の機能の分担及び業務の連携，並びに医療を受ける者に対する医療機能に関する情報の提供の推進に関する基本的な事項」（同項，4号），「地域医療構想に関する基本的な事項」（同項，5号），「地域における病床の機能の分化及び連携並びに医療を受ける者に対する病床の機能に関する情報の提供の推進に関する基本的な事項」（同項，6号），「外来医療に係る医療提供体制の推進に関する基本的な事項（同項，7号）」，「医師の確保に関する基本的な事項（同項，8号）」，「医療従事者の確保に関する基本的な事項」（同項，9号），「医療計画の作成及び医療計画に基づく事業の実施状況の評価に関する基本的な事項」（同項，10号），「その他医療提供体制の確保に関する重要事項」（同項，11号）を定めなければならない．

b. 医療計画

　「都道府県は基本方針に即して，かつ，地域の実情に応じて，当該都道府県における医療提供体制の確保を図るための計画（以下「医療計画」という.）を定めるものとする」（第30条の4）と規定している．

＜医療計画の内容＞

　疾病構造の変化や地域医療の確保といった課題に対応するため5疾病（がん，脳卒中，急性心筋梗塞，糖尿病，精神疾患）と5事業（救急医療，災害時における医療，へき地医療，周産期医療，小児医療），その他疾病の発生状況に照らして都道府県知事が特に必要と認める医療について地域の実情に応じた医療連携体制を構築し，医療計画に記載することとしている．また，基準病床数を定めるものとし，一般病床・療養病床については二次医療圏単位で，精神病床，結核病床，感染症病床については都道府県単位で設定される．

　2021年に医療法が改正され，2022年度より，外来医療の機能の明確化・連携のため，都道府県への外来機能についての報告を行うこと（外来機能報告制度），地域の実情に応じた医療提供体制の確保のため，2024年度より新興感染症等の感染拡大時における医療提供体制の確保に関する事項を医療計画の記載事項として追加することが定められた．

C. 医療介護総合確保推進法

　2014年6月18日に成立（公布日6月25日）した医療介護総合確保推進法（正式名称：地域における医療及び介護の総合的な確保を推進するための関係法律の整備等に関する法律）は，持続可能な社会保障制度の確立を図るための改革の推進に関する法律に基づく措置として，効率的かつ質の高い医療提供体制を構築するとともに，地域包括ケアシステムを構築することを通じ，地域における医療および介護の総合的な確保を推進するため，医療法，介護保険法等の19本の関係法律について所要の整備等を行うことを趣旨とし一括に改正したものである．その概要は下記のようになっている[1,2]．

●地域における医療および介護を総合的に確保するための国の基本的な方針の策定および

表Ⅲ-2-2　病床機能報告を行う病床機能の分類

名称	機能
高度急性期機能	急性期の患者に対し，当該患者の状態の早期安定化に向けて，診療密度の特に高い医療を提供するもの
急性期機能	急性期の患者に対し，当該患者の状態の早期安定化に向けて，医療を提供するもの（①を除く）
回復期機能	急性期を経過した患者に対し，在宅復帰に向けた医療またはリハビリテーションの提供を行うもの（急性期を経過した脳血管疾患，大腿骨頸部骨折その他の疾患の患者に対し，ADL（日常生活における基本的動作を行う能力をいう.）の向上および在宅復帰を目的としたリハビリテーションの提供を集中的に行うものを含む.）
慢性期機能	長期にわたり療養が必要な患者（長期にわたり療養が必要な重度の障害者（重度の意識障害者を含む.），筋ジストロフィー患者，難病患者その他の疾患の患者を含む.）を入院させるもの

* 病床機能報告制度は，一般病床または療養病床を有する病院，診療所の管理者は，病床の機能区分に従い，①基準日における病床の機能，②基準日から一定期間が経過した日における病床の機能（基準日後病床機能），③入院患者に提供する医療の内容，④その他厚生労働省令で定める事項を都道府県知事に報告しなければならない.

　　これを踏まえた都道府県，市町村計画の策定.

●医療・介護提供体制改革のための新たな財政支援制度（基金）の創設.

●病床の機能分化・連携を図るための病床機能報告制度（**表Ⅲ-2-2**）およびこれを活用した地域医療構想（ビジョン）の策定.

●医療・介護サービスを支える基盤制度の整備.

・チーム医療の推進（特定行為に係る看護師の研修制度の創設，放射線技師，臨床検査技師，歯科衛生士の業務範囲等の見直し）.

・看護師等に対するナースセンターへの届け出制度，医療機関の勤務環境改善のための仕組みの導入など，医療・介護従事者の確保に資する施策.

・医療事故に係る調査の仕組みの位置づけ.

・在宅医療・介護連携の推進など地域支援事業の充実とあわせ，全国一律の予防給付（訪問看護・通所介護）の地域支援事業への移行.

・特別老人ホームについて，新規入居者を原則要介護3以上に重点化.

・低所得者の保険料軽減の拡充，一定以上の所得のある利用者の自己負担を2割へ引き上げ.

・低所得の施設利用者の食費・居住費を補填する「補足給付」の要件へ資産等を追加.

D. 医療提供を担う人材に関する法律

　　医療技術の高度化・多様化に対応しながら効率的に質の高い医療を国民に安定的に提供するために，人材の育成はきわめて重要な課題である. 医療資源としての人材の養成には，時間を要することから計画性をもって進められる必要がある. 本項目では，看護師，医師，薬剤師に関する関係法規をみていく.

1 ● 保健師助産師看護師法 （昭和 23 年法律第 203 号）

a. 保健師助産師看護師法とは

　第二次世界大戦後，連合国軍最高総司令部（General Headquarters Supreme Commander for the Allied Powers：GHQ/SCAP）の看護改革の一環として法整備が進められ，1948 年（昭和 23 年），保健婦助産婦看護婦法（現・保健師助産師看護師法）が制定された．1945 ～ 1950 年の女子の年間高校進学率は 38％にも満たない中で，高卒後 3 年の看護教育制度を成立させた．看護婦不足が懸念される中，このようなレベルの高い看護教育制度の制定は，GHQ と日本双方の看護職の，看護の質を向上させたいとする情熱と理念，GHQ の公権力の行使がなければ成し得なかったことといえる．

　1951 年には，准看護婦制度が成立し，1993 年にはそれまでは女性でなければ受けられなかった保健婦の国家試験を男性も受験できるようになり，保健士が誕生した（施行：1993 年 11 月 29 日）．

　また，それまでは保健婦・看護婦・准看護婦には守秘義務の規定がなかったが，2001 年 6 月にはこれら看護職の守秘義務が規定された（注：助産婦には刑法での規定がある）（施行：2001 年 7 月 16 日）．同年 12 月，名称改正により現在の保健師・助産師・看護師・准看護師となった（施行：2002 年 3 月 1 日）．

　2006 年 6 月には，保健師と助産師の免許の取得には看護師国家試験の合格が必須事項となったことや助産師・看護師・准看護師の名称独占，行政処分を受けた場合の再教育などの改正が行われた．

　2009 年 7 月 15 日には以下の改正があった．1 つには保健師と助産師の教育年限が 6 ヵ月以上から，1 年以上に引き上げられた．2 つ目に看護師国家試験の受験資格として学校教育法に基づく大学が加わった．3 つ目として免許を受けた後も，臨床研修等を受け，資質の向上を図るように努めることが明記された（施行：2010 年 4 月 1 日）．

b. 保健師助産師看護師法の目的

　「この法律は，保健師，助産師及び看護師の資質を向上し，もつて医療及び公衆衛生の普及向上を図ることを目的とする」（第 1 条）．

c. 保健師・助産師・看護師・准看護師の定義と業務

（1）保健師とは

　保健師とは，「厚生労働大臣の免許を受けて，保健師の名称を用いて，保健指導に従事することを業とする者をいう」（第 2 条）．そして「保健師になろうとする者は，保健師国家試験及び看護師国家試験に合格し，厚生労働大臣の免許を受けなければならない」（第 7 条 1 項）．さらに名称独占であり，「保健師でない者は，保健師又はこれに紛らわしい名称を使用してはならない」（第 42 条の 3）．

　保健師には，以下の義務がある．

　①傷病者の療養上の指導を行うに当たっては主治医に従う義務（第 35 条参照）
　②業務に関して管轄する保健所長の指示に従う義務（第 36 条参照）

（2）助産師とは

　助産師とは，「厚生労働大臣の免許を受けて，助産又は妊婦，じよく婦若しくは新生児

の保健指導を行うことを業とする女子をいう」（第3条）とされ，「助産師国家試験及び看護師国家試験に合格し，厚生労働大臣の免許を受けなければならない」（第7条2項）．さらに「助産師でない者は，第3条に規定する業をしてはならない」（第30条）として業務独占が規定されている．ただし，医師は同業務を行うことができる．

また，「助産師でない者は，助産師又はこれに紛らわしい名称を使用してはならない」（第42条の3，2項）として名称独占が規定されている．

助産師には，以下の義務がある．

①異常妊婦等の処置禁止（第38条参照）
②応招義務及び証明書等の交付義務（第39条1項，2項参照）
③自らが分娩の介助又は死胎の検案をしない場合の証明書等の交付に関する制限（第40条参照）
④異常死産児の警察署への届出（第41条参照）
⑤助産録の記載及び保存（第42条1項，2項参照）

（3）看護師とは

看護師とは，「厚生労働大臣の免許を受けて，傷病者若しくはじよく婦に対する療養上の世話又は診療の補助を行うことを業とする者をいう」（第5条）とされ，「看護師国家試験に合格し，厚生労働大臣の免許を受けなければならない」（第7条3項）．看護師の業務独占が第31条1項において規定されているが，保健師・助産師は看護師の業務を行うことができる（第31条2項参照）．助産師と同様，2006年の改正で名称独占となり，「看護師でない者は看護師又はこれに紛らわしい名称を使用してはならない」（第42条の3，3項）とされた．

（4）准看護師とは

准看護師とは，「都道府県知事の免許を受けて，医師，歯科医師又は看護師の指示を受けて，前条に規定することを行うことを業とする者をいう」（第6条）とされ，「准看護師試験に合格し，都道府県知事の免許を受けなければならない」（第8条）．看護師と同様，業務独占（第32条参照），名称独占（第42条の3，4項参照）が規定されている．

d. 相対的欠格事由と免許の取り消し

「相対的欠格事由」とは，ある事由に該当すると免許を与えない場合があるとするもので，これに対し「絶対的欠格事由」とは，ある事由に該当すれば例外なく絶対に免許を与えないことを意味する．

保健師・助産師・看護師・准看護師には「相対的欠格事由」として下記に該当する場合には免許を与えないことがある（第9条参照）．

1. 罰金以上の刑に処せられた者
2. 前号に該当する者を除くほか，保健師，助産師，看護師又は准看護師の業務に関し犯罪又は不正の行為があつた者
3. 心身の障害により保健師，助産師，看護師又は准看護師の業務を適正に行うことができない者として厚生労働省令で定めるもの

4. 麻薬, 大麻又はあへんの中毒者

さらに, 上記 1 〜 4 号のいずれかに該当するにいたった場合, または保健師, 助産師, 看護師, 准看護師としての品位を損するような行為のあったときは, 保健師, 助産師, 看護師については厚生労働大臣が, 准看護師については都道府県知事が, その免許を取り消し, または期間を定めてその業務の停止を命ずることができる (第 14 条参照) とされている.

e. 業務従事届け

「業務に従事する保健師, 助産師, 看護師又は准看護師は, 厚生労働省令で定める 2 年ごとの年の 12 月 31 日現在における氏名, 住所その他厚生労働省令で定める事項を, 当該年の翌年 1 月 15 日までに, その就業地の都道府県知事に届け出なければならない」(第 33 条).

f. 特定業務の禁止

「保健師, 助産師, 看護師又は准看護師は, 主治の医師又は歯科医師の指示があつた場合を除くほか, 診療機械を使用し, 医薬品を授与し, 医薬品について指示をしその他医師又は歯科医師が行うのでなければ衛生上危害を生ずるおそれのある行為をしてはならない. ただし, 臨時応急の手当をし, 又は助産師がへその緒を切り, 浣腸を施しその他助産師の業務に当然に付随する行為をする場合は, この限りでない」(第 37 条).

どのような行為が禁止されるのか, どのような場合は行為が許されるかは, その時代の法の解釈で変更されうるものである. たとえば, 1953 年に「静脈注射は看護業務の範囲を超える」とされたが, 2002 年には, 法律を改正することなく静脈注射は看護業務の範囲とする (2002 年 9 月 30 日医政発第 0930002 号) とされた.

2014 年の医療介護総合確保推進法で, 保健師助産師看護師法改正により特定行為に係る看護師の研修制度が創設された. 特定行為は, 診療の補助において, 看護師が手順書によって行う場合には「実践的な理解力, 判断力, 並びに高度かつ専門的な知識及び技能が特に必要とされるもの」として, 38 の行為が定められた.

g. 守秘義務

保健師・看護師・准看護師の守秘義務は同法第 42 条の 2 で規定されているが, 助産師については刑法第 134 条で規定されている.

2 ● 看護師等の人材確保の促進に関する法律 (平成 4 年法律第 86 号)

同法の成立の背景には, 以下のようなことなどがあった.

①少子高齢化の進展によって医療ニーズが増大する一方, これまでのような新卒者の大量養成の困難が予想されること
②高齢者保健医療推進十ヵ年計画 (ゴールドプラン) の策定で在宅看護・介護人材の確保がいっそう必要になってきたこと
③日本全体の労働時間短縮の方向性から看護労働の短縮も検討される必要があること

④医療法改正で，医療計画が策定されることになりこれまでのように自由に増床することができなくなったため，法改正の前に増床する，いわゆる駆け込み増床が生じ看護師の需要急増があったこと

そうした中で人材の定着と離職を防止し，離職した看護師等の復職を促進するなどの対策を行い，人材を確保するために同法が制定された．

2009年（平成21年）に法改正が行われ，国及び地方公共団体，病院等の開設者に対して，研修等による看護師等の資質の向上を努力義務として定め，同時に看護師等にも研修を受けるなど自ら進んでその能力開発及び向上に努めることとした（施行：2010年4月1日）．

同法では，看護師の就業や処遇について厚生労働大臣及び文部科学大臣の基本指針の策定（第3条参照），国と地方公共団体の責務，病院等開設者の責務が規定されている（第4条参照）．また，看護師等については，前述のように自身の能力開発・向上を図ること（第6条参照），国民には看護に関する関心と理解を深めること（第7条参照）が，規定されている．2015年の法改正では，ナースセンターによる看護師等の復職支援の強化が図られ，看護師等が病院等を離職した際の都道府県ナースセンターへの届出が努力義務化された．

さらに中央ナースセンターと都道府県ナースセンターの指定とその役割，看護師等就業協力員の委託が規定されている．

とくに，都道府県ナースセンターの役割は実質的に潜在看護師の復職と就労中の看護師を支援する活動として重要であり，以下の7つを業務としている．

①看護師等の就業状況調査
②訪問看護師等の研修
③看護師等への看護に関する知識及び技能に関する情報提供，相談
④病院等への看護師等確保に関する情報提供と相談
⑤看護師等に対する無料職業紹介
⑥社会に対する看護の啓発活動
⑦その他，看護師等の確保を図るために必要な業務を行うこと

これらは中央ナースセンターによる情報提供，啓発活動等と協働して実施されている．

3 ● 医師法 （昭和23年法律第201号）

a. 医師の任務と要件

医師の任務は医療および保健指導を掌（つかさど）ることによって公衆衛生の向上および増進に寄与し，もって国民の健康な生活を確保することである（第1条参照）．さらに「医師になろうとする者は，医師国家試験に合格し，厚生労働大臣の許可を受けなければならない」（第2条）．

絶対的欠格事由として，「未成年者には，免許を与えない」（第3条）とされ，相対的欠格事由として，下記のものには免許を与えないことがある（第4条参照）．

①心身の障害により医師の業務を適正に行うことができない者として厚生労働省令で
定めるもの
②麻薬，大麻又はあへんの中毒者
③罰金以上の刑に処せられた者
④前号に該当するものを除くほか，医事に関し犯罪又は不正の行為のあつた者

さらに診療に従事しようとする医師は，2年以上，臨床研修を受けなければならない
（第16条の2参照）．

b. 医師の業務と業務実施上の義務

医師でなければ医業を行ってはならない（第17条参照）．また医師でなければ医師又
はこれに紛らわしい名称を用いてはならない（第18条参照）．すなわち，①業務独占と
②名称独占である．

医師には，以下の義務がある．

①応招義務（第19条参照）
②証明文書に関する義務（第19条2項参照）
③無診察治療等の禁止（第20条参照）
④刑事上の協力義務（第21条参照）

⑤処方せん交付の義務（第22条参照）
⑥保健指導の義務（第23条参照）
⑦診療録に関する義務（第24条参照）
⑧守秘義務（刑法第134条参照）

4 ● 薬剤師法（昭和35年法律第146号）

a. 薬剤師の任務と要件

「薬剤師は，調剤，医薬品の供給その他薬事衛生をつかさどることによって，公衆衛生
の向上及び増進に寄与し，もつて国民の健康な生活を確保するものとする」（第1条）と
され，その要件として，「薬剤師の免許は，薬剤師国家試験に合格した者に与える」（第3
条）とされている．

絶対的欠格事由として，医師と同様に「未成年者には，免許を与えない」（第4条）と
され，相対的欠格事由として，下記のものには，免許を与えないことがある（第5条参照）．

①心身の障害により薬剤師の業務を適正に行うことができない者として厚生労働省令
で定めるもの
②麻薬，大麻又はあへんの中毒者
③罰金以上の刑に処せられた者
④前号に該当するものを除くほか，薬事に関し犯罪又は不正の行為があつた者

b. 薬剤師の業務と業務実施上の義務

医師や看護師と同様に，①業務独占（第19条参照），②名称独占（第20条参照）である．

薬剤師には，以下の義務がある．

　①調剤の求めに応ずる義務（第21条参照）
　②調剤の場所（第22条参照）
　③処方せんによる調剤（第23条，同条2項，第24条それぞれ参照）
　④薬剤の用法の表示（第25条参照）
　⑤情報の提供（第25条の2参照）
　⑥処方せんへの記入・保存（第26条，27条それぞれ参照）
　⑦守秘義務（刑法第134条参照）

E. 医療保険制度

1 ● わが国の医療保険制度

　わが国の医療保険制度は，被用者保険（健康保険，船員保険，各種共済組合）と一般地域住民を対象とする国民健康保険，75歳以上を対象とする後期高齢者医療に大別される．

　療養の給付は原則的に現物給付であり，①診察，②薬剤・治療材料，③処置，手術その他の治療，④在宅療養・看護，⑤入院・看護について給付が行われている（健康保険法第63条）．

　一部負担金の割合については，被保険者（保険料を支払っている本人），被扶養者（保険料を支払っている人に扶養されている人）ともに一律3割となっている．ただし，未就学児については2割，70歳以上の者については一般の人は2割，現役並みの所得を有する者は3割となっている．75歳以上の者，65〜74歳で一定の障害の状態にあり広域連合の認定を受けた者は1割負担である．このほか，入院の場合は入院時食事療養費を負担することになる．療養に要する費用が著しく高額になった場合には，高額療養費制度によって自己負担限度額を超える部分を償還払い，つまり後日返金されるしくみがとられている．

2 ● 高齢者の医療

　かつてわが国の老人の医療は，「老人福祉法」に基づく老人医療費支給制度によって推進されてきた．しかし，老人医療費の増大，保険者間の負担の不均衡が問題となり，1983年2月，公費と医療保険各法の保険者からの拠出金で賄う方式として，新たに定額の患者負担金を支払うシステムが「老人保健法」として始まった．その後，1987年1月の老人保健法改正で，医療保険制度間の公平の確保をめざした加入者按分率（老人加入割合の格差による負担の不均衡を是正する部分の率）の段階的な引き上げ，世代間の公平の確保をめざした一部負担の改正などが行われた．

　その後数回の改正が行われ，2001年の改正では，若年者とのバランスを考慮し，応分の負担となるよう一部負担金を定率1割負担とし，月額に上限を設けること，高額療養費制度の創設，薬剤一部負担金の廃止が実施された．

　さらに，2002年10月から，①受給対象年齢を70歳以上から75歳以上に5年間で段階的に引き上げるとすること，②老人医療費に対する公費負担の割合を3割から5割と

なるよう 5 年間で段階的な引き上げを行うこと，③月額上限と定額負担選択制を廃止して定率 1 割負担（一定以上の所得者は定率 2 割負担）とされた．2006 年の前述の健康保険法等の一部を改正する法律に基づいて，従来の老人保健法のうち，老人医療に関する部分について，2008 年 4 月より法律名が「高齢者の医療の確保に関する法律」と改題された．

　本法は，国民の高齢期における適切な医療の確保を図るため，①医療費の適正化を推進するための計画の作成，②保険者による健康診査等の実施に関する措置を講ずる，③前期高齢者に係る保険者間の費用負担の調整，④後期高齢者に対する適切な医療の給付等を行うために必要な制度を設け，国民保健の向上と高齢者の福祉の増進を図ることを目的としている（第 1 条一部参照）．

　本法における後期高齢者医療の受給対象者は，75 歳以上の者と 65 歳以上 75 歳未満で後期高齢者医療広域連合により一定の障害状態にあると認定された者である．

学習課題

1.　医療提供にかかわる主な法律について目的と内容を説明できる
2.　看護職の役割や機能について法的根拠を説明できる
3.　看護職と他の医療職の関係について法的根拠をもとに説明できる
4.　最近の看護職に関連する法的な変化ではどのようなものがあったか調べてみよう

●引用文献

1) 厚生労働省：地域における医療及び介護の総合的な確保を推進するための関係法律の整備等に関する法律案の概要，平成 26 年 4 月 15 日版，〔https：//www.mhlw.go.jp/topics/bukyoku/soumu/houritu/dl/186-06.pdf〕（最終確認：2023 年 1 月 25 日）
2) 野島康一：地域包括ケアシステムと平成 26 年度診療報酬改定および医療介護総合確保推進法，日本看護協会平成 26 年度看護白書地域包括ケアシステムと看護，12-19 頁，日本看護協会出版会，2014

●参考文献

1) 厚生労働統計協会(編)：国民衛生の動向．厚生の指標 臨時増刊号 **54**（9），2007
2) 厚生労働統計協会(編)：国民衛生の動向．厚生の指標 臨時増刊号 **57**（9），2010
3) 厚生労働統計協会(編)：国民衛生の動向．厚生の指標 増刊 **63**（9），2016/2017
4) 国民衛生の動向，厚生の指標 **64**（9），2017/2018
5) 厚生労働統計協会(編)：国民衛生の動向．厚生の指標 臨時増刊号 **68**（9），2021/2022
6) 日本看護協会(編)：診療報酬・介護報酬の手引き 平成 18 年同時改定対応，p.24-31，日本看護協会出版会，2007
7) 井部俊子，中西睦子(監)：看護管理学学習テキスト 7 看護制度・政策論，p.97-108，日本看護協会出版会，2006
8) 日本看護協会：平成 19 年度ナースセンター事業担当者会議（全国会議・ブロック別会議）
9) 医療法制研究会(監)：医療六法平成 20 年度版，中央法規出版，2007
10) 医療法制研究会(監)：医療六法平成 22 年度版，中央法規出版，2010
11) 基本医療六法編纂委員会(編)：基本医療六法平成 20 年版，中央法規出版，2007
12) 基本医療六法編纂委員会(編)：基本医療六法平成 22 年版，中央法規出版，2009
13) 厚生省健康政策局看護課(監)：知っておきたい看護婦等確保対策の基礎知識 '93 ―看護婦等の人材確保法逐条解説，p.1-31，ぎょうせい，1993
14) 門脇豊子，清水嘉与子，森山弘子(編)：看護法令要覧 平成 20 年度版，日本看護協会出版会，2008

15) 橋本鉱市(編)：専門職養成の日本的構造，p.84-103，玉川大学出版部，2009
16) 岩渕豊：日本の医療 その仕組と新たな展開，p.46-88，104-128，中央法規，2015
17) 川渕孝一：第六次医療法改正のポイントと対応戦略，p.60，52-94，日本医療企画，2015
18) 電子政府の総合窓口　e-Gov，〔http://law.e-gov.go.jp/cgi-bin/idxsearch.cgi〕（最終確認：2017年11月30日）
19) 第193回国会本会議第28号 平成29年5月26日
日本法令検索，〔http://hourei.ndl.go.jp/SearchSys/viewShingi.do;jsessionid=1DAA7DC923C9BDE661FECA28BD8D3EC5?i=119301057〕（最終確認：2017年11月30日）
20) 安藤秀雄ほか：2022年版医療実務102法 医療関連法の完全知識，医学通信社，2022

3 看護管理と倫理

3-1 看護管理と倫理

この項で学ぶこと
1. 看護実践の場で生じる倫理的課題と看護管理の関係について理解する
2. 倫理的な実践を行うための看護管理の方法を学ぶ

A. 看護実践における倫理とは

倫理とは，私たちが社会の中で何らかの行為をするときに，「これは善いことか，正しいことか」と判断し行動することをいう．看護職者が実践を行うときの思考には，何が正しいのか最善なのかという倫理的な判断が組み込まれている．

看護職者には，専門職業人としてケアの対象となる人々の尊厳を大切にした倫理的実践を行う責任があるが，その判断を行う際には，ケアの対象者にとってだけではなく，共に働くチームメンバーや他職種にとって，そして組織や社会にとって何が正しいのか，どうするのが最善なのかも考えている．看護職者は組織・社会に属しており，社会制度や組織の規則のもとで活動することを要請されているからであり，また安心して働き続けるために，組織の人々に受け入れられ人間関係を良好に保っていきたいという欲求があるからである．

実践現場ではケアの対象者にとってよいことであっても，チームメンバーに負担を強いたり，組織にとっては損失を生むことがある．それぞれの折り合いをつけなければ倫理的な実践は行えないことが多い．ケアの対象者にとってよい関わりをするには，周囲の人を巻き込み，多様な資源を活用して，組織のルールを再検討したり，チームメンバーの意識や働き方を変えるといった看護管理の視点が必要になる．

また，複数の人々が一緒に働く場では，多様な価値観や感情が存在し利害が対立していることもある．治療や看護についての考えだけではなく，看護職とはどうあるべきか，あるいは働くとはどういうことかについての考えは，人それぞれであり，ときに対立することがある．また職場の中では特定の人が権力を使って他の人を支配しようとすることもある．人は安全で安心できる職場でこそ，力を発揮することができるので，職員間の対立は適切に対応されなければ職員が傷つき，職場の雰囲気が悪化し，ケアにも悪影響が出てしまう．労働者として，人としての権利が尊重される職場づくりは看護管理の視点からみた倫理的な課題である．

本項では，看護実践の場における倫理を，個人の倫理的判断や行動を超えた組織の視点からとらえること，そして看護管理と関連させて倫理的な実践を推進していくための方法を考える．

1 ● 事例で考える看護管理と倫理的な実践の関係

事例 ④

　A看護師は認知症のある高齢者Pさんの担当になった．Pさんは静かにベッドに横になっていることができず，すぐに歩き出してしまう．転倒してしまうので歩行時には付き添うことが必要だ．この日，A看護師はPさん以外にも6人の患者を担当することになっている．点滴注射を指示時刻に開始しなくてはならない患者，体位交換と排泄ケアをしなければならない患者，定期的にバイタルサインズの観察をしなければならない患者など様々なニーズを有する患者である．A看護師は，身体拘束はよくないことと知っているが，先輩看護師たちがいつも行っているので，Pさんに車椅子に座ってもらい安全ベルトをつかってPさんの下半身を車椅子に固定しナースステーションに連れてきた．これなら自分で立ち上がって歩くことはできないし，ナースステーションならだれかがPさんに声をかけ，必要な時には対応してくれると思ったからである．

　しかし他の看護師たちは次々とナースコールに対応し自分の担当患者の部屋に行って忙しく動き回っている．Pさんは一人でポツンと座っている．Pさんは立ち上がろうとして「だれかぁー，お願いしますようー」と叫んで看護師を呼ぶが，だれも応じない．A看護師はPさんに『申し訳ない』と心の中で思いつつも，『早く仕事をかたづけなければ』と自分に言い聞かせ仕事をつづけた．

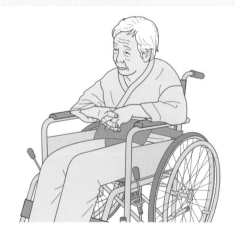

　安全ベルトは患者の身体拘束をして行動を抑制する道具である．事例4での倫理的問題はPさんが自由に行動できる権利を阻害されているということである．このような状況は日本の急性期看護の現場でよく目にする．その背景には，患者が1人で歩くことによる転倒の危険性を理解できず，身体拘束をしなければ患者の安全を守れないという看護師の判断がある．看護師は，身体拘束が患者の尊厳にかかわるとわかっており，患者の外してほしいという要求も理解しているので，倫理的ジレンマを体験し苦しい思いで実施していることが多い．

　この事例を看護管理の視点で考えてみよう．看護師が身体拘束をする背景には，P さんのような見守りが必要な患者とともに複数の患者を担当していることがある．特定の患者にばかり関わっていたら，他の担当患者のケアを行えなくなってしまう．もし身体拘束をせず，患者が転倒してしまった場合に責任を取れない．大けがをしたら患者にも家族にも申し訳ないと考えているかもしれない．また，高齢患者が車椅子に乗車する際の抑制帯使用は日常的に行われルーチンになっているようである．米国の人類学者であるチャンブリス（Chambliss DF）[1] は，病院の看護師は経験を積むにつれて一般の人にとっては残酷に感じる様々な医療行為がルーチン化し感情が平坦化していくと描写している．抑制帯での身体拘束が繰り返されるうちに，病棟のルーチンとなり，倫理的な課題として認識されなくなってしまうのである．A 看護師の看護実践には，看護の提供体制や医療安全に関わる責任，そして病棟文化が大きくかかわっている．

　もしも，事例 4 において，P さんの看護についてチームで話し合い，A 看護師の受け持ち患者数を減らしそばで見守りに専念できるようにしたらどうだろうか．あるいは，P さんのケアの責任を A 看護師だけに負わせず，病棟クラークを含めたチーム全員で患者の動きを見守り，危ないときにはそれぞれがその場でかかわるという全員でのフォロー体制をとったらどうだろうか．患者の尊厳とともに，患者の安全も身体拘束という方法をとらずに守ることができる．

　しかし，A 看護師以外の看護師はより多くの業務を担うことになるのでチームでの話し合いとメンバーの賛同が必要になる．ときには予定されていた各勤務帯の看護師数ではむずかしく，勤務計画を変更して勤務者を増やしたり，他部署からの応援要請が必要になるだろう．看護師の人員を整え，看護サービスの提供体制をそのときどきの患者ニーズに合わせて調整していくということは，看護師が安心して倫理的な実践を行う環境を作り出す重要な看護管理である．

2 ● 看護管理の機能

　米国の経営学者であるドラッカー（Drucker PF）[2] は，組織とは社会を構成する機関であり，組織が存在する意味は，それぞれの組織が固有の機能をはたすことを通して社会，コミュニティ，個人に貢献することと述べている．そしてマネジメントの役割を次の 3 つに整理している．それらは，自らの組織の特有の使命を果たすこと，仕事を通じて働く人たちを生かすこと，そして自らが社会に与える影響を処理するとともに社会の問題について貢献することである．

　ドラッカーの述べたマネジメントの役割は，看護管理にもそのまま当てはまる．看護管理の役割は，次の 3 つである．①看護の組織特有の使命を果たすこと．つまり，ケアの対象者が疾病の予防，健康の回復・増進，そして苦痛の緩和のために必要としている看護を見極め提供すること，②看護の仕事を通して，看護職員や組織内外の関係職種の人々が良好な関係を発展させ健康的に働き，自己実現していけるようにすること，そして③自組織の看護が地域住民の健康や暮らしに与える影響に対応し，地域の人々の生命や健康に関する課題に貢献できるように組織を機能させること，である．倫理はこの 3 つの役割と不可分である．3 つの看護管理の機能の視点からどのような倫理的課題があるのか考えて

みよう.

C. 看護管理の視点からとらえた倫理的課題

1 ● 看護の組織としてよりよい看護実践を行うこと

　対象者が必要としている看護を確実に提供できるようにすることは，看護管理の最も基本である．対象者の尊厳や意思が尊重され，プライバシーが守られ，悪化を予防し回復を促進するかかわりが行われるよう看護管理をする必要がある．看護実践にかかわる倫理的課題を看護管理の視点からあげると，暴力・虐待のような対象者の尊厳を軽視した行為，医療安全・感染管理のルール不履行，対象者の個人情報の漏洩や記録の改ざんなどがある．

a. 対象者の尊厳を軽視した行為

　2016年に神奈川県の介護施設で施設職員が高齢の入所者をベランダから投げ落とした事件が報道され社会に衝撃を与えた．その後の調査でこの事件は，認知症などで関わりのむずかしい高齢者の対応方法がわからない，少人数の職員で大勢の入所者に対応する過酷な勤務状況が背景にあり職員のストレスが増大していったことが判明している．対象者に優しく接しなくてはとわかっていても，対象者が危険な行動をやめない，職員に暴言や暴力をふるうという行為を繰り返すと，怒りがこみあがってくるのである．このような状況において倫理的な実践が行われるためには，ケアニーズに合った適切な職員数の配置，職員のケア技術を高める教育，ストレスへの心理的支援，そして職員同士が相互支援しあえるチーム作りといった看護管理が求められる．

　2021年に日本看護協会「看護職の倫理綱領」が改訂された．今回の改訂では，意思決定への支援において，対象となる人の意向を尊重し，その家族が多職種などとの十分な話し合いを通して最善の選択ができるよう支援すること，看護職が人々の不利益等に気づいた際には目を背けず専門職として適切に関与することなどを含む人々の尊厳尊重と人権擁護が強調された（p.280参照）．看護管理においては，職員1人ひとりの意思決定支援力や人権擁護のための行動力を育てていくとともに職員が療養者や家族と向き合いしっかりと話しができる時間を保証する必要がある．そして職員間で素直に疑問や意見をいい合え，助け合ってケアができる心理的に安全な職場をつくることが求められる．

b. 医療安全・感染管理のルール不履行

　医療安全・感染管理のルール不履行は，大きな医療事故や感染の拡大によって人の生命を脅かす重大な倫理的課題である．手洗いや医療廃棄物分別のルール不履行は，実践場面の施設設備が影響する．職員の意識向上へ向けた教育だけではなく，処置の前後にその場で手洗いできるように，ゴミの分別がしやすいようになど，職場環境を整えることも大切である．

c. 個人情報の漏洩

　また，**個人情報の漏洩**は，エレベーターなど公共の場での職員間の情報交換，患者情報が記載された書類の置き忘れや紛失，研究や実習のために記録を保存したUSBの紛失などが原因で生じる．また，職員や実習生の不適切なsocial networking service（SNS）の使用によって起こることもある．情報セキュリティを高めるための情報システム上の対策をとることとともに，課題について職員や実習生とともに考え情報管理（p.130, 第Ⅱ章

「3. 情報の管理」参照）の意識を高めていく取り組みが必要になる.

2 ● 職員のキャリア開発と安全な職場環境にかかわること

　看護職者は，病院などの組織に属して仕事をしている. 仕事は看護職にとって生計を立てる手段であるとともに，自身の能力を開発し自分らしく生きるための方法である. 職員のキャリアや職場環境にかかわる倫理的課題には，ハラスメント，危険な労働環境，不適切な労務管理，職員による服務規則の不履行や怠業などがあげられる. 組織に所属する職員としての責任と，職員が有する労働者そして人間としての権利にかかわる課題である.

a. ハラスメントへの対応

　ハラスメント（harassment）とは，「嫌がらせ」「いじめ」を意味し，本人の意図とは関係なく，他者に対する言動が相手を不快にさせたり，脅威を与えたり，尊厳を傷つけたり，あるいは不利益を与えたりすることを指す. ハラスメントには，セクシュアルハラスメント，パワーハラスメントなどがある. セクシュアルハラスメントとは，「職場において，労働者の意に反する性的な言動が行われ，それを拒否したり抵抗したりすることによって，解雇，降格，減給などの不利益を受けることや性的な言動が行われることで職場の環境が不快なものとなったため，労働者の能力の発揮に重大な悪影響が生じること」（男女雇用機会均等法）である. また，職場におけるパワーハラスメントとは，「職場において行われる優位的な関係を背景とした言動であって，業務上必要かつ相当な範囲を超えたものにより，その雇用する労働者の就業環境が害されること」（労働施策の総合的な推進並びに労働者の雇用の安定及び職業生活の充実等に関する法律. 労働施策総合推進法）である. そしてパワーハラスメントには暴行などの「①身体的な攻撃」，脅迫や侮辱のような「②精神的な攻撃」，仲間はずしや無視といった「③人間関係からの切り離し」，遂行不可能なことを要求するなどの「④業務に関する過大な要求」，能力や経験とかけ離れた程度の低い仕事を命じたり仕事を与えない「⑤過小な要求」，私的なことに過度に立ち入る「⑥個の侵害」の 6 類型があるとされている.

　看護職者を対象とした海外の調査では 20 〜 70％の看護師がハラスメントを受けた経験を有していることが報告されている. 他者の前で怒鳴られる，仕事の遂行を妨害するために必要なものや情報を与えられない，無視されるといったことも含まれている. そして，いじめ役，被害者役，傍観者役の 3 つの役割は流動的で誰もがいじめ役，被害者役になりうると指摘されている. ハラスメントは本人が自分の行為を嫌がらせやいじめと自覚していないことがある. 熱心に厳しく指導することが，新人看護師に過大な要求を課し，新人看護師の自尊心を傷つけている可能性もある.

　ハラスメントは，被害を受けた当事者にとって苦痛で不利益となるばかりでなく，職場環境を悪化させ，職員の働く意欲や作業効率を低下させミスを誘発し，ケアの質に悪影響をもたらす. また人間関係のわるさは離職を引き起こし優秀な人材が職場を離れてしまうことにつながる. 日本ではセクシュアルハラスメントもパワーハラスメントもその対策の責任は組織にあることを法で定めている. 2021 年の男女雇用機会均等法，労働施策総合推進法の改正で，防止のためのルールをつくり，職員の教育を行い，相談・調査・調停体制を整備するなど組織をあげて取り組むことはすべての事業主の義務とされた.

b. 労働環境の調整

　看護職員にとって安全な**労働環境**を整えることは重要な看護管理である．例えば看護職員・介護職員に頻発する腰痛は，重大な労働災害である．厚生労働省は最新の科学的知見をもとに2013年に「職場における腰痛予防対策指針」を改訂し「ノーリフトポリシー」つまり腰部に著しく負担がかかる車椅子やベッド等への移乗介助などでは，原則として人力による人の抱え上げは行わせない方針[3]を明記している．こうした指針をもとに看護職員等が健康に働き続けられる職場環境を整えていく必要がある．

c. 服務規則の不履行・怠業への対応

　看護職員の**服務規則の不履行・怠業**とは，組織の職員として忠実に働かず，組織の秩序を守るために決められたルールに違反することである．度重なる遅刻・無断欠勤，専門職の品位を落とすような化粧・髪型・ユニフォームの着方，仕事中のプライベートメールなどがある．こうした行動は職場の雰囲気を悪化させるとともに看護や看護職に対する社会的信用を失墜させることになる．

　看護管理のあり方としては，こうした振る舞いを見て見ぬふりをするのではなく，異議をとなえ，職員として規則を守る責任があることを本人と真摯に向き合って伝えていく必要がある．これまでの研究で，職場のなかで間違った行為や不適切な行為を指摘しない理由として，間違いへの確信がもてない，立場の違いがある[4]，医師−看護師関係が対等でない，共感的で優しくなければならないという気持ちが強い，チームで仕事をするため和を大切にしようとする，多忙である[5]などがあげられている．一方でルールに反した行為の背景には，その職員が生活や職務上の問題を抱え困っていることもある．看護管理者は相手の名誉を傷つけず，必要としている支援を提供して，専門職として良心に従って判断し行動できるように，職員を育て，チームをつくることが求められる．

3 ● 組織の社会的責任に関すること

　看護が地域住民の健康や暮らしに与える影響とはどのようなことだろうか．また，地域の人々の生命や健康に関する課題に貢献できるように組織を機能させるとはどういうことだろうか．

　多くの訪問看護師は，在宅療養中の方が肺炎などで急性期病院に入院すると，入院時よりも認知症が進行しADLが低下して自宅へ戻ってくることを経験している．急性期治療の場は治療のために医療安全が重視される．転倒防止のために排泄はオムツかポータブルトイレ，入院前に自分で行っていた服薬管理も看護師の管理下におかれるということが生じる．自宅では伝い歩きしながらそれなりにひとり暮らしを続けてきた療養者が，退院すると寝たきりに近い状態になってしまっている．

　こういうことが繰り返し起こることは，地域住民の健康や暮らしに看護が大きく影響を与えているといえる．地域に寝たきり状態の人を増加させその介護のために家族の生活を大きく変え，そして社会全体の生産性を低下させてしまうからである．地域社会にとって責任のある看護とは，患者が自宅でひとりで生活することを前提に，セルフケア力を維持できるように責任もってケアを提供することである．そのためには，組織として地域社会への貢献を視野に入れた看護方針を示し，多職種チームで協働して関わっていく看護の提

供体制を整えていく必要がある.

D. 組織の社会的使命を果たすための看護管理

　組織において倫理的看護実践が行われ, 組織が職員の健康や成長を支援し, また社会的責任を果たすためには, どのような看護管理が必要だろうか. ここでは組織のガバナンス, 倫理的組織文化の醸成の 2 点について述べる.

1 ● ガバナンス

a. ガバナンスとは

　ガバナンスとは,「統治」と訳されるが, 組織の経営を監視する制度である. 社会を揺るがす不祥事をきっかけに, 企業の経営を監視する制度としてコーポレート・ガバナンスが重視されるようになった. 組織不祥事とは, 公共の利益に反し, 顧客, 株主, 地域住民などを中心とした社会や自然環境に重大な不利益をもたらす企業や病院, 警察, 官庁, NPO などにおける組織的事象・現象のこと[6]をさす. 松原ら[7]によると, ガバナンスの目的は, 適法性の監視と効率性の監視の 2 点である. つまり組織の**コンプライアンス (法令順守)**, 環境保全, 社会的責任の履行に関わる不祥事を防止し, 経営の効率化・競争力の強化を図って企業が拡大・成長に努めているかどうかを監視することである.

　医療組織では企業のように利益を株主に分配することを経営の目的としていないが, 医療組織は国民の相互扶助による社会的連帯によって成り立つ公的保険制度を収入源として存在している. したがって, その経営が健全に行われているのか, 社会的責任を果たすべく行われているのかを監視する仕組みが必要である.

b. ガバナンスの方法

　ガバナンスの具体的な方法は, ①当該企業外の第三者の考え, 意見を反映する仕組み, ②意思決定機関と業務執行機関との分離, ③情報公開による企業経営の透明化, の 3 点にまとめられている[7]. このポイントをもとに医療機関や看護組織におけるガバナンスを考えると以下のようになる.

> ①病院長や看護部長などの経営層と血縁関係や利害関係のない外部の人間を医療・看護組織に入れ, 監視機能を高めることである. たとえば理事会, 人権委員会, 質向上委員会などのメンバーとして住民, 識者などの第三者が加わり意見を反映できるようにする.
> ②病院長や看護部長が主催する経営会議と, 組織の重要課題を検討し意思決定する会議体とは別にすること. これは評議員会のような病院や看護部の運営について, 監視役機能をもつ会議体をつくることが該当する.
> ③組織の医療機能に関わる指標と経理の指標を公開すること. 医療機能の第三者評価機関の認定を受けること, 感染症や褥瘡の発生率のような医療と看護の質の指標を公開することが含まれる.

　組織経営において監視システムを設けることで, 自己点検機能が働くとともに, 倫理的課題についてオープンに検討していくことができる.

2 ● 倫理的組織文化の醸成

組織文化とは，組織構成員によって内面化され共有された価値，規範，信念のセットである[8]といわれている．組織文化には次の役割がある．職員が価値や規範を共有することにより組織の一員としてのアイデンティティの感覚をもつ．何が重要なのか何を優先すべきかの基準が共有されることで，職員の態度や行動が形成され，その組織で相応しい行動を導いていく．組織における価値の対立が少なくなり安定性が強化される．ケアの対象者を尊重した組織文化によって，看護職員は自律的に倫理的な判断や行為を行うよう導かれていくのである．

一方で，出口[9]は，組織文化は職員が組織をゆるやかに覆う価値観や実践の場での規範に基づき行った行為とその行為がもたらした結果を解釈することによって，日々再構成されていくという．職員は単に組織文化を共有する受動的な存在であるだけではなく，自らの日々の実践によって組織文化を創る存在なのである．仕方なく行った身体拘束が，習慣となり，それがそうすべきこととして組織メンバーに共有され，組織文化になっていく．倫理的な組織文化を醸成し発展させていくには，倫理的な実践を組織の理念として掲げるとともに，一つひとつの事例に対する実践の中で職員が理念を具現化できるような看護管理のかかわりが求められる．

手島[10]は，組織へのアプローチを問題解決型と価値浸透型に分けて対比している．不足点や問題に焦点をあて，原因を分析して問題解決を図るネガティブアプローチと比較し，ポジティブアプローチは，組織の有する豊かさに焦点をあて，組織メンバーでなりたい姿を描いて価値を共有していく，強みを基盤としたアプローチである．このような組織メンバーを巻き込んだ協働的な取り組みは，職員にポジティブな感情をもたらし，職員間の関係を強化し，チーム全体に一体感をもたらして，チーム全体が成長していくと述べている．組織メンバーである看護職や関係する人々との信頼関係を築き大切な価値感を共有できるよう管理していくことが，結果的に倫理的な組織文化を醸成していくことにつながっていく．

3 ● 経営における人間重視

看護の場では，時に病院経営上の理由から人員不足の中でのケアや，患者をできるだけ早期に退院させることを要求されることがある．

水谷[11]は，組織が発展していくためには，少ない資源でいかに利益をあげるかという効率性や他の競争相手の組織に勝つという競争性とともに，働く人，社会の人を大切にする人間性，そして社会のために貢献するという社会性，の4つの価値が大切だと述べている．医療看護の組織がこれら4つの価値をバランスよく保有して経営を行っていくためには，組織の理念に患者や職員を大切にすること，社会に貢献することを明文化し，経営者，管理者がリーダーシップを発揮する中で具体的に行動として示していくことが，求められる．

学習課題

1. 看護実践の場でどのような倫理的課題があるか考えてみよう．また，その課題に看護管理がどのように関係しているのか考えてみよう
2. 看護職員が安心していきいきと働ける職場という視点から，どのような倫理的課題があるか考えてみよう．また，その課題に対する取り組みについて考えてみよう

●**引用文献**

1) チャンブリス DF，浅野祐子(訳)：ケアの向こう側：看護職が直面する道徳的・倫理的矛盾．p.19，日本看護協会出版会，2002
2) ドラッカー PF，上田惇生(訳)：マネジメント：基本と原則，エッセンシャル版，p.9，ダイヤモンド社，2001
3) 全国ノーリフティング推進協会：ノーリフティングポリシーとは〔https://nolifting-suishin.com/nolift〕(最終確認：2023 年 1 月 25 日)
4) 山内桂子：医療事故にかかわった看護師のストレスとサポートに関する研究，九州大学大学院医療経営・管理学専攻修士論文，2003
5) 野末聖香：ナースになぜアサーションが必要なのか．ナースのためのアサーション，平木典子ほか(編著)，p.11-27，金子書房，2002
6) 間嶋　崇：組織不祥事：組織文化論に基づく分析，p.2，文真堂，2007
7) 松原由美，田中　滋：医療法人のガバナンスについて〔https://www.mhlw.go.jp/topics/bukyoku/isei/igyou/igyoukeiei/kentoukai/4kai/10.pdf〕(最終確認：2023 年 1 月 25 日)
8) 加護野忠男：組織認識論，p.26，千倉書房，1988
9) 出口将人：組織文化のマネジメント：行為の共有と文化，白桃書房，2004
10) 手島　恵(編著)：看護のためのポジティブ・マネジメント，医学書院，2014
11) 水谷雅一：経営倫理のすすめ，丸善ライブラリー，1998

3-2　看護職能団体

この項で学ぶこと

1. 日本における看護職能団体について学ぶ
2. 日本看護協会の設立の背景・経緯について学ぶ

A. 職能団体と看護職能団体

　職能団体とは，法律や医療などの専門職の資格を持つ人が，資格に伴う専門性や専門職の役割・機能の維持や向上，あるいは専門職としての利益や待遇の獲得や改善を主な活動として，同じ専門職によって組織された団体である．

　看護の専門職の団体を看護職能団体という．日本における看護職能団体には，「公益社団法人日本看護協会」，「公益社団法人日本助産師会」，「一般社団法人日本精神科看護協会」，「公益財団法人日本訪問看護財団」，「一般社団法人全国訪問看護事業協会」，「日本看護連盟」などが存在するが，最も大きな職能団体組織は「公益社団法人日本看護協会」である．

　「公益社団法人日本看護協会」は看護職（保健師・助産師・看護師・准看護師）の資格を持つ個人が自主的に加入し運営する日本最大の看護職能団体である．47都道府県看護協会（法人会員）と連携して活動する全国組織で，現在約77万人の看護職が加入している．1947年に設立され，2011年に「公益社団法人」として認定された．

B. 看護職は専門職か

　専門職に関するこれまでの研究によると，ある職業が専門職となるには，p.6の下の箇条書きにあるような条件を満たすことが必要といわれている．この中の④，⑤に示されているように，専門職組織と倫理規定が存在することが必須であり，その条件からも看護職能団体としての日本看護協会の存在は大きい．しかし，看護職が専門職であるには，重要な課題がいまだ残っている．条件の中の②，職務活動において「自律性」を有するという点である．これには，これまでの歴史が大きく影響している．日本では，長く続いた封建制度によって女性の地位が低く，戦前でも看護などの職業につく女性は貧しいという背景があった．病院経営者である医師の影響力が強く，看護が自立して行動することがあまりなかったが，知識と科学技術の急速な発展による医療技術の進歩，グローバル化，情報処理の進歩，さらに，急激な少子超高齢社会などが，職業人としての看護職の役割と機能に著明な変化をもたらし，その職務活動において自律性が求められるようになった．名実ともに専門職能団体になるための，看護の専門職化の歩みが一層進み始めた．

C. 日本看護協会設立の背景と経緯

　専門職としての看護は，西欧諸国によってもたらされ，わが国の近代化の一部の象徴でもあった．その後，1915年に，全国統一の「看護婦規則」が定められ，現在の看護師制度の原形ができた．現在の助産師は，1874年に「医制」の50〜52条に産婆が規定され，

表Ⅲ-3-1 日本看護協会と看護関係に関連する主な出来事のあゆみ

年	
1946 年	「日本産婆会」「日本帝国看護婦協会」「日本保健婦会」3 団体統合，「日本産婆看護婦保健婦協会」結成（初代会長は井上なつゑ）
1947 年	機関紙『協会ニュース』第 1 号発行，旧厚生省（現厚生労働省）より社団法人の許可を受ける
1948 年	「保健師助産師看護師法」公布
1949 年	国際看護師協会（ICN）創立 50 周年記念大会（ストックホルム）に参加，ICN 再加盟
1951 年	名称を「日本看護協会」と改称，改正「保健師助産師看護師法」改正（准看護師制度導入）
1957 年	日本看護協会会館（東京都渋谷区神宮前）完成
1967 年	「日本看護学会」発足
1972 年	看護研修学校開校
1973 年	（株）日本看護協会出版会を設立
1990 年	第 22 回 ICM 大会開催（神戸），旧厚生省「看護の日（5 月 12 日）」制定
1992 年	「看護師等の人材確保の促進に関する法律」成立
1994 年	専門看護師制度発足，（財）日本訪問看護振興財団設立（現公財法人　日本訪問看護財団）
1995 年	認定看護師制度発足
1998 年	認定看護管理者制度発足，神戸研修センター開所
2002 年	改正「保健師助産師看護師法」施行（「師」へ名称統一）
2004 年	新会館「日本看護協会ビル」完成（渋谷区神宮前）
2007 年	CNR・ICN 学術集会を開催（横浜）
2009 年	改正「保健師助産師看護師法」「看護師等の人材確保の促進に関する法律」成立（看護師の国家試験受験資格に「大学卒業者」明記，保健師・助産師の教育年限が 6 カ月以上から 1 年以上に延長へ，卒後臨床研修が努力義務化）
2011 年	公益社団法人へ移行
2014 年	「医療介護総合確保推進法」成立（特定行為に係る看護師の研修制度の創設，離職時の都道府県ナースセンターへの届出が努力義務化）
2015 年	「2025 年に向けた看護の挑戦 看護の将来ビジョン」公表 第 11 回 ICM アジア太平洋地域会議・助産学術集会（横浜），37 ヵ国・地域，約 3,200 人参加
2017 年	タグライン・ステートメント公表
2019 年	Nursing Now キャンペーン開始

〔日本看護協会 HP，〔https://www.nurse.or.jp/home/about/jigyou/history.html〕（最終確認：2023 年 1 月 25 日）より作成〕

産婆の職業化が始まったことによる．保健師は，1937 年に「保健所法」が制定され，「保健婦」が誕生した．このように，3 職能はそれぞれ独自にその専門職としての歴史を積み重ね，各職能の役割を発揮し，実績を積み重ねていた．

これら看護 3 職能の歴史が大きく変化したのが，第二次世界大戦後であった．社会制度が大きく変革し，教育も女性の地位も大きく変化し，看護に大きな変革をもたらした．特に，連合国軍総司令部（GHQ）の占領下におかれたことから，米国の看護指導者によって，米国の看護と同じ専門職化の道を目指した．米国看護指導者たちは日本の看護職と協同し，看護制度および看護教育制度の改革を推進し，現在の日本の看護体制および看護教育体制の基盤を樹立した．日本看護協会と看護関係に関連する主な出来事を**表Ⅲ-3-1** にあゆみとしてまとめた．

1948 年に保健婦助産婦看護婦法が制定されたが，いまだ日本の看護制度に影響を及ぼしており，看護職においては非常に重要な法律である．

1959 年から国民皆保険が開始されたが，病院の不衛生や不備が指摘された．また，看

護実態調査による前近代的な看護教育と看護管理結果に基づく改善と指導によって，現在の看護管理，看護行政，看護教育の原型と職能団体の組織化などの看護の基盤強化が図られた．

D. 「公益社団法人　日本看護協会」の発足

1946 年に 3 つの職能団体が統合し，「日本産婆看護婦保健婦協会」が設立され，その後 1951 年に現在の日本看護協会に改称された．1955 年に日本助産婦会（現・日本助産師会）が設立され，日本看護協会から独立した．また，2011 年に，社団法人から公益社団法人へと移行した．

E. 日本看護協会の目的と理念

日本看護協会の目的は定款 3 条に「本会は，都道府県看護協会との連携のもと，保健師，助産師，看護師及び准看護師が教育と研鑽に根ざした専門性に基づき看護の質の向上を図るとともに，安心して働き続けられる環境づくりを推進し，あわせて人々のニーズに応える看護領域の開発・展開を図ることにより，人々の健康な生活の実現に寄与することを目的とする」と掲げている．この目的に基づき，「人間としての尊厳を維持，普遍的なニーズに応え，人々の健康な生活の実現への貢献」という基本理念を掲げ，活動理念は，看護職の力を変革に向けて結集すること，自律的に行動し協働すること，専門性を探究し新たな価値を創造することである．

また，これら理念に加え，日本看護協会は，2025 年の少子・超高齢・多死社会における保健・医療・福祉体制の再構築は，看護職が立ち向かっていくべき大きな課題として捉え，変革の時となるこれからの 10 年の看護，そして看護職はどうあるべきかについて，「いのち・暮らし・尊厳をまもり支える看護」として，看護の将来ビジョンをまとめ，2015 年に公表した（**図Ⅲ-3-1**）．

F. 日本看護協会の事業内容と業務執行体制

日本看護協会の事業は，基本理念に基づいた 3 つの使命「教育と研鑽に根ざした専門性に基づき看護の質の向上を図る（看護の質の向上）」，「看護職が生涯を通して安心して働き続けられる環境づくりを推進する（看護職が働き続けられる環境づくり）」，「人々のニーズに応える看護領域の開発・展開を図る（看護領域の開発・展開）」に基づくものである．具体的な事業は，定款 4 条に教育事業や，学会事業，看護業務や制度に関する事業，労働環境に関する事業，国際交流に関する事業などの 7 つの主な事業が定められている（https://www.nurse.or.jp/home/about/koukai/pdf/teikan.pdf）．これらの事業領域において，政策形成，自主規制，支援事業，開発・経営，広報，社会貢献の 6 つの手法を基本戦略としている．

具体的な事業活動は，医療安全対策や専門看護師・認定看護師・認定看護管理者の認定，研修や学会の開催，看護職員の労働条件，離職率などをはじめとした調査・研究，看護職の再就業支援，労働と看護の質向上のためのデータベース事業（DiNQL 事業），看護職賠償責任保険制度の運営，政策の提言と実現に向けた活動，在宅医療・訪問看護の推進，

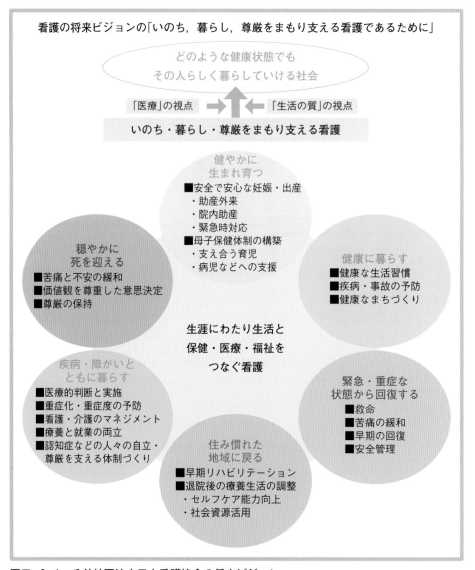

図Ⅲ-3-1　公益社団法人日本看護協会の将来ビジョン

[日本看護協会 HP,〔https://www.nurse.or.jp/home/about/jigyou/index.html〕（最終確認：2023 年 1 月 25 日）より引用]

災害看護と東日本大震災復興支援事業，国際交流・協力，広報活動などの活動を行っている．3 つの使命と基本戦略，事業内容の関係性は，**図Ⅲ-3-2** のようにわかりやすく広報している．

　また，このほかに，3 職能の保健師・助産師・看護師（含む准看護師）では，その活動の場が異なるため，「保健師職能委員会」「助産師職能委員会」「看護師職能委員会 I，II」の 4 つの委員会組織を協会組織内に設置し，都道府県看護協会職能委員会と連携しながら委員会ごとに職能に関する活動を行っている．

　これら日本看護協会の事業は各種の執行機関*によって行われる．また事業の執行は定められた常務理事会，理事会の議決機関*の承認を得て行われる．また，全国の看護職が一堂に会する通常総会を年に 1 回開催し，予算などとともに，これら事業報告が行われる．

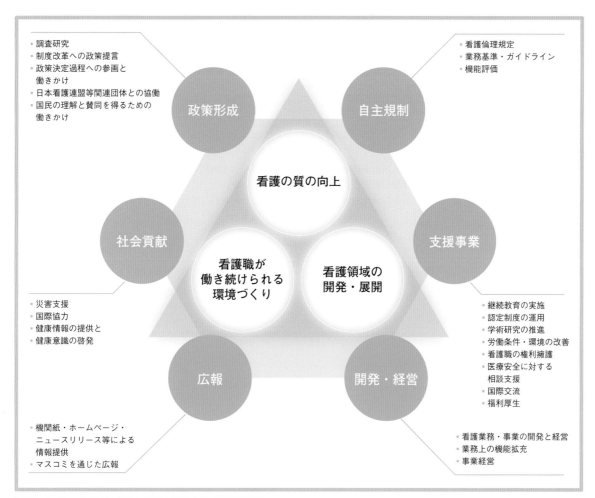

図Ⅲ-3-2　公益社団法人日本看護協会の活動概要
［日本看護協会 HP,〔https://www.nurse.or.jp/home/about/jigyou/index.html〕（最終確認：2023 年 1 月 25 日）より引用］

　近年は地域包括ケアシステムの構築に連動した看護の活動の場の拡大と多様性に関する事業に焦点をあてた活動を行っている．また，これまでの事業をさらに発展させ，災害時の看護活動，医療安全に関する事業，「看護師のクリニカルラダー（日本看護協会版）」の公表，看護業務基準および「看護職の倫理綱領」の改訂などの看護の質に関する事業などが発展的に行われている．さらに，国連が定める「持続可能な開発目標（Sustainable Development Goals：SDGs）」の 3 つの目標（「3. すべての人に健康と福祉を」「5. ジェンダー平等を実現しよう」「8. 働きがいも経済成長も」に貢献するという考え方）を 2030 年まで掲げて，日本看護協会の重点政策，重点事業に取り組んでいる．

＊執行機関ならびに会員構成と議決機関は日本看護協会 HP,〔https://www.nurse.or.jp/home/about/jigyou/organization.html〕（最終確認：2023 年 1 月 25 日）を参照のこと．

（学習課題）

1. さまざまな看護職能団体について，設立の背景や経緯，団体の目的や活動内容について
   調べてみよう

●**参考文献**
1）グレッグ美鈴，池西悦子(編)：看護教育学，南江堂，2009
2）大森文子著：看護の歴史，日本看護協会出版会，2003
3）公益社団法人日本看護協会編 8，日本看護協会史・第 8 巻　平成 18 年—平成 23 年度，2014

第 **IV** 章

看護管理の展望

学習目標

1. わが国の看護管理の現状と展望を理解する

これからの時代の看護管理

A. バック・トゥ・ザ・フューチャー —これからの時代の看護管理

1 ● これからの時代

日本がこれから経験するのは，だれも経験したことがない「人口の急降下」であるといわれている[1]．2008 年に 128,080,000 人(高齢化率 22.1%)でピークだった日本の人口は，2050 年には 101,920,000 人（高齢化率 37.7%）に減少すると予想されている．

1989 年に封切られた，バック・トゥ・ザ・フューチャーという米国映画では，約 25 年後の 2015 年の未来を予測して描いているが，その映画の中に登場していた数々のロボットが，現在では実用化されている．皆さんがリーダーシップを発揮している 2050 年，世界，そして日本の社会や医療は，どのような変化を遂げているのだろうか．

人的資源は減少する一方で，AI に代表されるロボットなどの活用により，現在，可能ではないことが可能になっていくだろう．例えば，ウェアラブル端末の実用化は既にかなり進んでいる．未来には，今では想像できないことが現実になっているかもしれない．目の前の現象や問題にのみとらわれるのではなく，未来をみすえながら，目の前の課題に創造的に取り組む力が求められている．それには，これまでの，あたりまえを守り続けるだけでなく，むしろ，未来に向かって変革し続ける力が必要であろう．また，次々と新たに開発される器機の使用に際し，人権や尊厳が損なわれないか，適切な使用方法について考える力が求められる[2]．

そして，何より大切なのは，看護の価値を明らかにし続けることである．つまり，地域や地域の住民，患者，家族，医療にとって，看護職がかかわることで，どのような違いがもたらされるのかを明らかにしなければ，看護は不必要なものと判断されたり，育成がより安価な人材あるいは機械に置き換わってしまうかもしれない．

2 ● 持続可能な開発目標

2015 年に公表された国連の持続可能な開発目標（Sustainable Development Goals：SDGs）は，2030 年までに 17 の目標を達成しようとしている[3]．これらの目標は，国連の専門機関である世界保健機関（World Health Organization：WHO），看護職の国際職能団体である国際看護協会（International Council of Nurses：ICN）ならびに各国の保健医療政策にも影響を及ぼしている．

SDGs の 13 番目の目標は，気候変動に具体的対策を求めている．地球温暖化は，異常気象を引き起こし，日本でもこれまでにない豪雨や竜巻による災害が多発している．各国がこのままの状況で排ガスを続ければ，今世紀末までに，多くの地域では気温が平均 3℃以上あがるといわれている[4]．看護師が SDGs に注意を払わなければならない理由は，看護師は個人や集団の健康を向上させる職業であり，SDGs の目標達成は，私たちの健康に

かかわることだからである[5]．日常使用する物品や，ごみの排出について，一人ひとりの看護職が，これらに関心を向けることは，目標達成に向けて重要であろう．そして，SDGs の 17 の目標が，どのように健康課題に関連するかを考え専門職として取り組むことが求められている．

3 ● 日本における現在の取り組み

　保健医療に関して，日本では地域包括ケアシステムが導入され，高齢者の尊厳の保持と自立生活の支援を目的として，可能な限り住み慣れた地域で生活を継続することができるような包括的な支援・サービス提供体制の構築に 2025 年を目途に取り組んでいる．

　これを可能にするためには，これまでのような公的な財源に頼る公助だけではなく，自分のことを自分でする自助，当事者団体による取り組みやボランティア活動などの互助，ならびに，介護保険などリスクを共有する仲間の負担である共助が重要であり，そのしくみを創造的につくっていく過程に看護職は大きな役割を果たすことが期待されている．

　2016 年に「保健医療 2035 年」という提言書が公表され，すべての人が安心して生き生きと活躍し続けられるように，様々な暮らし方，働き方，生き方に対応できる，「健康先進国」として，地球規模の共通課題である保健医療の課題解決を主導することが明示された[3]．さらに，この提言書と連動するかたちで出された「新たな医療の在り方を踏まえた医師・看護師等の働き方ビジョン検討会報告書」には，これからは，患者を中心としたフラットな協働，組織・職種の枠を超えた協働・機能の統合によるパフォーマンスの向上，「単能工」的資格・業務に加え，「多能工」的資格・業務の推進，自己犠牲を伴う伝統的な労働環境の是正，性別・年齢によらないキャリア形成・働き方を支援すること[6]が，これから取り組むべき医師・看護師の働き方改革の課題として示された．人口減少の中，優秀な人材を保健医療にひきつけていくためには，働き方改革は大きな課題である．

4 ● キャリアに対する責任

　キャリアとは何か，p.108 に詳述されているが，看護職一人ひとりが自分のキャリアに責任を持つことが，これからの時代には重要である．2007 年生まれの子どもは，2 人に1 人が 100 歳を超える時代といわれ[7]，先達の努力によって，日本は世界に誇る健康長寿国になっている．100 歳まで生きる時代には，80 歳まで働き続けることが課題となってきている．現状の 20 代初期で基礎教育を終え，仕事を 60 歳までして引退するというモデルは崩壊していると指摘され，これからは，キャリアの節目に必要な継続教育を受け，未来の自分に責任を持つことが重要である．80 歳のあなたが，今，隣に座っていると想像し，80 歳のあなたは，いまのあなたがどのような点を尊重することを望むのか？ 未来の自分と現在の自分との間で「対話」してみると何が見えてくるだろうか[8]．今，学生として身につける能力，5 年後の自分，10 年後の自分を想像して，キャリアをデザインしてみよう．

　すでに，人と見間違うばかりのロボットは完成している．医師の説明を受ける患者のそばでうなずくアンドロイドも作られ，診察に対する医師への評価や診察時の安心感向上に貢献することが明らかになっている．「コンピュータの影響を受けやすい未来の仕事」に

関する調査結果から，雇用の半分はコンピュータに取って代わられる可能性が高いとされている．この調査で，コンピュータが苦手とするクリエイティビティ（新しいことを創造する），パーソナル・インテリジェンス（相手の気持ちを考える），手先の器用さの3要素が強い職業ほど，代替されにくいといわれている[9]．この結果から推察すると，看護師の仕事は，AI では代替しにくい職業のひとつとして考えられる．高齢人口がピークとなる 2025 年に向け，看護師の不足が懸念されているが，AI 等による代替の検討だけでなく，高齢になっても働き続けられるようなキャリア意識を持つことが重要である．2022 年現在，公務員の定年が段階的に 60 歳から 65 歳に延長することが検討されている．これからは，生涯，看護職として仕事をしながら社会とかかわっていく時代になっていく．バック・トゥ・ザ・フューチャー，未来をみすえて，何が必要なのか，何を変えるのかを考えて準備をしていく時代である．

●**引用文献**

1) 河合雅司：未来の年表：人口減少日本でこれから起きること，講談社，2017
2) ICN，日本看護協会訳：ICN 看護師の倫理綱領 2021 年版，p.9，2021
3) 外務省：持続可能な開発目標 2030 アジェンダと日本の取組，〔https://www.mofa.go.jp/mofaj/gaiko/oda/sdgs/pdf/000270587.pdf〕（最終確認：2023 年 1 月 25 日）
4) 環境省：IPCC 第 5 次評価報告書の概要，〔https://www.env.go.jp/earth/ipcc/5th/pdf/ar5_wg1_overview_presentation.pdf〕（最終確認：2023 年 1 月 25 日）
5) ICN，日本看護協会訳：看護師：主導する声 持続可能な開発目標の達成 2017 年国際看護の日 抜粋和訳，2017
6) 厚生労働省：新たな医療の在り方を踏まえた医師・看護師の働き方改革ビジョン検討会報告書，2017，〔https://www.mhlw.go.jp/file/05-Shingikai-10801000-Iseikyoku-Soumuka/0000161081.pdf〕（最終確認：2023 年 1 月 25 日）
7) リンダ・グラットン，アンドリュー・スコット著，池村千秋訳：ライフ・シフト 100 年時代の人生戦略，p.40，東洋経済新報社，2016
8) 前掲 6)，p.282
9) The Future of Employment How Susceptible are Jobs to Computerisation—2013，〔http://www.oxfordmartin.ox.ac.uk/downloads/academic/future_of_employment.pdf〕（最終確認：2023 年 1 月 25 日）

特別寄稿：これからの看護管理に求められるリーダーシップ

著：Carol Keehan（訳：住吉蝶子）

1 ● リーダーシップとは

　今日，医療界ではリーダーシップスキルの向上が急務であり，真のリーダーたちを育成する必要がある．このことについて，なぜ今なのか，なぜそれが急務であるのかと疑問をもたれるかもしれない．

　その理由は，21世紀の働き手，とくに若い層の労働人口が減少の傾向をみせてきていることにある．リーダーを育成するためには若い人々に積極的に働きかけていく必要がある．そのためには，単に現在のリーダーの後継者を育てるというだけでなく，よいリーダーシップ能力をもつリーダーの層を厚くすることが必要である．今日の医療現場をみるとき，リーダーたちのすべてが，よいリーダーシップ教育を受けた高度なリーダーシップ能力をもつ人たちであるとはいいきれない．その証拠の1つとして，多くの若者が医療現場から離れていく現象がある．公平さを欠いた質の低いリーダーシップのもとでは，人々，とくに多くの若者が職を離れていく．ビジネス産業に関する研究では，高い離職率は労働環境やマネジメントに起因するといわれている．しかし，問題は離職率の高さだけにとどまらない．適切なリーダーシップをもたないリーダーや，公平でないリーダーシップのもとでは，経費の浪費と生産性の低下が起こっていく．

　従来は，リーダーシップをとる者を選択するにあたり，年齢や性別（ジェンダー[*1]）が大きく影響することが多かった．それは社会的慣習，それぞれの地域社会や特殊な専門性などの背景が影響していた．少し前の時代までは，リーダーシップの役割は男性社会と強い関係をもつとされていたことは事実である．米国では20～30年前までは，女性が医師になることはまれで，米国の多くの医学教育施設は女性の入学を認めていなかった．ところが今日では，医学学校を卒業する学生の半数が女性である．日本においても同じ現象が起きている．そして，医学教育を受ける女性の比率がこれからも高まっていくことは間違いない．この医学教育の例をとっても，性別とリーダーシップの関係は今日では急激に変化してきている．現在の社会においては，性別とは関係なくリーダーシップの育成が必要であり，適材適所でのリーダーの起用が，リーダーシップの効果的活用であり成功法である．

2 ● リーダーの資質

　よいリーダーを育成するということは大きな挑戦である．よいリーダーとはなにをもっていえることなのであろうか？　最初に，学術面の準備と経験についてみていくことにする．まず，リーダーとなる者は自分の領域に関する知識とその実践能力を確実に実証でき

[*1] ジェンダー：文化的，社会的に形成される男女の差異や，その差異に対する知識．生物上の雌雄を表すのはセックスが用いられる．

なくてはならない．さらに専門性に対し揺らぎない価値観をもつと同様に，専門性を実現していくために必要な能力に対する自己アセスメント能力をもたなくてはならない．自分が選択した領域における学問を軽視したり，多くの有益な経験を避けて，リーダーとして成功することはできない．ときに，リーダーとして大きな欠陥をもつ者がいる．それは，学術面の知識を欠いている者，経験というトレーニングが十分になされていない者，すなわちリーダーとして必要な2つのうちどちらかをもっていない者である．理論も経験的実践も同じように重要なものであり，単に両方をもつだけではなく，バランスのよいもち方が必要とされる．業務上の決定が必要なとき，この両者が大きな影響を与える．医療ケア上でなにかを決定するとき，その決定は臨床に大きな影響を与えると同時に臨床を取り巻く事柄に強く影響されるものである．

　自分と専門性との関係に自信をもち，その自信も実践の中の現実的な確証からきている場合には，自分自身のアセスメントを正しく行うスキルをもつことができる．このような人は自分の強みを知っていて，データ分析，職員のモチベーション，その他の自分がもつ能力について適切にみていくことができる．また，どこで自分の能力を最大に活用すべきか，どこの個所には他者の支援が必要かをよく知っている．自分をよく知っているリーダーは，チームメンバーの力のバランスをよく保ちながら，自分とチームの活動を進めていく．たとえば，職員のモチベーションを高めることにかけて優秀な能力をもっているが，データの分析をすることを得意としないリーダーは，データ分析を得意とする人たちを集めチームをつくり，データを適切に分析評価し，適切なよい決定をしていく．

3 ● リーダーの育成

　過去における秀でたリーダーシップをもった人たちについての研究結果によると，子ども時代の生活のしかたが大きな影響を与えているという．とくに女性に関しては，父と娘のよい親子関係が影響を与えている．そのほか，勇ましい行動をとる機会をもつことが，若い時代における健全なリーダーシップの育成に大きな影響を与える．たとえば，成長過程におけるチームの中での活動，1例として，チームの中でいかに自分自身の力を発揮して自分を生かすか，他者に貢献するか，チームとともにいかに勝つか負けるかという若者たちの間での人との接し方がきわめて貴重なリーダーシップのスキル育成につながっていく．

　成功した多くのリーダーたちは，秀でた能力をもつ幾人かのリーダー的存在の人をメンターにもった経験がある．誰もが自分のモデルとなる人をもち，多くをそのモデルから学習することはいうまでもないが，成功しているリーダーの多くが，秀でた素晴らしいメンターをもち，そのメンターとの特別な経験を述べている．仕事や専門性以外の場面での日常生活の場でもよきメンターをもつことが必要であることは興味深い．

　また，よいリーダーたちを対象にした研究からわかることは，仕事と自分の生活のバランスを保つように心がけているという点である．仕事に関する健全な決定を下すことだけではなく，自分自身の生活の中でも均衡を保つようにしている．

　成功するリーダーとは，生まれついてもっている素養なのだろうか？　その質問に対していちがいには答えられない．リーダーとしての素晴らしい素質をもって生まれても，そ

の素質が育たなかったり，どこかで曲げられてしまう人もいる．その場合は決してよきリーダーとしての形成がみられないまま，人生を終えてしまうことになる．よい素質をもっていても，怠惰な慣習のために自分の特性を磨こうとしなかった場合も同じである．このように，リーダーとしての素質をもった人たちがリーダーになれないでいる一方で，とりたてて素質をもたない普通の人が，常にマネジメントのために時間を使い，周りの人たちに心をかけていれば，よいリーダーとなっていくこともある．

4 ● よいリーダーをめざして

　よいリーダーになることを熱望することはすばらしいことである．よいリーダーになるためにはリーダーとしての中核的特質が必要とされる．それは，誠実さ，知性，勤勉，ユーモア，忍耐，前向きな態度である．

a. よいロールモデルをもとう

　リーダーになることを熱望する人が最初にしなくてはならないことは，よいロールモデルをもつことである．1人だけのモデルではなく，多くのモデルをもつことが必要である．1人の人がすべてのことに秀でていることはありえない．たくさんのことを幾人もの人から学んでいくよう心がけることである．そして，もし，よいロールモデル（メンター）をもったなら，その人がそのよさをあなたに示すことができるように，あなた自身も心がける必要がある．メンターの言うことに対して自分のエゴをぶつけたり，メンターを口でほめても態度が違っていたり，抵抗を示したりして，メンターのよさに影を落とすような妨害があっては，よきメンターになってもらうことはできないだろう．メンターから与えられるフィードバックの中には自分にとって受け入れやすいフィードバックも，受け入れにくいフィードバックもあるはずである．自分にとって苦しい，受け入れにくいフィードバックであっても，自分を高めるためにはそのまま受け取らなくてはならない．他者があなたのメンターになりやすいようにすることが必要なのである．

b. あらゆるリーダーをみよう

　さらに，リーダーをめざすために必要なこととして，政界，スポーツ界でのリーダー，社会的なリーダー，ビジネス界のリーダー，医療界のリーダーたちの行動やスキルを観察するとよい．そうすることによって多くを学ぶことができるし，彼らに注意深い学習の目を向けることにより，多くの重要な事柄に気づくはずである．反面教師的なレッスンを受けることもあるかもしれない．

　過ち（ミステイク）はすばらしい教師である．もちろんわざわざ自分で多くの失敗をする必要はない．他者のミステイクから学習すればよい．それにより，同じようなことについて異なる選択，決定，やり方をしていくことができるようになる．

c. 経済的・政治的観点も大切にしよう

　自分がリーダーとなりたいと思う分野について，徹底した良質の教育を受けると同時に，その専門の経済面についても学ぶことが必要である．経済は，今日の学習には欠かすことのできない側面である．

　政治的感覚を身につけることも必要である．それは政治を行うことではない．いつ，いかに物事の決定をし，課題やデータをどのように判断し，自分の意見の提示が必要なとき

はいつなのかを見極めることが必要である.

d. 自分の行動スタイルを振り返ってみよう

　いつか組織の中枢の人間になる日のために, どんな態度を養っておくべきだろうか. 組織の中核的存在になっていくためには, いろいろな事柄が総合され, 人をつくり上げていくものである. たとえば, 服装, 言葉遣い, 行動スタイルなどの総合である. 行動スタイルいかんによって, その専門性が高くみられるか否かが決められることが多い. このように自分自身の表現スタイルによって, ある者は昇格し, いずれ病院長のようなリーダーシップのポジションに就く可能性も出てくる.

e. リーダー像を思い描いてみよう

　自分が将来なりたいと熱望する自分の形を描いてみること, 同時にそのための自分の計画も考えてみる必要がある. 自分が将来行きたいと思うポジションにある人と話をしてみることも, その計画の中に入れておく. 成功した人々をインタビューし, 彼らから多くを学ぶことができる. 同じようにそれらの人々と比較できる立場の人たちとも話をしてみると, その人たちからも参考となることを学習できるはずである. しかし, 決してこれらの人たちを見下してはいけない. その人たちを見下すことではなんの学びも得ることができない.

　自分で自分の首を絞めるような行動をしてはいけない. 組織の中で自分が上に上がりたいために特別な工作を行ってはならない. このようなことは後に自分の大きな損失として現れてくるものである. 人に担がれ得意になるようなこともしてはいけない.

f. 考えを伝えよう

　仲間や上司に対して反対意見や, 同意できない計画があった場合, 明確に建設的な態度で表現することを学ぶ必要がある. とくに権力をもった人に対して自分の考え, 反対意見を表現するときに, その経験が役に立つ.

g. 広い視野をもとう

　新しい事柄に対し, 大きく自分を開いておくことの重要性を理解してほしい. すばらしいリーダーというものは, 自分がまだかかわってもいないような特定分野で, すでに優秀な仕事の結果を出していることについても関心をもつものである. 自分のために機会をつくってみること, すなわち自分の創造性を高め, 新しいことを手がけ, 自分で将来その分野をめざそうという経験をつくっていくことも自分の成長のために必要である. 産業界で成功している人たちの多くは, 自分がリーダーのポジションに就くことを考えていたわけではなかった. しかし, 自分を高めるために, どこでも使えるリーダーシップの基本的なスキルは常に準備しておかなくてはならない.

　自分の能力を的確に分析し, 自分がどのような特別な贈り物をもっているかに気づいたなら, それを自分の強みとし, それをさらに耕し, 自分のスキルを高め, ステップアップしていくことが必要である. そのスキルは自分の組織が重要な局面にあるときに活用することができ, 自分のキャリアアップのためのジャンプスタートにもなる. 自分自身で認識するのは簡単ではないが, 組織を, そして自分を輝かせる大きな機会となっていく.

5 ● リーダーになったあなたへ

　さて，すでにあなたはリーダーとして立っている．よいリーダーになってほしい．自分のチームとメンターに感謝すること．そして，自分の組織によいものを生み出し，それを残してほしい．

　よいリーダーは自分への利益だけではなく，医療界においても，地域においてもよい利益をもたらす人である．それがよいリーダーの証である．

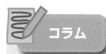

リーダーとしての Sr. Carol Keehan

　「これからの看護管理に求められるリーダーシップ」を特別寄稿してくれた，シスター・キャロル・キーハンは，米国で看護部長などを歴任した看護職であり，2005 年から米国カトリック保健協会（Catholic Health Association of the United States）の最高経営責任者である．2010 年には，米国のヘルスケア改革に対し，健康保険がない子どもたちや社会的に弱い立場の人たちの尊厳と健康を守るためのリーダーシップが認められ，2010 年のタイム誌（米国）において，世界に影響を与える 100 名のリーダーに選ばれた．

付　録

付録1 参考になるウェブサイトの URL 集

厚生労働省　http://www.mhlw.go.jp
　❧医政局
　　http://www.mhlw.go.jp/stf/shingi/2r98520000008zaj.html
　❧統計情報・白書
　　http://www.mhlw.go.jp/toukei_hakusho
　❧受療行動調査（確定数）の概況（令和2年厚生労働省）
　　http://www.mhlw.go.jp/toukei/saikin/hw/jyuryo/20/dl/kakutei-gaikyo-all.pdf
　❧医療施設（静態・動態）調査・病院報告の概況（令和3年厚生労働省）
　　http://www.mhlw.go.jp/toukei/saikin/hw/iryosd/21/dl/11gaikyo03.pdf
　❧医道審議会議事録
　　http://www.mhlw.go.jp/stf/shingi/2r98520000008f8x.html

e-Gov〔電子政府の総合窓口（イーガブ）〕http://www.e-gov.go.jp
　❧法令検索
　　http://elaws.e-gov.go.jp/
　❧育児休業，介護休業等育児又は家族介護を行う労働者の福祉に関する法律
　　https://elaws.e-gov.go.jp/document?lawid=403AC0000000076
　❧医師法
　　https://elaws.e-gov.go.jp/document?lawid=323AC0000000201
　❧医療法施行規則
　　https://elaws.e-gov.go.jp/document?lawid=323M40000100050
　❧医療法
　　https://elaws.e-gov.go.jp/document?lawid=323AC0000000205
　❧介護保険法
　　https://elaws.e-gov.go.jp/document?lawid=409AC0000000123
　❧看護師等の人材確保の促進に関する法律
　　https://elaws.e-gov.go.jp/document?lawid=404AC0000000086
　❧健康保険法
　　https://elaws.e-gov.go.jp/document?lawid=211AC0000000070_20221001_503
　　AC0000000066
　❧国民健康保険法
　　https://elaws.e-gov.go.jp/document?lawid=333AC0000000192
　❧高齢者の医療の確保に関する法律
　　https://elaws.e-gov.go.jp/document?lawid=357AC0000000080_20221001_503
　　AC0000000066
　❧個人情報の保護に関する法律
　　https://elaws.e-gov.go.jp/document?lawid=415AC0000000057

❖雇用の分野における男女の均等な機会及び待遇の確保等に関する法律

https://elaws.e-gov.go.jp/document?lawid=347AC0000000113

❖保健師助産師看護師法

https://elaws.e-gov.go.jp/document?lawid=323AC0000000203

❖薬剤師法

https://elaws.e-gov.go.jp/document?lawid=335AC0000000146

❖労働安全衛生法

https://elaws.e-gov.go.jp/document?lawid=347AC0000000057

❖労働基準法

https://elaws.e-gov.go.jp/document?lawid=322AC0000000049

❖労働組合法

https://elaws.e-gov.go.jp/document?lawid=324AC0000000174

公益財団法人日本医療機能評価機構　http://jcqhc.or.jp

❖医療事故情報収集等事業

http://www.med-safe.jp

❖病院機能評価事業

https://www.jq-hyouka.jcqhc.or.jp

公益社団法人日本看護協会　http://www.nurse.or.jp

❖重点政策・事業

http://www.nurse.or.jp/policy/index.html

❖専門看護師・認定看護師・認定看護管理者

http://nintei.nurse.or.jp/nursing/qualification

❖看護実践情報

http://www.nurse.or.jp/nursing/practice/index.html

❖看護職の倫理綱領

http://www.nurse.or.jp/nursing/practice/rinri/rinri.html

日本看護連盟　http://www.kango-renmei.gr.jp
一般社団法人看護系学会等社会保険連合（看保連）　http://www.kanhoren.jp
一般社団法人日本精神科看護協会　http://www.jpna.jp
公益財団法人日本訪問看護財団　http://www.jvnf.or.jp
一般社団法人日本看護管理学会　http://janap.jp
公益社団法人日本医師会　http://www.med.or.jp
米国看護協会（American Nurses Association）　http://www.nursingworld.org
国際看護師協会（International Council of Nurses）　http://www.icn.ch

（URL は 2022 年 12 月 5 日確認）

付録2 看護業務基準2021年改訂版（日本看護協会）

1 看護実践の基準

1-1 看護実践の責務

1-1-1 全ての看護実践は，看護職の倫理綱領に基づく.

看護職は，免許によって看護を実践する権限を与えられた者であり，その社会的な責務を果たすため，「看護職の倫理綱領」を行動指針として看護を実践する.

1-1-2 人の生命及び尊厳を尊重する立場に立って行動する.

看護職は，人の生命，人としての尊厳及び権利を守る専門職である．いかなる理由があろうとも，自らの専門職に課せられたこの責務を全うしなければならない．また，他者による人の生命及び尊厳を損なうような行為に気づいた場合も，看護職は疑義を申し立てる.

1-1-3 安全で，安心・信頼される看護を提供する.

看護職は，看護実践において看護を必要とする人の安心と安全を第一に考え，その人が持っている力を最大限引き出すように，専門知識に基づき支援する．また，自己の看護実践の質の向上に努め，社会から信頼される専門職であり続けるよう研鑽に努める.

1-2 看護実践の内容

1-2-1 看護を必要とする人を，身体的，精神的，社会的，スピリチュアルな側面から支援する.

看護職は，看護を必要とする個人，家族，集団，地域等を身体的，精神的，社会的，スピリチュアルな側面から総合的に捉え，生涯を通じてその人らしい生活を送ることができるよう支援する.

1-2-2 看護を必要とする人の意思決定を支援する.

全ての人は自己の健康状態や治療等について知り，十分な情報を得た上で意思決定する権利がある．看護職は，看護を必要とする人が意思決定する権利を尊重し，その人にとって最良の選択ができるよう支援する.

1-2-3 看護を必要とする人が変化によりよく適応できるように支援する.

保健医療福祉サービスの提供にあたって，看護職は，看護を必要とする人がその内容と目的を理解し，安心して，積極的に参加できるよう支援する．さらに健康レベルの変化に応じて生活様式や生活環境を調整するための支援を行う.

1-2-4 主治の医師の指示のもとに医療行為を行い，反応を観察し，適切に対応する.

看護職は，保健師助産師看護師法第37条が定めるところに基づき主治の医師の指示のもとに医療行為を行う．人の生命，人としての尊厳及び権利に反する場合は，疑義を申し立てる．看護職は，各自の免許に応じて以下の点についての判断を行う.
1. 医療行為の理論的根拠と倫理性
2. 対象者にとっての適切な手順
3. 医療行為に対する反応の観察と対応

1-2-5 緊急事態に対する効果的な対応を行う.

緊急事態とは，極度に生命が危機にさらされている状態で，災害時も含まれる．このような事態にあって看護職は，直面している状況をすばやく把握し，必要な人的資源を整え，的確な救命救急処置を行う.

1-3 看護実践の方法

1-3-1 看護実践の目的と方法について説明し，合意に基づいて実施する.

看護職は，自己の看護実践の目的と方法について説明を行う．その際，看護を必要とする人の理解度や意向を十分尊重し，合意を得るように努める.

1-3-2 看護実践に必要な判断を専門知識に基づいて行う.

看護職は，各自の免許に応じて，看護実践に必要な判断を専門知識に基づいて行う．より適切な判断のために，科学的根拠を活用するとともに，関連分野の学際的な知識を深め，最新の知見や技術の習得に努める.

1-3-3 看護を必要とする人を継続的に観察し，状態を査定し，適切に対処する.

看護職は，看護を必要とする個人，家族，集団，地域等を継続的に観察して，健康状態や生活環境等を総合的に捉えて査定した上で，支援を必要とする内容を明らかにし，計画立案，実行，評価を行う．この一連の過程は，健康状態や生活環境等の変化に迅速かつ柔軟に対応するものであり，よりよい状態への支援を行うために適宜見直し，必要に応じて様々な資源を活用する.

1-3-4 チーム医療において自らとメンバーの役割や能力を理解し，協働する.

必要な保健医療福祉サービスをチームで実践するためには，サービス提供に係る専門職・非専門職の役割を理解し，看護職としての専門性を発揮しながら協働する.

1-3-5 看護実践の一連の過程を記録する.

看護実践の一連の過程の記録は，看護職の思考と行為を示すものである．その記録は，看護実践の継続性と一貫性の担保，評価及び質の向上のため，客観的で，どのような看護の場においても情報共有しやすい形とする．それは行った看護実践を証明するものとなる．看護実践の内容等に関する記録の取り扱いは，個人情報の保護，守秘義務を遵守し，他者との共有に際しては適切な判断のもとに行う.

2 看護実践の組織化の基準

2-1　看護実践は，理念に基づいた組織によって提供される．

　継続的かつ一貫性のある看護を提供するためには，組織化された看護職の集団が必要である．看護実践を提供する組織は，運営するための基本的考え方，価値観，社会的有用性を理念として明示する必要がある．その理念は，本会や国際看護師協会が示している看護職の倫理綱領，そして所属機関や施設等の理念と矛盾してはならない．

2-2　看護実践の組織化並びに運営は，看護職の管理者によって行われる．

　継続的かつ一貫性のある看護を提供するための組織化並びにその運営は，最適な看護を判断できる能力を備え，看護実践に精通した看護職で，かつ，看護管理に関する知識，技能をもつ看護職の管理者（以下，「看護管理者」という．）によって行われる．

2-3　看護管理者は，良質な看護を提供するための環境を整える．

　看護管理者は，良質な看護を提供するために必要な看護体制を保持する．さらに，看護職及び看護補助者が十分に能力を発揮して働き続けられる環境とその責務にふさわしい処遇を整える．

2-4　看護管理者は，看護実践に必要な資源管理を行う．

　看護管理者は，看護を提供する組織が目的を達成するために，必要な人員，物品，経費，情報等の資源を確保し，時間を管理して，それらを有効に活用する責任を負う．

2-5　看護管理者は，看護実践を評価し，質の保証に努める．

　看護管理者は，看護を提供する組織の目的に即して，看護実践を評価する体制や仕組みを整え，常に質の保証と向上に努める．

2-6　看護管理者は，看護実践の向上のために教育的環境を提供する．

　看護管理者は，看護職の看護実践能力を保持し，各人の成長と職業上の成熟を支援するとともに，看護を提供する集団の力を高め，看護を必要とする個人，家族，集団，地域等に貢献するための教育的環境を提供する．

【留意点：准看護師】

　「看護業務基準」は全ての看護職を対象としているが，看護師と准看護師の法的規定及び教育時間・内容や教育の基本的考え方には，違いがある点に留意が必要である．

○看護師と准看護師の業について（保健師助産師看護師法）
・看護師　：「<u>厚生労働大臣</u>の免許を受けて，傷病者若しくはじょく婦に対する療養上の世話又は診療の補助を行うことを業とする者」（第5条）
・准看護師：「<u>都道府県知事</u>の免許を受けて，<u>医師，歯科医師又は看護師の指示を受けて</u>，前条に規定することを行うことを業とする者」（第6条）

○看護師と准看護師の教育の基本的考え方（看護師等養成所の運営に関する指導ガイドライン※）
・看護師　：「科学的根拠に基づいた看護の実践に必要な臨床判断を行うための基礎的能力を養う」等
・准看護師：「医師，歯科医師，又は看護師の指示のもとに，療養上の世話や診療の補助を，対象者の安楽を配慮し安全に実施することができる能力を養う」等

※ 2020 年に一部改正した内容に準ずる

　これらの違いに基づき，「1-3　看護実践の方法」のうち，以下については准看護師に求められる要求水準が看護師とは異なる．
・「1-3-3　看護を必要とする人を継続的に観察し，状態を査定し，適切に対処する」は，准看護師は看護師の立案した計画に基づき，看護師の指示のもと，看護を必要とする人に対する支援を行う．

参考：看護職の倫理綱領（日本看護協会 2021 年）本文より抜粋

本文
1. 看護職は，人間の生命，人間としての尊厳及び権利を尊重する．
2. 看護職は，対象となる人々に平等に看護を提供する．
3. 看護職は，対象となる人々との間に信頼関係を築き，その信頼関係に基づいて看護を提供する．
4. 看護職は，人々の権利を尊重し，人々が自らの意向や価値観にそった選択ができるよう支援する．
5. 看護職は，対象となる人々の秘密を保持し，取得した個人情報は適正に取り扱う．
6. 看護職は，対象となる人々に不利益や危害が生じているときは，人々を保護し安全を確保する．
7. 看護職は，自己の責任と能力を的確に把握し，実施した看護について個人としての責任をもつ．
8. 看護職は，常に，個人の責任として継続学習による能力の開発・維持・向上に努める．
9. 看護職は，多職種で協働し，よりよい保健・医療・福祉を実現する．
10. 看護職は，より質の高い看護を行うために，自らの職務に関する行動基準を設定し，それに基づき行動する．
11. 看護職は，研究や実践を通して，専門的知識・技術の創造と開発に努め，看護学の発展に寄与する．
12. 看護職は，より質の高い看護を行うために，看護職自身のウェルビーイングの向上に努める．
13. 看護職は，常に品位を保持し，看護職に対する社会の人々の信頼を高めるよう努める．
14. 看護職は，人々の生命と健康をまもるため，さまざまな問題について，社会正義の考え方をもって社会と責任を共有する．
15. 看護職は，専門職組織に所属し，看護の質を高めるための活動に参画し，よりよい社会づくりに貢献する．
16. 看護職は，様々な災害支援の担い手と協働し，災害によって影響を受けたすべての人々の生命，健康，生活をまもることに最善を尽くす．

[https://www.nurse.or.jp/home/publication/pdf/gyomu/kijyun.pdf より]

[以上，日本看護協会より許諾を得て転載]

演習　解答と視点

第Ⅰ章　看護管理の基礎
演習1　組織における意思決定 （p.53）
A1

　A師長の病棟は，近年の保健医療施策の中で，クリニカルパスを用いた業務の効率化や在院日数の短縮，病棟の再編成や混合化など，いままでの病院が経験したことのない変革の時代の最中にあると考えられる．このような状況での意思決定は，既存のルールや対応策が存在しないため，プログラムされていない意思決定が必要とされ，不確実性の高い複雑で創造的な意思決定が求められる．

A2

　意思決定のアプローチには，演繹的合理主義的アプローチと経験主義的アプローチがある．A師長の意思決定には，現在そして将来を見通したうえで，病院そして病棟がどのような看護サービスをつくり出していくべきかの方向づけが求められている．このような意思決定には経験主義的なアプローチだけでは対応できず，演繹的合理主義的なアプローチを用いる必要がある．まず，病棟のスタッフで構成したグループで問題状況を把握し，組織が達成すべき目的を明らかにして，現時点での問題が生じてきた原因を統計的手段や過去の経験を用いて探る．そしてそれらの問題解決のための代替案をいくつか出しながら，最良の案を選択する必要がある．

A3

　まず適切な集団の意思決定を行うための基本的姿勢・考え方がスタッフの中にあるのかを確認する．そのうえで，問題解決に向けてどのような意思決定のための方策や分析ツールを用いればよいのかを決定する（「表Ⅰ-3-6　意思決定の方策と分析ツール」を参照のこと）．

A4

　個人の意思決定については，個人としての諸要因（個人の職歴，社会環境，これまでの意思決定の経験，個人の職業観・価値観・看護観・看護管理観，意思決定に関する知識や技術の習得，その状況に対する情緒的な反応など）が影響を及ぼすことが考えられる．さらに，組織としての意思決定には，組織が置かれている状況や組織自体の状況などが影響要因となる．個人の意思決定と組織の意思決定は相反するものではなく，組織として整合性の取れたものである必要がある．

A5

　意思決定は，組織目標を決定する機会や，立案された計画の決定をする機会，実施におけるコントロールなどに多く作用する機能である．したがって，問題解決のプロセスでは，問題解決策の選択や問題解決策の実施について意思決定の機能を多く必要とする．意思決定のプロセスは，問題解決のプロセスのなかで必要とされる機能である．

A6　**A7**

　具体例や適応例なので省略した．

演習2　問題把握のための情報収集 （p.82）
A1

　さまざまな要因が考えられるため，まずそれらの要因を整理することが必要となる．この場合は，フィッシュ・ボーン図（特性要因図）などで超過勤務を引き起こす関連要因を網羅的に配置してみることが有効である．一般的には，人員不足，緊急的な業務（緊急入院，患者の急変，不定期な医師の指示等々）が多い，業務量が多い，業務手順等が不足しスムーズな業務ができていない，組織的な効率性が悪い，他の組織との連携・調整がう

まくいっていない，看護スタッフの技術的未熟などさまざまな要因が考えられる．これらの要因のうち，特に大きな要因となっているところに看護管理として対処を実施する必要性が大きいと考えられる．

A 2

看護管理の視点からみると，経費（時間外手当等の人件費等）の増加，看護スタッフについては肉体的・精神的疲労などの健康に関する問題，社会生活参加への障害（家事，育児，地域生活など）が考えられる．

A 3

医療施設では，超過勤務手当については人件費としてそのつど病院会計として算出されているので，個々のスタッフの超過時間数については庶務課などで把握されている．また，緊急入院した患者の数などは，医事課などで把握されている．しかし，超過勤務をなぜしたのか，超過勤務中の業務の内容などについての情報は系統的に記録されているわけではない．このような場合は，収集したい情報や目的に合わせた情報収集するための方法をそのつど工夫し，つくる必要がある．このように，医療施設では定型的に入力され集計されている情報や，そのつど集める工夫をしなければならないものがあり，実際的には問題解決や業務改善を行おうとする場合は，そのつど集める工夫をしなければならない情報が多いのが現状である．

A 4

看護職に関しては，看護職の職能団体である日本看護協会などが，そのときに問題となっていることや，話題となっていることなどについて全国的な調査を行っている．調査報告として公開されているものや，看護白書などの刊行物もある．また，労働や医療提供の面では，厚生労働省などが法律に基づいて全国的で，定期的な調査を実施している．

A 5

毎日記録した超過勤務時間などは，グラフにして，何曜日が多いのか，だんだんと増加しているのかなどの傾向を検討する方法が必要だろう．また，昨年と比べて多いのかなどを検討するためには特定の比較，全国平均と比べて多いのかなどについては，平均的な値との比較をすることになる．

第Ⅱ章 看護管理のスキル
演習3　ストレス出来事とストレス管理 （p.160）

A 1

緊急時の対応が遅くて医師から怒鳴られるというストレスが加わったとき，これは「脅威」だと「一次評価」をした．一次評価は，eustress（挑戦）とdisstress（脅威）に大別される．挑戦はストレスを肯定的に，脅威はストレスを否定的にとらえることを意味する．Aさんのケースでは，今後の自分に対して「脅威」と感じたということになる．

A 2

一見すると平気な顔をして緊急事態に取り組む看護師は，ストレッサーである緊急事態を「これはなかなか手強いぞ」と感じるものの（認知的評価），知識や経験が豊富なので（問題解決的対処），外からはその認知的評価過程は見えないが，瞬時に的確な判断・対処を行った結果であると考えられる．そうした疑問に答えるもう1つの流れがラザルス（Lazarus）らに代表される，ストレスの循環的な認知・対処プロセスを重視した認知的評価（相互作用）モデル（**図Ⅱ-5-2**）である．

このモデルにおいては，ストレスとはその人自身が環境との相互作用で，重大なストレスはときには脅威とよばれるものではあるが，一方，自分がそれまでもっている経験や知識技術で適応的に対処能力を引き出してくれるものでもある．

A3

　Aさんは家事や育児を言い訳にして,「ブランクがあるからしかたない」と自分に言い聞かせるのみで(情緒的対処),肝心の自己研鑽(問題解決的対処)に欠けている. さらに孤立無援で, ストレス緩和に重要なサポートを同僚からも求めることに欠けている.

A4

　キーワードとしては,「リラックス法」「物事の見方」「認知の歪み」「生活習慣の改善」など.

A5

　たとえば, 日本看護協会のホームページにおける「看護職におけるストレス」などを参考に調べる.

演習4　安全管理 (p.199)

A1

　患者Aさんがポータブルトイレを使用中に転落する危険や, 立ち上がるときの転倒, 1人でベッドへ上がろうとするときの転倒・転落が考えられる.

A2

<患者側の要因>
　・Aさんは右眼の白内障手術を受ける目的での入院. 右眼も左眼も視力は低下.
　・娘さんの談話「迷惑をかけたくないと思い, なんでも1人でやってしまう」

<看護師側の要因>
　・事故防止の申し送りが不十分.
　・事故防止策が徹底されていない.
　・移動後の安全確認を患者のベッドサイドで行っていない.
　・患者, 家族への説明不足.

<環境要因>
　・自宅ではふとんを使用, 病院ではベッドを使用.
　・生活環境の変化.

A3

・ポータブルトイレに移動後, ベッド昇降側のベッド柵を取りつける.
・Aさんに声をかけて, どうやってベッドに戻ったのか聞くか, ベッドの近くまで行ってAさんの状況を確認すべき.
・Aさん, Aさんの娘さんに安全対策の方策について説明をする.

A4

「ベッド柵」「事故」「リスク」などで情報を検索し, 事例を調べる.

A5

・調査委員会のメンバーとして, 医師とは異なる医療者の視点から関与.
・被害者とのコミュニケーションを図り, 良好な関係を築く.

索引

看護学テキスト NiCE

看護管理学（改訂第3版）　自律し協働する専門職の看護マネジメントスキル

2013年 6 月10日	第1版第1刷発行	編集者 手島　恵，藤本幸三
2015年 8 月20日	第1版第3刷発行	発行者 小立健太
2018年 3 月30日	第2版第1刷発行	発行所 株式会社 南江堂
2021年 8 月30日	第2版第5刷発行	〶113-8410　東京都文京区本郷三丁目 42 番 6 号
2023年 3 月10日	改訂第3版発行	☎ (出版) 03-3811-7236 （営業）03-3811-7239
		ホームページ https://www.nankodo.co.jp/
		印刷・製本 三美印刷

© Nankodo Co., Ltd., 2023

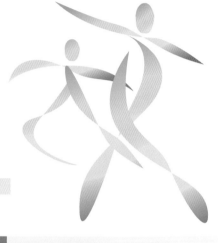